1 MONTH OF
FREE
READING

at
www.ForgottenBooks.com

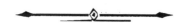

By purchasing this book you are eligible for one month membership to ForgottenBooks.com, giving you unlimited access to our entire collection of over 1,000,000 titles via our web site and mobile apps.

To claim your free month visit:
www.forgottenbooks.com/free1044145

ISBN 978-0-364-63719-7
PIBN 11044145

For support please visit www.forgottenbooks.com

Vierteljahrsschrift

für

gerichtliche und öffentliche

Medicin. 5-7963

Unter Mitwirkung

der

Königlichen wissenschaftlichen Deputation

für das Medicinalwesen im Ministerium der geistlichen, Unter-
richts- und Medicinal-Angelegenheiten

herausgegeben

von

Wilhelm Horn.

Neue Folge. Zweiter Band.

Berlin, 1865.

Verlag von August Hirschwald,

Unter den Linden No. 68.

Inhalt.

Ober-Gutachten

der wissenschaftlichen Deputation für das
Medicinal-Wesen

in der Untersuchungssache wider die Ehefrau Anna Z. und
Complicen wegen schwerer Körperverletzung.

Geschichtserzählung.

Der Losmann *David Z.*, einige 40 Jahre alt, und von
kräftigem Körperbau, soll bis zum Montage, den 30. November v. J. ganz gesund gewesen sein. An diesem Tage,
wie es scheint, nach dem Frühstücke, erhielt er in der
Scheune durch einen Wurf mit einer hölzernen Forke von
seiner Ehefrau eine Verletzung am linken Auge. Beide
Eheleute standen etwa 5 Schritte auseinander und die Frau
warf die Forke oder Gabel mit beiden Händen in etwa
wagrechter Richtung, die Spitze voran, nach dem Manne.
Dieser fing sogleich an, sich zu winden, bedeckte sich die
Augen mit den Händen, schrie und fiel hin. So sagt der
Zeuge *S.* aus. Nach dem Zeugniss des *H.* kam der *Z.* aus
der Scheune, fiel beinahe um, hielt sich das Auge zu und
schrie. *S.* giebt weiterhin an, dass er den *Z.* aufgerichtet
habe und dass dessen Gesicht voll Blut gewesen sei.

Ueber den ferneren Verlauf liegt in den Akten (ausser

einem Recepte des Dr. *I.*) gar keine weitere Aussage vor,
als die des Mitangeklagten *H.* Er giebt an, dass er den
Z. mit sich genommen, ihm das Auge gekühlt und zu Dr.
I. nach N. gefahren habe. Unterweges habe *Z.* gebrochen
und über heftige Schmerzen im Kopf und Kreuz geklagt.
In N. habe er nicht allein vom Wagen herunter können.
Dr. *I.* verschrieb Bleiwasser zu Umschlägen und 10 Pulver
jedes 2 Gran Calomel enthaltend, 2stündlich zu einem Pulver zu nehmen. Nach einer in den Akten befindlichen,
nicht weiter zeugeneidlich erhärteten Anzeige des Gensdarmen *X.* habe das Erbrechen beim nach Hausefahren unter-
wegs bedeutend zugenommen und sei noch stärker geworden, als *Z.* sich zu Bette legte. Nach der Aussage des
H. blieb *Z.* nach der Rückkehr bei ihm. Anfangs gab er
(*H.*) an, dass das Erbrechen und Unwohlsein sich den ganzen Dienstag und Mittwoch über (den 1. u. 2. Dcbr.) nicht
habe legen wollen; später dagegen erklärte er, dass das
Erbrechen sich schon am Dienstag (1. Dcbr.) gelegt hatte.

Weiterhin berichtet *H.*, dass er dem *Z.* erzählt habe,
wie er selbst Stechapfelsamen als Hausmittel gegen Kreuz-
schmerzen erprobt habe. Auf Bitten des *Z.* habe er ihm
„die Ration von 3 mal 9 unzerkleinerten Stück Stechapfelsamen in Milch gekocht, einen Esslöffel voll, in welchem
sämmtliche 27 Körner gekocht waren, eingegeben." Nach
der früheren, nicht beglaubigten Anzeige des *X.* habe *H.*
dem *Z.* die Körner 3 mal, jedesmal 9, eingegeben.

Nach der ferneren Aussage von *H.* habe *Z.* das Mittel
am Mittwoch den 2. December früh eingenommen und bald
darauf erklärt, dass er nun ganz gesund sei und keine
Schmerzen mehr habe. In der Nacht habe er jedoch angefangen zu phantasiren, habe nur verwirrte Sachen gesprochen und sei am Donnerstag, den 3. December, Morgens
4 Uhr gestorben. *H.* fügte hinzu, dass *Z.* am Montage und

Dienstage gar nichts gegessen oder getrunken habe, und dass er am Mittwoch etwas Kaffee, den seine Frau gebracht, genossen.

Erst am 19. December, also erst 16 Tage nach dem Tode, wurde die Obduction der wieder aufgegrabenen Leiche vorgenommen. Dieselbe war im Ganzen gut erhalten; Leichenstarre nicht vorhanden; es bestand die gewöhnliche Leichenfarbe, nur dass der Unterleib grau gefärbt, der Rücken fast durchweg roth gefärbt, die Augen eingefallen und die Oberhaut der Geschlechtstheile etwas abgelöst war. Die Brust hatte eine weissliche Farbe.

An dem linken Auge waren beide Lider mässig mit Blut unterlaufen, die Hornhaut grünlich, der untere Theil der Sclerotica blutig roth. Ungefähr 2 Linien vom inneren Augenwinkel entfernt, fand sich eine in schräger Richtung von oben und innen nach aussen und unten verlaufende, 8 Linien lange Wunde mit glatten Rändern, welche oberflächlich durch eine schmierig blutige Borke verklebt war, nicht klaffte und überall in das Zellgewebe bis auf die Muskeln durchdrang. Dicht unter derselben, ungefähr 2 Linien davon entfernt, verlief in ziemlich paralleler Richtung eine zweite, ganz oberflächliche Hautwunde von 4 Linien Länge. Unter beiden Wunden hatte eine mässige Blutaustretung stattgefunden, jedoch war der Augapfel unverletzt und nirgends von ausgetretenem Blute umgeben.

Dagegen zeigte die weitere Untersuchung, dass der Augenhöhlentheil des Stirnbeines an seinem inneren, der Nasenhöhle zu gelegenen Theile in einer solchen Ausdehnung in mehrere kleine Partikelchen zerbrochen war, dass man dieselben mit dem Finger leicht eindrücken und so bis in die Schädelhöhle gelangen konnte. Aber auch in der Umgebung dieses Knochenbruches wurde kein Blutaustritt bemerkt.

1*

Im Uebrigen ergab die Untersuchung des Kopfes weder an den äusseren Weichtheilen, noch an dem Schädeldache etwas Ungewöhnliches. Die Hirnhäute hatten einen „ziemlich auffallenden Blutreichthum." Das Gehirn war fest und mit einzelnen, ganz kleinen Blutpunkten ziemlich gleichmässig versehen. Die Seitenventrikel waren ziemlich stark mit einem flockigen Wasser gefüllt, die Adergeflechte ziemlich blutreich. Die übrigen Hirntheile normal. Sämmtliche Sinus stark mit Blut angefüllt. „Unter dem Gehirn" fand sich ein loses Knochenstück von der Grösse eines Silbergroschens. Von diesem wurde festgestellt, und zwar, wie Obducenten angaben, nach vollständiger Lostrennung der harten Hirnhaut, dass es ein Theil des Türkensattels sei und dass in der Nähe des letzteren ein Knochenbruch stattgefunden habe. Als dieser wird die schon erwähnte Stelle des Augenhöhlentheils am Stirnbein angegeben.

Der Magen zeigte äusserlich eine „mehr als gewöhnliche" Anfüllung der Gefässe an der kleinen Curvatur, ferner an der hinteren Fläche und zwar an ihrem linken Theile einen schmutzigbraunen Flecken von etwa 4 Zoll im Durchmesser, 2 Zoll davon einen schwarzrothen Flecken von 2 Zoll Länge und 1 Zoll Breite, und etwas weiter nach rechts 2 dunkelrothe Flecken von ungefähr 1 Zoll im Durchmesser. Die Umgegend dieser Flecken war mehr als gewöhnlich geröthet. Innen sah man die vordere Wand von gleichmässig blasser Farbe, die hintere jedoch war mit vielen dunkelrothen und schwarzrothen Punkten und grösseren Flecken versehen, welche dem Ganzen ein dunkelmarmorirtes Ansehen gaben. Die Schleimhaut überall fest ansitzend, mit dem Messer nicht abzuschaben. Die Gefässe, namentlich in der Nähe der kleinen Curvatur stark mit Blut erfüllt. Der Inhalt des Magens bestand in einer dünnen, kaffeebraunen Flüssigkeit, in welcher einige Spulwürmer,

mehrere Kartoffelstückchen und einzelne kleine schlacken-
artige Körperchen herumschwammen; ihre Menge betrug
ein Berliner Quart. Der Zwölffingerdarm und der obere
Theil des Dünndarmes waren äusserlich gleichmässig schwach
geröthet; innerlich hatte der Zwölffingerdarm ein etwas dunkelmarmorirtes Áussehn, während der übrige Dünndarm normal war. Auch hier fand sich eine gleichmässig hellbraune
Flüssigkeit mit vielen Spulwürmern. Die Speiseröhre war
frei, die übrigen Därme normal, Leber und Nieren blutreich, die Milz vergrössert, etwa 8 Zoll lang, blutroth und
ziemlich blutreich. In der Harnblase viel röthlicher Harn.

Lungen und Herz an sich ohne besondere Veränderungen, jedoch das Gefässsystem durchweg mit viel Blut.

Magen, Darm und deren Inhalt wurden in einem ver-
siegelten Gefässe asservirt, und Obducenten behielten sich
bis nach vollendeter chemischer Untersuchung ihr Gutachten vor. Allein auf Beschluss des Gerichtshofes wurde von
der chemischen Untersuchung abgestanden und die Obducenten zur Erstattung ihres Gutachtens ohne dieselbe aufgefordert. Sie erklärten unter dem 23. Januar d. J:

die an dem *David Z.* vorgefundenen Kopfverletzungen
sind lebensgefährlich gewesen und hätten sicher in
kurzer Zeit den Tod zur Folge gehabt, wenn derselbe
nicht früher durch Vergiftung mittelst Stechapfelsamen herbeigeführt worden wäre,

und in einem Nachtrags-Gutachten vom 29. Februar,

dass der Tod durch die genossene Quantität Stechapfelsamen unmittelbar herbeigeführt sei und derselbe
auch ohne die vorausgegangene Kopfverletzung eingetreten sein würde, so wie dass die dem Tode vorhergegangenen Krankheitserscheinungen in keinem ursächlichen Zusammenhange mit den Kopfverletzungen
gestanden hätten.

Endlich unter dem 21. März d. J. erklärten dieselben Obducenten:

1) die dem p. Z. zugefügte Körperverletzung ist als eine schwere im Sinne des §. 193 nicht zu erachten,

2) die dem p. Z. zugefügte Körperverletzung ist, da sie den Tod desselben faktisch nicht zur Folge gehabt hat, nur für eine erhebliche im Sinne des §. 192a zu erklären.

Auf Antrag der Staatsanwaltschaft wurde nunmehr ein Superarbitrium des Königl. Provinzial-Medicinal-Collegiums zu Königsberg erfordert. Dasselbe ist unter dem 7. Juli d. J. erstattet und geht schliesslich dahin,

dass der *David Z.* lediglich in Folge der erlittenen Schädelverletzung gestorben ist.

Gegenüber diesen widersprechenden Gutachten hat der Gerichtshof gegenwärtig das Ober-Gutachten der wissenschaftlichen Deputation für das Medicinal-Wesen für erforderlich erachtet und die Frage gestellt:

„ob der Tod des *David Z.* in Folge des Genusses des Stechapfelsamens oder in Folge des Schädelbruches erfolgt ist."

Gutachten.

Wenn der Gerichtshof uns die Frage vorlegt, ob der Tod des *David Z.* in Folge des Genusses des Stechapfelsamens erfolgt ist, so müssen wir zunächst hervorheben, dass sich in den Akten nirgend ein wissenschaftlich geführter Beweis findet, durch welchen dargethan wäre, dass ein solcher Genuss wirklich stattgefunden hat. Es liegt darüber nichts weiter vor, als die Angabe des Mitangeklagten *H.*

Allerdings ist einigemal die Rede von einem Päckchen, welches den angeblichen Stechapfelsamen enthalten sollte, aber es ist dieses nie untersucht worden, und ebensowenig

hat eine chemische oder genauere Untersuchung des Magen-
und Darminhaltes, sowie des Magens und Darms selbst nach
der Section stattgefunden.

Nimmt man aber auch die Aussage des *H.* als genügend an, so ist doch auch diese nicht so genau aufgenommen worden, dass über die Art der Darreichung und die
Dosis, welche auf einmal genommen worden ist, eine deutliche Erklärung vorläge. In der Anzeige des Gensdarmen
X. ist ausdrücklich als Aussage des *H.*, welche durch seine
Ehefrau bestätigt wurde, angeführt, dass *H.* dem *Z.* jedesmal zu 9 Körnern und zwar 3mal gegeben habe. Die spätere protocollarische Aufnahme spricht ebenfalls von 3mal
9 Körnern, aber sie hat weiterhin eine solche Fassung, als
seien sämmtliche 27 Körner in einer „Ration" oder gar in
einem Esslöffel Milch, also auf einmal gegeben worden.

Demgemäss gehen auch die Erörterungen sowohl des
Obducenten, als auch des Medicinal-Collegiums von der
Voraussetzung aus, als seien die 27 Körner auf einmal ver-
abreicht worden.

Nun ist es aber keineswegs gleichgültig, ob 27 Körner
auf einmal oder auf dreimal gegeben worden sind, und im
letzteren Falle, ob sie kurz hinter einander oder in grösseren Zwischenräumen verabfolgt wurden. Wenn letzteres
der Fall, so müsste die Wirkung eine ungleich geringere
sein, als bei einer einmaligen Darreichung.

Unserer Meinung nach spricht auch die protocollarische Aussage des *H.* für eine dreimalige Darreichung von
je 9 Körnern. Denn es ist nicht wohl anzunehmen, dass
die 27 Körner in einem Esslöffel Milch gekocht worden
waren. Die durchaus ungrammatikalische Fassung des Protokolls legt freilich einen solchen Gedanken nahe. Es sagt:
die Ration von 3mal 9 unzerkleinerten Stück Stech-

apfelsamen in Milch gekocht, einem Eslöffel voll, in welchem sämmtliche 27 Körner gekocht werden.

Das Wort „welchem" passt weder auf Esslöffel, noch auf Milch, noch auf sonst etwas. Unserer Meinung nach kann es nur heissen: welcher, nehmlich Milch, und es würde dann heissen, dass sämmtliche 27 Körner in Milch gekocht waren und dass von dieser Milch dem Z. jedesmal ein Esslöffel voll und zwar jeder Esslöffel mit 9 Körnern Stechapfelsamen verabreicht wurde.

Ob diese Auffassung richtig ist, können wir natürlich nicht entscheiden; wir müssen jedoch darauf hinweisen, dass bei einer sorgfältigeren Fassung des Protokolls vielleicht manche spätere Weitläufigkeit zu vermeiden gewesen wäre. Wie schon die Obduction dargethan hat und wie das Medicinal-Collegium bestätigt, so können auch wir nur anerkennen, dass die Dosis von 27 Körnern, welche etwa 4 Gran dem Gewichte nach beträgt, nicht über die bei der Arznei-Verordnung zulässige Höhe hinausgeht. Handelte es sich aber nur um je 9 Körner, also um eine Dosis von $1\frac{1}{3}$ Gran, so lag der Gedanke an eine Vergiftung ziemlich fern.

Denn bei der Arznei-Verordnung wendet man nicht, wie es hier der Fall gewesen sein soll, unzerkleinerte Körner an, sondern man zerkleinert und pulverisirt den Samen, weil nur auf diese Weise die wirksamen Bestandtheile zu voller Wirkung gelangen können. Das Aufkochen in Milch bringt allerdings einen Theil der wirksamen Bestandtheile in Lösung, aber doch immer nur einen kleinen Theil, und es lässt sich daher in keiner Weise billigen, wenn den 27 unzerkleinerten Körnern eine gleiche Wirkung zugeschrieben wird, wie einer Dosis von 4 Gran des gepulverten Samens, welche freilich der Menge nach ihnen gleichsteht. Aus diesem Umstande erklärt sich die ganz richtig in dem Vorgutachten ausgeführte Thatsache, dass in andern

Fällen selbst Hunderte von Samenkörnern ohne tödtliche Wirkung genossen worden sind.

Wir wollen keinen Werth darauf legen, dass nicht einmal festgestellt worden ist, ob die gebrauchten Samen frisch und vielleicht noch feucht, also schwerer, oder trocken und leicht waren, denn für die Vergleichung kommt darauf wenig an. Sicher bleibt unter allen Verhältnissen, dass keine ärztliche Erfahrung uns berechtigt, 27 unzerkleinerte Stechapfelsamen, auch wenn sie auf einmal genossen wurden, als ausreichend zu betrachten, den Tod eines erwachsenen Mannes herbeizuführen.

Nun steht aber in keiner Weise fest, dass Z. gerade 27 Körner zu sich genommen hat. Die Obductionen hätten wahrscheinlich Gelegenheit gehabt, über diesen Punkt ganz genaue Feststellungen zu machen. Ist es richtig, dass Z. die Samen am Mittwoch früh genossen hat und dass schon am Donnerstag das Erbrechen aufhörte, so hätten die genossenen Körner nur durch den Stuhlgang aus dem Körper entfernt werden können Ist es ferner richtig, dass Z. am Montage und Dienstage gar nichts genossen oder getrunken und am Mittwoch nur Kaffee getrunken habe, so konnten die am Mittwoch genossenen Körner nicht durch den Stuhlgang entfernt sein, da sich bei der Sektion im Dickdarm Koth befand (Nr. 15). Die Obducenten hätten also sehr wohl die Stechapfelkörner sammeln und zählen können.

Nachdem sie dies nicht gethan haben, nachdem überhaupt eine genauere Untersuchung des Magen- und Darminhalts nicht stattgefunden hat, so bleibt nur die Frage, ob aus dem Sectionsbefund sich irgend etwas Sicheres über die stattgefundene Vergiftung ermitteln lässt. Leider müssen wir den Ausführungen des Medicinal-Collegiums beistimmen, dass es überhaupt keine zuverlässigen Zeichen der Stechapfel-Vergiftung an der Leiche giebt, und dass diejenigen

Veränderungen, welche an dem Magen und Darm des Z. gefunden worden sind, und noch weniger die Zustände von Gefässfülle an den Organen der Kopf- und Brusthöhle, in keiner Weise als solche Zeichen betrachtet werden dürfen. Was insonderheit die verschiedenen Flecke am Magen anbetrifft, so würden wir nicht gerade so weit gehen, wie das Königliche Medicinal-Collegium, welches dieselben als lediglich durch Fäulniss bedingt bezeichnete, aber ganz gewiss waren diese Flecke, welche sich hauptsächlich äusserlich und nicht innerlich am Magen befanden, nicht von irgend einer Vergiftung abhängig. Dass ein gewisser Theil von ihnen lediglich Leichenerscheinung war, kann nicht wohl bezweifelt werden, wenn man ihre Lage und Form ins Auge fasst und zugleich sich erinnert, dass die Obduction unbegreiflicherweise erst 16 Tage nach dem Tode veranstaltet wurde. Zum Theil erklären sie sich aber aus der während des Lebens beobachteten Erscheinungen, namentlich dem anhaltenden Erbrechen.

Indem wir uns wegen anderer Punkte des Sectionsbefundes, namentlich was die nicht beobachtete Erweiterung der Pupille betrifft, auf das Gutachten des Medicinal-Collegiums beziehen, mit dessen Ausführungen wir hier übereineinstimmen, so kommen wir auch in dem Gesammturtheil zu demselben Ergebniss, nehmlich dass der Sectionsbefund nicht den mindesten Anhalt für die Vermuthung bietet, dass Z. an Stechapfel-Vergiftung gestorben sei.

Indess beweist der Sectionsbefund eben so wenig gegen eine solche Vermuthung, so lange als wir die Kopf-Verletzung ausser Betracht lassen. Bevor wir uns jedoch genauer mit dieser beschäftigen, müssen wir noch der Krankheitserscheinungen erwähnen, welche dem Tode vorausgingen. Denn es könnten diese immerhin entscheidende Anhaltspunkte gewähren.

Leider sind wir auch hier wieder einzig und allein auf
die Aussage des Mitangeklagten *H.* angewiesen, denn keine
andere Person ist über diese Verhältnisse verhört worden.
H. aber sagt nichts weiter aus, als dass *Z.*, nachdem er
am Mittwoch früh die Körner eingenommen, bald darauf
erklärt habe, er sei nun ganz gesund und habe keine
Schmerzen mehr, dass er ferner in der Nacht angefangen
habe, zu phantasiren, dass er allerlei verwirrte Sachen gesprochen habe und dass er endlich am Donnerstag früh
4 Uhr gestorben sei.

Wie lückenhaft diese Angaben sind, liegt auf der Hand.
Ueber das Verhalten des *Z.* während des ganzen Tages,
das doch durch verschiedene Personen, wie die Frau *Z.*, die
Frau des *H.* zu erörtern gewesen wäre, erfahren wir gar
nichts. Auch über das Eintreten des Phantasirens während
der Nacht fehlt jede genauere Zeitangabe, die doch von
grosser Bedeutung gewesen wäre.

Halten wir uns, wie wir nicht anders können, an das
vorliegende, höchst spärliche Material, so müssen wir erklären, dass es in keiner Weise für eine Vergiftung spricht.
Dass das Wohlbefinden des Kranken und das Aufhören der
Schmerzen eine Folge des Genusses von Stechapfelsamen
gewesen sein kann, halten wir, auch gegenüber der gegen-
theiligen Aufstellung des Medicinal-Collegiums, für möglich,
aber wir würden darin nicht, wie die Obducenten thun, einen
Beweis sehen, dass die Sinne des *Z.* schon bald nach dem
Genusse der Abkochung sehr getrübt gewesen sind. Stech-
apfel-Präparate sind vielfach ärztlich als Mittel gegen schmerz-
hafte Leiden z. B. Gesichtsschmerz, Rheumatismus, Magen-
krampf, mit Erfolg angewendet worden, und auch *H.* ist
offenbar bei seiner Empfehlung von ähnlichen Erfahrungen ausgegangen. Diese schmerzstillende Wirkung kann
aber nicht als ein Zeichen der Vergiftung angesehen wer-

den, denn sie tritt am sichersten nach der Darreichung
kleinerer, aber öfters wiederholter Gaben ein, während
stärkere Gaben Durst, Trockenheit des Schlundes, Schlingbeschwerden, Ekel, Schwindel und mancherlei Zeichen der
Aufregung hervorrufen.

Allerdings zeigen sich bei starken Gaben des Giftes
unter den Zeichen der Aufregung sehr gewöhnlich Delirien,
aber gewöhnlich wüthende oder närrische. Nichtsdestoweniger ist in einzelnen Fällen auch blosses Phantasiren und
verwirrtes Sprechen, wie es bei Z. in der Nacht stattgefunden haben soll, beobachtet worden, aber dies tritt nicht,
wie es bei Z. der Fall gewesen sein soll, erst lange Zeit
nach der Beibringung des Giftes, sondern ziemlich bald
nachher ein, und dem Tode pflegt vielmehr ein Zustand
von Ermattung oder Erschöpfung der Nervenkraft (Coma)
vorherzugehen. Mit Recht hebt das Medicinal-Collegium
die grosse Verschiedenheit des Krankheits-Verlaufes bei Z.
hervor, der im besten Falle erst 14 Stunden nach Ein-
nahme des Giftes angefangen haben soll, zu phantasiren,
und der dann verhältnissmässig schnell gestorben sein soll.

Wir müssen daher auch in dem Urtheil mit dem Medicinal-Collegium übereinstimmen, dass die Krankheits-Erscheinungen im Leben nicht für eine Vergiftung durch
Stechapfelsamen sprechen. Ja, wir müssen hinzufügen, dass
wir überhaupt dem Stechapfel einen nachtheiligen Einfluss
auf den Verlauf der Erscheinungen nach den uns bekannten
Thatsachen nicht zuschreiben können.

Es bleibt so noch die Frage nach der Bedeutung der
Kopfverletzung. Schon die Obducenten haben erklärt, dass
diese Verletzung lebensgefährlich gewesen sei und dass sie
sicher in kurzer Zeit den Tod herbeigeführt haben würde,
wenn nicht derselbe früher in Folge der Vergiftung eingetreten wäre. Wenn sie später ausgesagt haben, dass die

dem Tode vorhergegangenen Krankheits-Erscheinungen in
keinem ursächlichen Zusammenhange mit der Kopfverletzung
gestanden hätten, so können sie dabei wohl nur an die
Erscheinungen gedacht haben, welche vom Morgen des Mittwoch bis zum Tode vorhanden waren. Denn es kann wohl
nicht der mindeste Zweifel darüber bestehen, dass diejenigen Erscheinungen, welche vom Morgen des Montags bis
zum Morgen des Mittwoch zugegen waren, in nächster und
unmittelbarer Beziehung zu der Kopfverletzung standen.
Dies geht aus der eigenen Darstellung der Obducenten in
ihrem motivirten Gutachten hervor.

Es ist eine schwere Lücke in den Akten, dass der
Dr. *I.* in N., der den *Z.* am Montage untersucht und ihm
Arznei verordnet hat, nicht nur nicht über seine Beobachtungen vernommen worden ist, sondern dass er, nachdem
er als stellvertretender Kreis-Chirurgus bei der Obduction
des *Z.* zugegen gewesen war, bei der Abfassung des Gutachtens in keiner Weise auf seine eigenen Wahrnehmungen
zurückgekommen ist. Dass er den Fall für einen sehr
schweren hielt, geht zur Genüge daraus hervor, dass, als
ihm die Todesnachricht mitgetheilt wurde, er erklärte, der
Z. könne wohl in Folge der Verletzungen am Kopfe, namentlich am Auge gestorben sein.

Erwägt man einerseits die schweren Zufälle bei Lebzeiten, das Hinfallen des *Z.* unmittelbar nach der Verletzung,
die anhaltende Schmerzhaftigkeit des Kopfes, das anhaltende Erbrechen, die Unfähigkeit in N. ohne Unterstützung
vom Wagen zu steigen, das ruhige Krankenlager, die Ent-
haltsamkeit an Speise und Trank, andererseits die schwere
Verletzung des Schädelgrundes, welche bis zum Abspringen
eines Knochensplitters vom Türkensattel ging, so kann man
mit grösster Zuversicht aussagen, dass es sich hier vom
Anfang an um eine schwere Kopfverletzung handelte und

dass die krankhaften Zufälle unmittelbar von der Kopfverletzung abhingen.

Fraglich könnte höchstens sein, ob auch die letzten
Zufälle in der Nacht vom Mittwoch zum Donnerstag, das
Phantasiren und verwirrte Sprechen, Folgen der Verletzung
waren und ob die letztere schliesslich den Tod bedingt
habe. Die Obducenten beantworten diese Fragen vernei-
nend, indem sie sich auf den verhältnissmässig negativen
Befund in der Schädelhöhle stützen, wo sie weder Blutaustretungen, noch Entzündungs-Erscheinungen gefunden zu
haben behaupten. Wir gestehen zu, dass ihr Befund ungewöhnlich mager ist, aber schon das Medicinal-Collegium
hat mit Recht darauf hingewiesen, dass unter der allgemeinen Blutfülle der Häute und des Gehirns ein sehr
characteristischer Befund aufgezeichnet ist, nehmlich die
Anfüllung der Gehirnhöhlen mit einer ziemlich starken
Menge flockiger Flüssigkeit. Diese Flüssigkeit ist ein
sicheres Zeichen voraufgegangener Entzündung, und ihr Vorhandensein erklärt nicht bloss das Phantasiren und verwirrte Sprechen, sondern auch den bald darauf eingetretenen Tod.

Somit geht unser Gutachten dahin,
  dass der Tod des *David Z.* nicht in Folge des Genusses des Stechapfelsamens, sondern in Folge des
  Schädelbruches erfolgt ist.

Berlin, am 5. October 1864.

Die wissenschaftliche Deputation für das Medicinal-Wesen.

(Unterschriften.)

2.

Gerichtsärztliche Mittheilungen.

Von

Dr. Josef Maschka,

Professor und Landes-Gerichtsarzt zu Prag.

———

1.

Angeblich nach einer Misshandlung zurückgebliebenes Harnträufeln. Nicht nachweisbarer Zusammenhang.

Die verehelichte *Th. K.* klagte beim K. K. Bezirksamte zu K., dass sie am 6. December 1861 Mittags von *S. F.* thätlich misshandelt worden und in Folge von Fussstössen gegen den Unterleib die Nacht darauf an Blutfluss, Schmerzen in den Genitalien und Wasserschneiden erkrankt sei, und seit dieser Zeit an Harnträufeln gelitten habe und noch leide. Vor der Misshandlung will sie nie an Harnträufeln gelitten haben. — Der Angeklagte *S. F.* läugnet die ihm zugemuthete Misshandlung der *K.* vollständig, und bemerkt, dass die *K.* wegen unsittlichen Lebenswandels bekannt, und wegen Betheiligung bei einem an ihm verübten Diebstahl in Untersuchung sei, welche beide Angaben durch amtliche Erhebungen bestätigt wurden, aus denen übrigens noch hervorgeht, dass dieselbe vor 10—11 Jahren in K. in einem Wirthshause als Schanddirne fungirt habe. — Kein Augenzeuge war während des Excesses gegenwärtig, aber auch kein Zeuge constatirt, dass die *K.* vor demselben an

Harnträufeln gelitten habe. — Die vom K. K. Bezirksamte zu K. zur Untersuchung der *K.* bestellten Aerzte DD. *K.* und *K.* gaben auf Grund ihrer wiederholt am 11. und 12. December 1861 vorgenommenen Untersuchung den Bericht ab, dass bei *Th. K.* „als einziges krankhaftes Symptom ein stetes Harnträufeln vorhanden sei, als dessen Ursache Offenstehen der Harnröhrenmündung, in die man den kleinen Finger einführen könnte, und Lähmung des Schliessmuskels der Harnblase sich darstellt“. — Da weder am ganzen Körper, noch an den Geschlechtstheilen eine Verletzung wahrzunehmen war, letztere übrigens in einem Zustande angetroffen wurden, dass ein längeres, früheres Bestehen des Harnträufelns nicht angenommen werden kann, so müsse dieses nur als Folge der vorausgegangenen Misshandlung und diese für eine schwere, doch nicht lebensgefährliche Verletzung erklärt werden. Aus der von Dr. *K.* abgegebenen Krankengeschichte der *K.* geht hervor, dass sie im 15ten Lebensjahre mit der Zange von einem ausgetragenen Kinde entbunden wurde, worauf sie durch 14 Wochen krank war. Vor mehreren Jahren war sie von Dr. *K.* an einem leichten Magenkatarrh, später von Dr. *K.* an einer Kolik behandelt worden. Darauf soll sie bis zum 6. December gesund gewesen sein. — Ueber allenfalsige syphilitische Erkrankungen oder weitere Entbindungen sind keine Angaben vorhanden. Doch geht hervor, dass sie in ihrer seit 5 Jahren bestehenden Ehe kinderlos ist. Am 7. December 1861 Nachmittags fand Dr. *K.* die *K.* im Bett, das Gesicht geröthet, die Hauttemperatur leicht erhöht, den Puls beschleunigt, die Zunge weisslich belegt, Appetitlosigkeit bei erhöhtem Durst. Der Unterleib war nicht aufgetrieben, nirgends eine Spur von Contusion oder sonstiger Verletzung an demselben. Das Leintuch, sowie die Unterlagen, auf denen sie lag, waren durchnässt und rochen nach Urin;

dabei bemerkte sie, es sei in der vorausgegangenen Nacht unter kolikartigen Schmerzen und heftigem Brennen in den Genitalien viel blutiges Wasser aus denselben herausgeflossen. Die angeblich hierdurch mit Blut verunreinigten Unterlagen waren jedoch schon ausgewaschen. Sie klagte über Schlaflosigkeit und brennenden Schmerz über den Schambeinen, welcher durch Druck vermehrt wurde. Die äusseren Genitalien, sowie deren Umgebung sind nicht excoriirt. (Ther.: *Emuls. amygd. c. extr. hyosc.*) Die Schmerzen liessen bis zum 10ten nach, am 10ten, 11ten verlässt die Kranke zeitweilig das Bett, der Appetit erwacht, der Stuhl regelmässig, Harnträufeln stark. Bei stärkerem Druck auf die Harnblase kein Schmerz, jedoch fliesst der Urin stark ab.

12. Untersuchung mit dem Spiegel von DD. *K.* und *K.*, wobei der Schliessmuskel der Harnblase und die Harnröhrenmündung im hohen Grade erschlafft gefunden werden. (Nebst Pulver aus *Extr. Nuc. vom.* $\frac{1}{8}$ Gr. *p. d.* 3stündl. 1 Pulver, ein Vesicans in die Schambeingegend.)

13. und 14. Der Kranken gelingt es zum ersten Male, etwas Urin aufzufangen, der in Farbe normal und ohne Bodensatz ist. Die Untersuchung der Harnröhre zeigt die früheren abnormen Erscheinungen in etwas vermindertem Grade, Schlaf weniger unterbrochen, Appetit besser, Puls etwa 80. (*Tinct. Canth.* Dr. j 3mal tägl. 5 Tropfen in Thee.)

23. Den ganzen Tag ausser Bett, Harnträufeln bei ruhiger Lage im Bett bedeutend geringer, bei Tage dauert es jedoch an.

26. Eintritt der Menstruation.

2. Jan. 1862. Patientin beschäftigt sich mit Aufräumen des Zimmers, Stricken und Kochen. Harnträufeln anhaltend. Anfangs Februar soweit Besserung, dass sie den Dr. *K.* in seiner Wohnung zur Ordination besuchen konnte; doch soll das Harnträufeln, sowie die Erschlaffung der Harnröhre und des Blasenschliessmuskels noch immer fortbestehen.

Die vom Strafgerichte zu K. befragten Aerzte DD. *G.* und *P.* gaben hierüber ein unbestimmtes Gutachten ab, indem sie es nicht constatirt finden, dass die *K.* vor der angeblichen Misshandlung gesund gewesen sei, dass bei dem

amtlich constatirten unsittlichen Vorleben der *K.* syphilitische Affectionen kaum ausbleiben konnten und diese ebensowohl in ihren Folgen zum Harnträufeln führen konnten.
Gegen eine traumatische Ursache des Harnträufelns scheint
ihnen das Fehlen von einigen Symptomen zu sprechen, unter denen sie das willkürliche, länger andauernde, spärliche
und selbst tropfenweise Harnen, die lebhaft rothe Färbung
des sedimentreichen, zeitweilig mit Blut untermengten Harns,
die später molkige Beschaffenheit desselben und endlich die
gewöhnlich fühlbare, kugelig ausgedehnte Geschwulst in der
Blasengegend aufzählen.

Das Untersuchungsgericht in K. ersuchte nun bei der
Divergenz dieser Gutachten um das Gutachten der medicinischen Facultät. —

Gutachten.

Die nach der angeblichen Misshandlung der *Th. K.* ob-
jectiv sichergestellten krankhaften Erscheinungen bestanden
im Harnträufeln, welches bis jetzt noch anhält, und in leichten Fiebererscheinungen, welche sich nach 4 Tagen verloren haben. Um den Zusammenhang des Harnträufelns mit
der angeblichen Misshandlung zu eruiren, liegen die Krankengeschichte und die Zeugenaussagen vor. — Die Krankengeschichte constatirt, dass die *K.* nicht schwanger war
und an keiner Vergrösserung oder Lageveränderung der
Gebärmutter litt. Eine durch Fussstösse gegen den Unterleib bewirkte solche Lageveränderung kann daher nicht
die Ursache des Harnträufelns gewesen sein. — Ebensowenig wurde eine Fistel (zwischen Blase und Scheide),
wie sie nach schweren Entbindungen (wie die *K.* eine im
15ten Lebensjahre überstanden hat) zuweilen zurückbleiben,
vorgefunden. Auch eine durch Erschütterung des Gehirnes und Rückenmarkes bewirkte Lähmung der Blasen-

muskulatur stimmt weder zur angegebenen Gewalteinwirkung, noch zur Krankengeschichte. Die genannten Ursachen ausgeschlossen, so könnte ein Harnträufeln auch dadurch bedingt werden, dass eine die gefüllte Blase treffende mechanische Erschütterung einen lähmungsartigen Zustand der Blasenmuskulatur herbeiführte; dann würde aber das Harnträufeln erst als Folge einer längeren Harnverhaltung auftreten, wo dann die übervolle Blase bei der immer neu hinzukommenden Harnmenge wie ein überfülltes Gefäss überläuft. Die Krankengeschichte giebt nun keine Auskunft, ob die angebliche Gewalteinwirkung bei voller Blase stattfand, oder nicht; doch giebt sie auch keinerlei Zeichen einer dem Harnträufeln vorangegangenen, lähmungsartigen Ausdehnung der Blase an. — Die Krankengeschichte giebt vielmehr als einzigen, nachweisbaren Grund des Harnträufelns eine ungewöhnliche Erweiterung und Erschlaffung der Harnröhre an. Eine solche bedeutende Erweiterung und Erschlaffung der Harnröhre kann nun in der That zum Harnträufeln in ursächlicher Beziehung stehen; in solchen Fällen wird die Blase nicht überfüllt gefunden, die ruhige Rückenlage begünstigt das längere Zurückhalten, die aufrechte Stellung und Bewegung dagegen das reichliche Abfliessen des Harns; Erscheinungen, welche laut der Krankengeschichte bei der *K.* beobachtet wurden. Eine solche Erweiterung und Erschlaffung der Harnröhre kann aber niemals plötzlich durch eine auf den Unterleib wirkende Gewalt, wie Fussstösse, entstehen; dagegen ist sie nicht selten die Folge von ansteckenden Schleimflüssen der Harnröhre, welche bei Lustdirnen häufig vorkommen. — Der Zusammenhang der, von der *K.* angegebenen Verletzung mit dem Harnträufeln lässt sich demnach auf Grundlage der Krankengeschichte nicht sicherstellen. In Betreff der Frage, ob das Harnträufeln nicht schon vor der angeblichen Misshandlung bestanden habe, liegen keine beweisenden Angaben vor. — Wenn gleich keine Zeugenaussagen ein früheres Bestehen des Harnträufelns constatiren, so beweist auch keine positive Zeugenaussage mit Sicherheit das Gegentheil. Es ist nicht unmöglich, dass bei Vorsicht und sorgfältiger Reinlichkeit eine absichtliche Verheimlichung eines solchen Uebels durch längere Zeit stattfinden könne, der amtlich constatirte Umstand aber, dass die K. nicht nur in früheren Jahren als Lustdirne in einem Wirthshause gedient, sondern auch während ihrer Ehe einen unsittlichen Lebenswandel geführt habe, lässt sich mit der erwähnten Veränderung ihrer Harnröhre in ursachlichen Zusammenhang bringen, und diese kann ohne Intervention einer Verletzung von längerer oder kürzerer Zeit zum Harnträufeln geführt haben. — Bei den geschilderten Umständen lässt sich somit der ursprüngliche Zusammenhang des Harnträufelns mit der angeblichen Misshandlung nicht nachweisen, und zwar um so weniger, als auch die Möglichkeit einer Simulation von Seite der Beschädigten nicht ausgeschlossen ist, da der Erfahrung zufolge bei länger andauerndem Harnträufeln durch die Berührung mit dem unwillkürlich abfliessenden Harne in der Regel Aufschärfungen (Excoriationen) an den Geschlechtstheilen oder Schenkeln zu entstehen pflegen, welche aber hier auffallender Weise mangelten. — Da sich endlich auch bei dem Abgange einer jeden sichergestellten Verletzung eine Beziehung zwischen dem viertägigen Fieberzustande der K. und der angeblichen Misshandlung gleichfalls nicht ermitteln lässt, so ist kein Grund vorhanden, die letztere für eine schwere Verletzung zu erklären, und dieselbe kann somit nur in die Kategorie der leichten körperlichen Beschädigungen eingereiht werden.

2.

Gutachten über die Verletzungen und die Todesart zweier in einem Walde nebeneinander gefundener erschossener Personen.

Am 10. Juni 1860 um die Mittagszeit gingen *Johann E.* und sein Sohn *Martin* auf Wilddiebstahl aus, ohne dass sichergestellt werden konnte, ob, wie der Vater angiebt, blos allein der Sohn ein Feuergewehr mit hatte, oder ob auch der Vater mit einem solchen versehen war. — An demselben Tage veranstalteten mehrere Jäger, worunter auch der Forstadjunct *T.*, eine Jagd auf Rehwild; gegen Mittag trennte sich jedoch *T.* von der Jagdgesellschaft, ohne dass man ihn weiter gesehen hätte. Am folgenden Tage, den 11. Juni 1860, wurden im Walde, und zwar auf einem baumleeren Platze, durch welchen ein Waldweg führte, die Leichen des *T.* und *Martin E.*, und zwar beide erschossen, vorgefunden.

Nach dem Localbefunde lagen die Leichen, durch den Waldweg getrennt, vierzehn Schritte weit auseinander. Vier Schritte von der Leiche des *E.*, gegen den Waldweg zu, befanden sich zwei grosse Blutlachen, neben denselben ein einläufiges, frisch ausgeschossenes Gewehr, auf dem Waldwege selbst ein blutgetränkter Wergpfropf, und auf dem Zweige eines unweit des Waldweges stehenden Fichtenstämmchens in der Höhe einer halben Klafter ein von Pulver beschmutzter Wergpfropfen. — Unter der Leiche des *T.* lag das demselben gehörende, frisch ausgeschossene Doppelgewehr mit abgebrochenem Kolben, und hinter dessen Leiche im Gebüsche, und zwar in einer Entfernung von sechszehn Schritten, verschiedene, dem *T.* gehörende Gegenstände, als: Tabakdose, Waidtasche u. s. w.; auch wurde in diesem Gebüsche eine Blutlache vorgefunden. Auf dem Waldwege, und zwar in einer Entfernung von zweiundsieb-

zig Schritten von der Leiche des *T.*, lag ein mit Blut ge-
tränktes Schnupftuch. — Was die desfalls eingeleiteten Erhebungen anbelangt, so giebt zuvörderst der Zeuge *Martin L.*,
welcher gegen Mittag diese Waldstrecke passirte, an, dass
er ein Geschrei gehört und in ziemlich weiter Entfernung
den *T.*, welchen er erkannt haben will, mit zwei ihm unbekannten Männern ringen sah. Als er jedoch, ohne sich
aufzuhalten, seinen Weg fortsetzte, vernahm er nach einiger
Zeit einige Schüsse.

Das auf der Jagd befindliche Forstpersonal giebt an,
gegen Mittag in dieser Richtung drei Schüsse gehört zu haben, und insbesondere äusserte sich der Förster *P.* dahin,
dass zuerst ein Schuss, und in fünf bis sechs Secunden darauf zwei Schüsse schnell hintereinander fielen, wobei jedoch
bemerkt werden muss, dass das übrige Forstpersonal bezüglich der Angabe des Zeitraumes, in welchem die Schüsse
aufeinander folgten, von einander abweicht; soviel ist jedoch
sicher, dass die Schüsse in kurzer Zeit nach einander
folgten.

Johann E., der Vater, welcher als ein religiös und moralisch verwahrloster, der Wilddieberei ergebener, und wegen solcher bereits gestrafter Mensch geschildert wird, giebt
an, er sei mit dem Sohne am 10. Juni in den Wald gegangen, habe jedoch selbst kein Gewehr gehabt, während der
Sohn eine einläufige Flinte trug. Als sie auf diesen Waldweg kamen, sei plötzlich ein Jäger hervorgetreten, habe ihn
mit der linken Hand beim Rockkragen gefasst, während er
sein Doppelgewehr in der rechten Hand hielt. Dá dieser
Jäger ihn nicht loslassen wollte, habe der Sohn *M.* denselben in den Rücken geschossen, und als dieser hierauf sogleich zu Boden fiel, sei er (*E.* Vater) seitwärts wegge-
sprungen. Der geschossene Jäger sei zu Boden gestürzt,
und habe das Doppelgewehr fallen gelassen, welches hierauf

Martin E. ergriff, vier Schritte zurücksprang und abermals einen Schuss auf den Jäger abfeuerte. Hierauf habe der Sohn dieses Doppelgewehr bei den Läufen erfasst, und den Jäger mit dem Kolben noch über den Kopf geschlagen, wobei der Kolben abbrach; während dieses Schlagens mit dem Gewehre sei der zweite Schuss losgegangen, und habe den Sohn am linken Oberschenkel verletzt, in Folge welcher Verletzung derselbe nach vier Minuten todt zusammenstürzte. — Hierbei muss jedoch bemerkt werden, dass sich zufolge der Aussage des Zeugen *H.* der Vater *E.* den Tag nach dem Vorfalle geäussert haben soll, dass der Sohn erst nach fünf Stunden starb. — Da er (nämlich *Johann E.*) hierauf von grosser Furcht befallen wurde, hat er seiner Angabe nach die Leiche des Jägers von dem freien Platze, auf welchem dieser geschossen war, vier oder fünf Schritte weit in das Dickicht hineingezogen und sich sodann nach Hause begeben; sei jedoch nach Zurücklegung von etwa fünfhundert Schritten wieder zurückgekehrt, wo er dann die Leiche des Jägers wieder aus dem Dickicht herauszog, an den Ort, wo sie gefunden wurde, niederlegte, das Doppelgewehr neben dieselbe legte und sich sodann nach Hause verfügte. — Gleichzeitig gab er auch an, dass er sich nicht gewehrt, und mit dem Jäger nicht gerungen habe, und meint, dass, wenn die Kleidungsstücke desselben zerrissen waren, dies nur dann entstanden sein könne, als er die Leiche in's Gebüsch und aus demselben wieder hervorzog.

Die Zeuginnen *Katharina E.*, Gattin des Erschossenen, und *Anna E.*, Tochter des *Johann E.*, geben an, dass *Johann E.* am 10. Juni um 5 Uhr Nachmittags ganz betroffen und verwirrt nach Hause gekommen sei, und auf mehrmaliges Andringen mitgetheilt habe, dass sein Sohn *Martin* und ein Jäger erschossen seien, wobei er jedoch erwähnte, dass der Jäger zuerst den *Martin* und dieser erst dann den

Jäger geschossen habe; — er selbst sei hiervon etwas entfernt gestanden, und fügte noch bei, dass, wenn er dabei gewesen wäre, das Unglück nicht geschehen sein würde. — Diese Angabe bezeichnet er jedoch bei seiner Vernehmung als in der Wahrheit nicht begründet, und bleibt dabei, dass sich die Sache auf die von ihm angegebene Weise zugetragen habe.

Am 12. Juni wurde die Obduction der Leichen vorgenommen. — Die Leiche des *Bartholomäus T.* war vollständig bekleidet, die Stiefeln und Hosen mit Koth und etwas Blut verunreinigt. — Der ganze Rückentheil des Rockes war mit Blut besudelt, der rechte Aermel an der vorderen und inneren Seite in der Naht abgerissen, welcher Riss sich von der Achselhöhle bis gegen die Tasche erstreckte; auch war dieser Aermel an seinem unteren freien Rande gegen 3 Zoll weit eingerissen. — Nebstdem befand sich am Rocke, und zwar an der linken Rückenhälfte 6 Zoll unterhalb des Kragens, eine runde Oeffnung, welche 14 Linien im Durchmesser hatte; die Ränder dieser Oeffnung waren gerissen, die Fäden fest, nicht geschwärzt. Am Hemde befand sich eine gleich grosse Oeffnung. — An der rechten Brustseite des Rockes befand sich ein dreieckiger Riss, dessen querer Schenkel 2 Zoll, dessen aufsteigender Schenkel 1 Zoll lang war; die Ränder derselben erschienen zerfasert, um diesen Riss befanden sich herum 19 erbsengrosse Löcher. Dieser Stelle entsprechend sah man im Hemde, welches ganz mit Blut besudelt war, im Umfang von 3 Zoll 26 erbsengrosse Löcher. — Der Körper des etwa 40jährigen Mannes war gross, stark gebaut, an vielen Stellen mit Blut besudelt. Verletzungen wurden folgende vorgefunden: 1) beide Wangen geschwollen; 2) am äussern Winkel des rechten Auges ein kreuzergrosser, mit reichlichem Blutaustritt versehener blauer Fleck; 3) vom Kinnstachel verlief längs des Randes des Unterkiefers eine 3 Zoll lange, 4 Linien klaffende Wunde, deren Ränder zackig waren; 4) in der rechten Hälfte des Kinnes, 1 Zoll unterhalb des freien Randes der Unterlippe, befand sich eine halbkreisförmige, und nach aussen vom rechten Mundwinkel 3 unregelmässig rundliche Wunden, welche 3—4 Linien gross, und deren Ränder zackig und dunkel gefärbt waren; 5) vor dem Eingange in die linke Ohrmuschel verlief in der Richtung von oben nach abwärts und von aussen nach innen eine Wunde, welche 14 Linien lang und 15 Linien breit war; sie war klaffend, ihre Ränder schwärzlich, nach einwärts gerichtet, in der Tiefe etwas unregelmässig und zackig. — Nach Abnahme der Hautdecken zeigte sich, dass der linke Kaumuskel in einen blutigen Brei verwandelt war; das linke Kiefergelenk war geöffnet, der linke Gelenkfortsatz des Unterkiefers splittrig abgebrochen, der linke Joch-

bogen und das linke Jochbein in zahlreiche Splitter zertrümmert, alle
Weichtheile rings herum zerrissen, mit geronnenem Blute ausgefüllt;
die Zahnfortsätze beider Oberkieferknochen in zahlreiche kleine Splitter zertrümmert, das Zahnfleisch zerrissen, und mehrere Zähne lagen
frei im Rachen; eben so war auch der Körper beider Oberkiefer und
das Pflugscharbein in zahlreiche Splitter gebrochen. — Der harte und
weiche Gaumen waren von zwei unregelmässigen, zackigen Oeffnungen eingenommen, die Zunge hatte am rechten Rande zwei oberflächliche Risswunden von 2 Linien Länge und ½ Linie Breite; an der inneren Seite der rechten Wange befand sich in der Schleimhaut eine
kreuzergrosse, rundliche Wunde, welche nach aussen in die früher
erwähnten Löcher neben dem rechten Mundwinkel führte; der Unterkiefer war gebrochen und zertrümmert, und auch das rechte Wangen-
bein war in mehrere Splitter gebrochen, und mit Blutgerinnungen bedeckt. — Die äussere und innere rechtsseitige Kieferarterie, sowie
die linksseitige innere erschienen zerrissen, zwischen der Muskulatur
des Schlund- und Kehlkopfes fand sich eine mässige Blutunterlaufung,
der Rachen, sowie das rechte Kehldeckel-Stimmritzenband war an zwei
Stellen, das obere wahre rechte Stimmband an drei Stellen von rundlichen Oeffnungen durchbrochen. — 6) An der linken Rückenhälfte,
und zwar in der Höhe des 8ten und 9ten Brustwirbels, ½ Zoll von der
Wirbelsäule entfernt, befand sich eine rundliche, 2 Zoll grosse Wunde,
neben welcher sich zwei kleinere, erbsengrosse Wunden vorfanden. —
Die darunter gelegenen Muskeln waren in einen weichen, blutigen Brei
verwandelt, der Körper des 8ten und 9ten Brustwirbels, sowie die
Enden der 8ten und 9ten Rippe waren zertrümmert, und im Grunde
der mit Splittern erfüllten Wunde sah man das abgerissene, aus dem
7ten Brustwirbel herausragende Rückenmark; auch die Enden der
rechtsseitigen 8ten und 9ten Rippe waren zertrümmert, und es fanden
sich daselbst knapp unter der Haut 3 Schrotkörner und ein aus Werg
bestehender Pfropf vor. — 7) Am Seitentheile der rechten Brusthälfte
bemerkte man in einem Kreise, dessen Durchmesser 4 Zoll betrug,
40 Löcher; das oberste hiervon befand sich 5 Zoll unter der Achselhöhle, das tiefste 4½ Zoll über dem oberen vordern Darmbeinstachel.
Jede Oeffnung war 1 Linie gross, und von einem dunkeln Hofe umgeben; die Ränder waren unregelmässig, aus den Löchern traten hier
und da Parthieen des Zellgewebes hervor, und aus zwei neben einander liegenden Löchern gelang es, ein Stück menschlicher Haut her-
vorzuholen, welches 2 Zoll lang, ½ Zoll breit war und mehrere Löcher
enthielt. — 8) An der rechten Hand verlief in der Hohlhandfläche
über den Daumenballen bis zur Spitze des Daumens eine zackige,
trockene, schwärzliche, mit Erde verunreinigte Wunde, in deren Grunde
eine Sehne blosslag; — die Finger beider Hände waren in halber
Beugung. — 9) Oberhalb des rechten Kniegelenkes befand sich eine
2½ Zoll lange, ½ Zoll breite blaue, mit Blut unterlaufene Stelle. —
An den weichen Schädeldecken kam keine Verletzung vor. Ueber der

Mitte des linken Seitenwandbeines, über der linken Hälfte des Hin-
terhauptbeines, sowie unterhalb des linken Schläfenmuskels befanden
sich Zwanziger-grosse Blutunterlaufungen.   Die Schädelknochen waren gänzlich unverletzt. — Zwischen den harten und weichen Hirn-
häuten war in der Höhe beider Hälften des grossen Gehirns und
zwischen den Lappen desselben eine bedeutende Menge geronnenen
Blutes gleichmässig ergossen; das Gehirn selbst war blutarm, vollkommen normal; am Schädelgrunde keine Verletzung. — Am Halse
befand sich in der Drosselgrube unter den Hautdecken
eine Daumennagel-grosse Blutunterlaufung. — Entsprechend der rechten seitlichen Brustwand, wo die 40 Oeffnungen lagen, fand sich zwischen den Muskeln eine grosse Blutunterlaufung und 2 Schrotkörner. — Im rechten Brustraume befand sich eine
mässige Menge Blutes, die Lunge war zusammengefallen, blutarm; am
seitlichen und hintern Umfange des unteren Lappens, sowie an dessen unterem vorderen Rande bemerkte man mehrere rundliche Oeffnungen, welchen entsprechend das Lungengewebe breiig erschien. —
Das Rippenfell war entsprechend den in der Haut und der Lunge
wahrgenommenen Oeffnungen an zahlreichen Stellen durchlöchert;
ebenso war auch die rechte Hälfte des Zwerchfells an mehreren Stellen durchlöchert. — Das Herz und die linke Lunge waren blutleer,
sonst normal. — Die 10te und 11te Rippe waren vorn 1 Zoll von
ihrem freien Ende splittrig gebrochen, der rechte Lappen der Leber
im Umfange einer klein-faust-grossen Stelle zerrissen, mit Blut getränkt
und erweicht. Daselbst, sowie auch im rechten Brustraume fanden
sich mehrere Schrotkörner. Nach Herausnahme der Leber überzeugte
man sich, dass die am Rücken befindliche Wunde mit einer entsprechenden communicirte, welche sich an der rechten Seite des 8ten,
9ten und 10ten Brustwirbels gerade an der Stelle befindet, wo sich
das Zwerchfell ansetzt. — Das Zellgewebe und die rechte, sonst un-
verletzte Niere war mit geronnenem Blute gefüllt, im kleinen Becken
4 Unzen Blutgerinnsels; die übrigen Unterleibsorgane, sowie auch die
Aorta nach ihrem ganzen Verlaufe unverletzt und normal beschaffen.

   Besichtigung des *Martin E.* — Der Rock desselben war am
linken Aermel der linken Schulter und der linken Seitentasche, ferner vorn links vom zweiten Knopfloche an zerrissen, am rechten Aermel und beiden Schössen waren Blutspuren. An der rechten Hosen-
röhre befand sich ein grosser, mit Blut getränkter Riss, welcher sich
vom Hosenschlitze bis zur Mitte des Oberschenkels erstreckte. — Die
Leiche entsprach einem 32jährigen Manne; der Körper war mittel-
gross, mager, blass. Die rechte Hand und der rechte Fuss war mit
Blut besudelt. Der rechte Oberschenkel war angeschwollen; 5½ Zoll
unter dem Leistenbande am Uebergange der vorderen in die innere
Schenkelfläche befand sich eine Wunde, welche von oben nach abwärts 18 Linien, in der Quere 11 Linien maass. Dieselbe war von

rundlicher Form, ihre Ränder scharf, mit einem braunen Hofe umgeben; aus derselben ragten mehrere Muskelbündel hervor. Bei der Untersuchung der Wunde zeigte sich, dass sich dieselbe in der Richtung von unten nach oben fortsetzte, und in eine faustgrosse Höhle führte, in welcher sich Blutgerinnsel und ein Wergpfropf befand. Die daselbst gelegenen Muskeln waren zertrümmert, die Schenkelschlagader und die Schenkelvene an einer 2½ Zoll unterhalb dem Leistenbande befindlichen Stelle an mehreren Orten durchlöchert und zerrissen; der Knochen war ganz unversehrt, dagegen aber die tiefe Schenkelschlagader 2 Zoll unter ihrem Abgange vom Stamme ganz zertrümmert. Hinter und oberhalb des grossen Rollhügels der rechten Seite fühlte man unter der Haut mehrere Schrotkörner, von welcher 8 Stück vorgefunden wurden. Die inneren Organe boten ausser hochgradiger Blutarmuth keinen weiteren abnormen Zustand dar. —

Schliesslich muss noch bemerkt werden, dass nebst den in der Leiche vorgefundenen Schroten auch noch in der Waidtasche des *T.* und in der Tasche des *E.* Schrot vorgefunden wurde. Die desfalls vernommenen sachverständigen Forstmeister erklärten, dass die Schrotkörner des *T.* grosse Hasenschröte, jene des *E.* kleine Hasenschröte darstellen, und dass die in der Leiche des *T.* vorgefundenen 14 Schröte der Grösse nach mit jenen, welche in der Tasche des *E.* noch vorräthig waren, übereinstimmen. Bezüglich der in der Leiche des *E.* vorgefundenen Schröte bemerken sie, dass diese ganz platt gedrückt sind und ihre Form gänzlich verloren haben, daher es ihnen nicht möglich ist, zu bestimmen, ob dieselben mit den bei *T.* vorgefundenen Schröten übereinstimmen.

Die Obducenten DD. *R.* und Wundarzt *M.* erklärten: 1) dass sowohl die Wunden im Gesichte als am Rücken des *Bartholomäus T.* sich als Schusswunden charakterisiren; 2) dass die Brustwunde am Rücken eindrang, die Muskeln, Knochen, Lungen und Leber durchdrang und mit den rundlichen Oeffnungen an der rechten Brustwand mündete, dass diese Verletzung daher eine einzige Wunde darstelle, deren Eingang am Rücken, deren Ausgang an der rechten Brustseite war; 3) dass die Verletzung der Brust eine noth-

wendig tödtliche, jene im Gesichte eine solche war, welche
den Tod gemeiniglich herbeiführt; 4) dass die Blutunterlaufung am Oberschenkel, an der Drosselgrube und am
Kopfe noch bei Lebzeiten durch Einwirkung eines stumpfen
Werkzeuges entstanden sind, und sowohl einzeln, als zusammen genommen eine leichte Verletzung bilden; 5) dass
die an der rechten Hand des *T.* vorgefundene Wunde wegen Mangels einer Blutung erst n a c h dem Tode entstanden ist; 6) dass die Gesichtsverletzung geringere Blutunterlaufungen darbot, als die Brustverletzung, und daher sehr
bald n a c h dieser letzteren beigebracht wurde; 7) dass *T.*
den Schuss in den Rücken erhielt, während er stand oder
kniete, den zweiten jedoch erst dann, als er zusammenge-
stürzt war, indem derselbe zufolge seiner Richtung vom
linken Jochbogen zum rechten Unterkieferrande dem hoch-
gewachsenen *T.* gewiss nicht, während derselbe stand, beigebracht sein konnte; 8) dass dem *T.* sämmtliche Wunden
aus grosser Nähe zugefügt wurden. —

Bezüglich des *E* . . . äusserten sie sich, dass derselbe
1) an Verblutung in Folge der erhaltenen Schusswunde
gestorben sei, welche letztere eine lebensgefährliche Verletzung bildet, die im gegebenen Falle der mangelnden
Hilfe wegen tödtlich wurde, sonst aber nicht hätte unbedingt tödtlich werden müssen; 2) dass dieser Schuss aus
grosser Nähe abgefeuert wurde; 3) dass es kaum einem
Zweifel unterliege, dass diese Schusswunde dem *E.* beigebracht wurde, da es nicht wahrscheinlich ist, dass er sich
dieselbe in selbstmörderischer Absicht beigebracht habe,
oder dieselbe sich hätte zufällig beibringen können.

Der vom Staatsanwalte zur Abgabe eines Gutachtens
aufgeforderte Kreisarzt Dr. *K.* äusserte sich bezüglich des
T. . . 1) dass die Verletzungen im Gesichte n i c h t v o n
e i n e m Schusse herrühren, sondern die Folge eines mit

grosser Gewalt eingewirkten stumpfen Instrumentes gewesen sind, und zwar allem Anscheine nach durch Schläge mit dem Kolben und den Feuerschlössern entstanden sind, wofür seiner Ansicht nach hauptsächlich der Mangel eines Pfropfens und jeden Schussprojectiles spricht; 2) ist derselbe der Ansicht, dass dem T.. zwei Schüsse, und zwar einer am Rücken, und der andere an dem Seitentheile der rechten Brusthälfte beigebracht wurden. Der Schuss in den Rücken ging seiner Meinung nach bis zur Leber und wurde aus unmittelbarer Nähe abgefeuert; der zweite aus einer weitern Distanz abgefeuerte Schuss verletzte die rechte Brustseite, den untern Lappen der rechten Lunge, das Zwerchfell und die Leber. Wohl ist es seiner Ansicht nach möglich, dass einige Schrotkörner des Schusses, welcher den Rücken verwundete, an der rechten Brustseite herausdrangen, weil man daselbst aus einigen Löchern Parthieen der äussern Haut hervorzog, aber gewiss sei es, dass die grösste Zahl der 40 Hautöffnungen durch einen zweiten Schuss in die Brust entstanden sind; 3) die Frage, welche von den beiden Schusswunden des T.. die frühere war, lässt sich seiner Meinung nach nicht beantworten; 4) Aeusserte er sich, dass T.. weder nach Erhalt der Wunde in den Rücken, noch nach Erhalt der Verletzung im Gesicht im Stande war zu schiessen; 5) dass auch *Martin E...* nach Erhalt des Schusses in den Oberschenkel nicht mehr die nöthige Kraft haben konnte, um zu stehen oder zu schiessen; dass endlich 6) *Martin E..* die bei ihm vorgefundene Verletzung am Oberschenkel auf die von *Johann E..* angegebene, zufällige Art und Weise erhalten haben konnte, da es immerhin möglich sei, dass sich beim Schlagen mit dem Kolben des Gewehres der nach abwärts gerichtete Lauf zufällig entlud und den *Martin E..* in den Schenkel traf.

Wegen Wichtigkeit des Falles und Divergenz der Gutachten ersuchte das Untersuchungsgericht zu T... die medicinische Facultät um die Abgabe eines Gutachtens, und
ersuchte auf die von der Staatsanwaltschaft dem Dr. *K*..
gestellten Fragen Bedacht nehmen zu wollen.

I. Gutachten,
bezüglich des *Bartholomäus T.*

1) Sämmtliche an *T*... vorgefundenen Verletzungen
mussten wegen der stattgefundenen bedeutenden Blutung
und der gleichzeitig vorgefundenen Blutunterlaufungen und
Blutgerinnungen noch während des Lebens zugefügt
worden sein; 2) von den an demselben vorgefundenen Verletzungen bilden: a) die Blutunterlaufungen am rechten Oberschenkel, und in der Drosselgrube wegen
ihrer Oberflächlichkeit und Geringfügigkeit sowohl einzeln
als zusammengenommen nur eine leichte Verletzung.
Dieselben lassen auf die Einwirkung eines stumpfen Werkzeuges schliessen, und es konnte die erstere durch einen
Fall, Stoss oder Schlag, die letztere aber durch einen während des Ringens gegen den Hals ausgeübten Druck veranlasst worden sein; — b) die Verletzung an der rechten Hand bildet wegen ihres tiefen Eindringens und der
Blosslegung einer Sehne eine unbedingt schwere Verletzung; dieselbe konnte mittelst eines scharfkantigen
Werkzeuges und am füglichsten während des Ringens um
den Besitz des Gewehres durch Reissen an den Hähnen desselben entstanden sein. — c) Was die Verletzungen im
Gesichte, die Zertrümmerung der Gesichtsknochen und
des Unterkiefers, sowie endlich die Blutextravasate
unter den Schädeldecken und den Blutaustritt im
Gehirn selbst anbelangt, so können diese Beschädigungen
nach der Ansicht der Facultät von einander nicht getrennt

werden, sondern müssen im Zusammenhange als eine einzige Verletzung betrachtet werden, da sie unzweifelhaft von
einer und derselben Ursache herrühren.

Die Obducenten leiten diese Verletzungen von der Einwirkung eines Schusses her, der in der Richtung vom linken Ohr gegen die rechte Hälfte des Unterkiefers vorge-
drungen sei. Wenn man aber erwägt, dass nur an der linken Gesichtshälfte eine Wunde vorkommt, welche allenfalls
als Eingangsöffnung betrachtet werden könnte, dagegen
durchaus keine Ausgangsöffnung des vermeintlichen Schusses vorgefunden wurde; wenn man ferner erwägt, dass bei
der enormen Zertrümmerung der Gesichts- und Kieferkno-
chen der Schuss aus der grössten Nähe hätte abgefeuert
worden sein müssen, in welchem Falle gewiss ein Pfropf
oder wenigstens ein Theil des Schussmaterials vorgefunden
worden wäre, was aber hier gänzlich mangelte; wenn man
bedenkt, dass auch neben dem rechten Auge eine Blutunterlaufung und dieser entsprechend eine Zerschmetterung
des rechten Wangenbeines, ebenso aber auch unter den
Schädeldecken und im Gehirne selbst Blutaustretungen vorgefunden wurden; wenn man überhaupt die ganze Beschädigung in ihrer Wesenheit genau in's Auge fasst: so ent-
fallen alle charakteristischen Eigenthümlichkeiten einer Schusswunde, und es spricht Alles dafür, dass die gesammten erwähnten Verletzungen
im Gesichte und am Kopfe durch die kräftige
Einwirkung eines stumpfen Werkzeuges entstanden sind.

Wenn man gleichzeitig hierbei berücksichtigt, dass von
dem neben der Leiche vorgefundenen Doppelgewehre der
Kolben und eiserne Bügel abgebrochen war, was jedenfalls
auf eine bedeutende Gewaltanwendung schliessen lässt, so
ist aller Grund vorhanden, anzunehmen, dass diese Ver-

letzungen durch wiederholte kräftige Schläge
mit dem Kolben des Gewehrs veranlasst wurden.
Hierdurch wird nicht nur die Zerschmetterung der Knochen
an beiden Gesichtshälften, sondern auch die Entstehung der
Blutaustretungen unter den Schädeldecken und das Extravasat im Gehirne ganz wohl erklärlich; es finden aber auch
die gerissenen Wunden am rechten Unterkieferrande und die
rundlichen Wunden am Kinne durch diese Annahme ihre
genügende Erklärung, indem dieselben bei den wiederholt
geführten Schlägen ganz wohl mittelst der scharfen Hähne
oder der scharfrandigen Drücker des Gewehrs zugefügt sein
konnten. Was aber die von den Obducenten angeführten
rundlichen Oeffnungen am Kehldeckel und dem
Stimmbande betrifft, deren Beschreibung übrigens sehr unklar und undeutlich ist, so konnten diese bei der Menge
der vorhandenen Knochensplitter wohl auch durch ein Eindringen dieser letzteren veranlasst worden sein.

Es muss somit nach dem Gesagten angenommen werden, dass die Gesichtsverletzung und das Extravasat im
Gehirn keineswegs durch einen Schuss, sondern
durch Schläge mit dem Gewehre herbeigeführt
wurden.

Was die Wichtigkeit dieser Verletzungen anbelangt, so müssen dieselben zusammengenommen wegen der
hochgradigen Zertrümmerung der knöchernen Gebilde, der
unausweichlich damit verbundenen Gehirnerschütterung und
des Blutaustritts im Gehirn für eine ihrer allgemeinen Natur nach tödtliche Verletzung erklärt werden.

d) Die in der Brust vorgefundene Verletzung, welche
zufolge ihrer ganzen Beschaffenheit und des vorhandenen
Schussmaterials unzweifelhaft mittelst einer Schusswaffe zugefügt wurde, hatte die Wirbelsäule, die Leber, das Zwerchfell und die rechte Lunge getroffen, und muss wegen der

Zerreissung des Rückenmarkes und der unausweichlichen
innern Verblutung gleichfalls schon an und für sich für eine
ihrer allgemeinen Natur nach tödtliche Verletzung erklärt werden. — Zufolge der an den Kleidern und an dem
Rücken der Leiche vorgefundenen, mehr als thalergrossen
Oeffnung, des daselbst knapp unter der Haut vorgefundenen
Pfropfes, und der weitern Beschädigung der Leber und der
rechten Lunge unterliegt es keinem Zweifel, dass der
Schuss gegen den Rücken des *T.* aus unmittelbarer Nähe in der Richtung von links nach rechts,
und zwar durch einen Andern abgefeuert wurde, da *T.*
weder absichtlich, noch zufällig an dieser Stelle den Schuss
sich selbst hätte zufügen können. — Nun wurden aber
nebst der Rückenwunde noch an der rechten Brustseite in der Haut im Umfange von 4 Zoll 40 kleine
Oeffnungen vorgefunden. — Wenn Dr. *K.* behauptet, dass
diese 40 Oeffnungen nothwendig von einem zweiten, gegen die rechte Brustseite abgefeuerten Schusse herrühren
müssen: so spricht er eine Behauptung aus, die sich nicht
nur nicht beweisen lässt, sondern durch manche Umstände
des gegebenen Falles unhaltbar wird, und die Facultät kann
nicht umhin, sich dahin auszusprechen, dass diese Oeffnungen nur der Ausgang des gegen den Rücken
abgefeuerten Schusses gewesen seien. Hiefür sprechen folgende Umstände: α. Entspricht die Stelle und Höhe
der Eingangsöffnung, welche sich links am Rücken neben
dem 8. und 9. Brustwirbel befindet, vollkommen der verwundeten Stelle der rechten Brustseite, wenn man bedenkt,
dass der Schuss von links nach rechts ging. β. Da der
Schuss, wie erwähnt, aus unmittelbarster Nähe gegen den
Rücken abgefeuert wurde, so hatte gewiss wenigstens ein
Theil der Schrotkörner auch noch die Kraft, nach Durch-
bohrung der Lungen und *Pleura* die äusseren Hautdecken

zu durchdringen. γ. Die Obducenten zogen aus 2 Oeffnungen an der rechten Brustseite ein 2 Zoll langes, ¼ Zoll
breites, an mehreren Stellen durchlöchertes Stück Haut hervor, welches doch nur von der Rückenhaut herrühren, und
durch die Kraft des Schusses an diesen Ort gebracht worden sein konnte, und daher einen unwiderlegbaren Beweis
abgibt, dass diese Stelle die Ausgangsöffnung des Rücken-
schusses war. δ. Wenn die an der rechten Brustseite befindlichen 40 Oeffnungen die Eingangsöffnung eines zweiten
Schusses abgeben sollten, so müssten nothwendiger Weise
an der entsprechenden Stelle des Rockes und Hemdes cor-
respondirende Oeffnungen vorhanden sein, was aber nicht
der Fall ist. — Im Rocke wurde an der rechten Brustseite
nur ein Riss, der gar nicht von einem Schusse herzurühren
scheint, und um ihn 19 Oeffnungen, im Hemde aber 26
Oeffnungen vorgefunden, ein Beweis, dass der Schuss nicht
von aussen eindrang, sondern dass die Schrotkörner von
innen heraus die Haut durchbohrten, und dass von diesen
nur noch einige die Kraft hatten, die Kleidungsstücke zu
durchlöchern, während die andern wahrscheinlich zwischen
der Haut und der Kleidung herabfielen. — Aus dem Gesagten ergibt sich somit, dass sich aus den Ergebnissen der
Obduction des *T.* nur das Stattgefundenhaben einer einzigen Schusswunde, welche am Rücken eindrang, und
theilweise an der rechten Brustseite ihren Ausgang fand,
beweisen lässt.

3) Welche von den beiden Beschädigungen
früher zugefügt wurde, ob nämlich die Brustwunde, oder
die Gesichtswunde früher entstand, lässt sich nicht entscheiden.

4) Was die von der k. k. Staatsanwaltschaft gestellte
Frage anbelangt, ob *T.* nach Erhalt der Wunde in den
Rücken und jener am Kopf noch bei solcher Körperkraft

war, dass er hierauf mit dem *Martin E.* hätte ringen, oder
nach demselben hätte schiessen können: so muss dieselbe
negativ beantwortet werden, weil sowohl die Zerschmetterung der Wirbelsäule und des Rückenmarkes, als auch
die erhebliche mit Blutaustritt verbundene Erschütterung
des Gehirnes eine augenblickliche Lähmung und Besinnungs-
losigkeit herbeiführen mussten, welche jede Thatkraft gänzlich unmöglich machten.

II. Gutachten,
bezüglich des *Martin. E.*

1) Die an der Leiche des *Martin E.* vorgefundene Verletzung musste gleichfalls zufolge der bedeutenden Blutung
und der in der Wunde vorgefundenen Blutgerinnung noch
während des Lebens zugefügt worden sein.

2) Dieselbe deutet zufolge des in der Wunde aufgefundenen Pfropfes und Schussmaterials auf die Einwirkung
eines Schusses mit Schrotkörnern, der aus grösster Nähe, und zwar in der Richtung von vorn und
etwas abwärts nach hinten und aufwärts abgefeuert
wurde, da sich die äussere Wunde mehrere Zoll unterhalb
des Leistenbandes befand, während oberhalb des Rollhügels
desselben Schenkels Schrotkörner vorgefunden wurden.

3) Da durch diesen Schuss nicht nur die Muskeln und
oberflächlichen Venen, sondern auch die Schenkelschlagader
verletzt, und die tiefere Schenkelschlagader gänzlich zerrissen worden war, somit eine Verblutung unter den gegebenen Umständen unausweichlich war: so muss diese Wunde
für eine solche erklärt werden, welche im gegebenen Falle
den Tod schon ihrer allgemeinen Natur nach herbeigeführt hat.

4) Was die Art und Weise der Zufügung dieser Schusswunde anbelangt, so muss bemerkt werden, dass die Be-

3*

schaffenheit und Richtung derselben wohl die Zufügung durch einen Andern nicht ausschliesst, dass sie jedoch auch nur zufällig auf die vom Vater *Johann E.* angegebene Art entstanden sein konnte. — Augenommen nämlich, dass *Martin E.* das Doppelgewehr bei den Läufen erfasste, und mit dem Kolben desselben den auf der Erde liegenden *T.* ins Gesicht schlug, so musste er sich nothwendig mit dem Oberkörper über denselben biegen, wobei es ganz wohl denkbar ist, dass die Läufe gegen seine Oberschenkel gerichtet waren, und indem sich einer derselben entlud, dieser Körpertheil auch verletzt wurde.

Bei dem geschilderten Sachverhalte lässt sich somit vom ärztlichen Standpunkte aus bei *Barth. T.* nur eine mittelst eines stumpfen Werkzeuges zugefügte Verletzung, und eine Schusswunde; bei *Martin E.* aber gleichfalls nur eine Schusswunde sicherstellen. — Da nun aber zufolge der Aussagen des Vaters und der Zeugen 3 Schüsse abgefeuert und gehört wurden, so lässt sich nur annehmen, dass einer von den 3 Schüssen Niemanden traf, und in die Luft ging, wofür übrigens auch der Umstand zu sprechen scheint, dass den Erhebungen gemäss ein Schusspfropf am Waldwege und einer an einem Fichtenstämmchen hängend vorgefunden wurde. — Nähere Angaben zu liefern über die Art und Weise, wie und von wem etwa die Schüsse abgefeuert wurden, liegt vom medizinischen Standpuncte aus im Bereiche der Unmöglichkeit. —

3.

In einem Aborte aufgefundene Kindesleiche. — Nachweisung des Gelebthabens trotz der weit vorgeschrittenen Fäulniss.

Am 27. August 1862 wurde in dem Kanale eines Hauses eine **Kindesleiche** aufgefunden und die Mutter in der Person einer in demselben Hause dienenden Magd sichergestellt. — Im Verhör gab dieselbe an, sie sei schwanger gewesen, habe ihre Schwangerschaft verheimlicht, sei in der Nacht vom 12. zum 13. August vom Drange zu Stuhle zu gehen und hierauf auf dem Aborte sitzend von einer Ohnmacht befallen worden, worauf sie, als sie wieder zu sich kam, bemerkte, dass das Kind während dieses ihres bewusstlosen Zustandes aus ihrem Schoosse hervorgetreten und in den Kanal gestürzt sei. — Sie verrichtete hierauf ihre Arbeiten wie gewöhnlich, und erst bei der 14 Tage später erfolgten Auffindung des Kindes machte sie die oben erwähnten Angaben.

Bei der Untersuchung der Mutter fand man den *Uterus* wohl bereits involvirt, die Brüste jedoch geschwellt, Milch secernirend, Spuren der Kindbettreinigung, Erweiterung der Scheide, die Scheidenportion der Gebärmutter noch verstrichen und an dem weichen offenstehenden Gebärmunde mehrere frische Einrisse; ein Dammriss war nicht vorhanden.

Bei der am 28. August vorgenommenen Obduction der Kindesleiche fand man Nachstehendes:

Das Gewicht der Leiche betrug 3½ Pfund Civilgewicht, die Länge 20 Zoll, die ganze Entwicklung deutete auf einen vollkommen reifen Zustand des Kindes. Die Leiche war mit Sand und Unrath beschmutzt, die Hautdecken am ganzen Körper gedunsen, grün und schwarz gefärbt, mit Maden bedeckt, an vielen Stellen lappig abgelöst, nirgend jedoch eine mit Reactionszeichen verbundene Verletzung wahrnehmbar. Die Augen fehlten fast gänzlich, ebenso auch die Augenbrauen und Wimpern, käsige Schmiere war nicht wahrnehmbar. Mit dem Nabel hing ein 2½ Zoll langes Stück der bräunlich gefärbten, härtlich anzufühlenden, am freien Ende zackigen Nabelschnur zusammen, in

dem apfelgrossen Hodensacke befanden sich beide Hoden. Unter den
blutarmen Schädeldecken befand sich viel Luft und am Hinterhaupte
eine geringe Menge einer sülzigen, blutig gefärbten Flüssigkeit. Die
Schädelknochen waren unverletzt, die Hirnhäute missfarbig, das Gehirn in einen strukturlosen, übelriechenden Brei verwandelt, die Blut-
leiter leer. — Die Unterleibsorgane waren normal beschaffen, blutleer,
von der Fäulniss sehr ergriffen, der Magen senkrecht gestellt, mit
einer übelriechenden schwärzlichen Flüssigkeit gefüllt, unter dem serösen Ueberzuge der Leber befanden sich zahlreiche Luftblasen, in
Folge deren dieselbe im Wasser schwamm. — Im Munde, dem Kehlkopfe, der Luftröhre und deren Verzweigungen, sowie auch in der
Speiseröhre befand sich eine bedeutende Menge von Sand, Unrath und Pflanzenresten. Die Lungen waren nur wenig ausgedehnt, schmutzig roth von Farbe, mit zahlreichen Luftblasen besetzt
das Gewebe derselben war schlaff, matsch, zerreisslich, blutleer und
bei gemachten Einschnitten in dieselben kamen Sand und kleine Tröpf-
chen Unrathes zum Vorschein. Beide Lungen schwammen am Wasserspiegel, nach vorgenommenem Aufstechen der Luftblasen jedoch und
leichter Compression derselben sanken sie im Wasser unter und blieben am Boden des Gefässes liegen. Der Herzbeutel sowie das Herz
waren mit Blutblasen besetzt, das Herz klein, schlaff, missfarbig, blutleer, seine Klappen normal, das eiförmige Loch und der botallische
Gang offen; aufs Wasser gebracht schwamm dasselbe auch für sich,
die grossen Gefässe waren regelmässig beschaffen, blutleer. — Eine
Verletzung wurde in keiner der Körperhöhlen wahrgenommen.

Gutachten.

1) Der noch mit dem Nabel zusammenhängende Rest
der Nabelschnur liefert den Beweis, dass dieses Kind neugeboren war, während gleichzeitig das Gewicht, die Grösse,
sowie die Entwicklung des ganzen Körpers dafür sprechen,
dass dasselbe vollkommen reif und zu Folge der regelmässigen Bildung aller Organe auch fähig war, sein
Leben ausserhalb des mütterlichen Organismus
fortzusetzen.

2) Obgleich die Lungen schwimmfähig befunden wurden, so lässt sich doch hierauf, bei der vorgeschrittenen
Fäulniss dieses Organes, der Ansammlung von Luftblasen
unter dem Pleuraüberzuge, dem Untersinken derselben nach
vorgenommener Compression des Gewebes und dem gleich-

zeitigen ebenfalls durch die Fäulniss bedingten Schwimmen
des Herzens kein Urtheil basiren. Da aber nicht nur im
Kehlkopfe und dem Stamme der Luftröhre, sondern selbst
in den feineren Verzweigungen der letzteren deutliche Spuren jenes Unrathes, in welchem die Leiche gefunden worden war, angetroffen wurden, so lässt es sich nicht bezwei-
feln [1]), dass dieses Kind nach der Geburt gelebt
und geathmet hat, da ein so weites Vordringen eines
fremden Körpers in die Luftwege nur durch fortgesetztes
Athmen bedingt werden kann.

3) Eben dieser Umstand, nämlich die Anfüllung der
Luftwege mit jenem Unrathe, liefert aber auch den Beweis,
dass dieses Kind in dem letzteren erstickt ist,
da das Vorhandensein eines derartigen Stoffes in den Luft-
wegen durch Behinderung des Respirationsprocesses den
Tod bei allen Menschen und unter allen Umständen schon
der allgemeinen Natur nach herbeiführt.

4) Die weit vorgeschrittene Fäulniss der Leiche lässt
darauf schliessen, dass sich dieselbe bereits längere Zeit in
dem Aborte, in welchem sie aufgefunden wurde, befunden
hat, und es steht die Angabe der Mutter, dass sie am 12.
August, somit vor 14 Tagen geboren hat, mit dem an der
Leiche gewonnenen Befunde in keinem Widerspruche.

5) Ob das Kind nur zufällig während des Geburtsaktes,
welcher die Mutter überraschte, in den Abort gestürzt ist,
oder ob dasselbe absichtlich von der Mutter dahin geworfen wurde, lässt sich nach den an der Leiche wahrgenommenen Merkmalen nicht bestimmen.

6) Was die Angabe der Mutter betrifft, dass sie am
Aborte sitzend von einer Ohnmacht befallen worden sei,

---

1) Vgl. die wichtigen Versuche von *Liman* an Kindesleichen in
dieser Vierteljahrsschrift. Bd. XXI. S. 193 u. f.   Red.

und dass während dieses bewusstlosen Zustandes das Kind
von ihr abgegangen und in den Abort gestürzt sei; so lässt
sich die Möglichkeit dieser Behauptung zwar nicht mit Bestimmtheit in Abrede stellen, doch erscheint dieselbe nicht
wahrscheinlich, da *W.* bereits eine zweitgebärende und
von kräftiger Constitution ist, die Blutung keine bedeutende
war und auch der Geburtsakt kein schwieriger gewesen
sein konnte, da weder ein Dammriss noch sonst eine Verletzung vorgefunden wurde.

<hr/>

4.

In einem Abtritt aufgefundene Kindesleiche. — Constatirung des Gelebthabens und des Erstickungstodes.

Am 26. October 1861 wurde in dem Aborte eines
Hauses in Karolinenthal eine Kindesleiche aufgefunden, und
noch am selben Tage die Obduction derselben vorgenommen. — Die Kindesleiche war männlichen Geschlechts, gut
entwickelt, 5 Pfund schwer, 20 Zoll lang. Die Hautdecken
waren in Folge der Fäulniss aufgetrieben, knisternd, grün
und blau gefärbt, die Oberhaut leicht abgehend, theilweise
bereits abgelöst; Kopfhaare, Augenbrauen und Wimpern gut
entwickelt, Knorpel und Nägel fest; Fettbildung reichlich.
Das Gesicht war aufgetrieben, die Nase plattgedrückt, der
Mund etwas geöffnet, die bleiche angeschwollene Zunge etwas vorragend; der gerade Kopfdurchmesser: 5 Zoll 2 Linien. — Am Halse war nichts Auffallendes zu bemerken;
mit dem Nabel hing ein 6¼ Zoll langes Stück der braun-
rothen, missfarbigen, weich anzufühlenden, am freien Ende
scharf abgeschnittenen Nabelschnur zusammen; in den Leistengegenden etwas käsige Schmiere; der Hodensack missfarbig ödematös. — Am Mittelfleische waren die Hautdecken,
das Zellgewebe und die Musculatur zerstört, in eine braune

jauchige Masse verwandelt, mit Maden bedeckt, die Haut-
ränder zackig zerfressen; Zeichen einer Blutung oder Reaction nicht wahrnehmbar. — Beide Füsse fehlten gänzlich,
ebenso an beiden Unterschenkeln alle Weichtheile, so dass
die Knochen wie präparirt zu Tage lagen. — Die Kopfhaare waren mit Abtrittsjauche verunreinigt, eine anderweitige Verletzung oder ein Zeichen organischer Gegenwirkung wurde am ganzen Körper nicht vorgefunden.

Die Hautdecken am Schädel waren gänzlich unverletzt, an der
innern Fläche gleichmässig dunkel braunroth gefärbt, eine Blutaustretung oder Blutgerinnung nicht wahrnehmbar. — Die Schädelknochen, besonders die Scheitelbeine, waren ungewöhnlich dünn und bieg-
sam; am rechten Scheitelbeine befand sich neben der Pfeilnaht eine
erbsengrosse Lücke; das linke Scheitelbein erschien neben der Pfeilnaht eingedrückt und gebrochen; einzelne Knochenstückchen, blätter-
artig abgelöst, und mit einander nur durch die Beinhaut und die harte
Hirnhaut zusammenhängend. — Die Ränder dieser Knochenfragmente
waren zackig, nicht mit Blut infiltrirt; ebenso wurde auch daselbst
weder unter der Beinhaut, noch auf der harten Hirnhaut, welche unverletzt war, auch nicht die geringste Spur einer Blutaustretung vorgefunden. — Das Gehirn war in einen structurlosen, übelriechenden
Brei verwandelt, in welchem weder eine Blutgerinnung, noch etwas
anderes Auffallendes bemerkt wurde; die Knochen am Schädelgrunde
waren unverletzt. — Auf der etwas angeschwollenen, sonst jedoch
unverletzten Zunge befanden sich mehrere kleine Sandkörner; ähnliche Sandkörner, sowie auch kleine Kohlenstückchen wurden im Kehlkopfe, um die Stimmritze herum, in der Luftröhre und deren Verzweigungen, ferner im Schlundkopfe und der Speiseröhre vorgefunden;
die Schleimhaut dieser Organe war gleichmässig schmutzigbraunroth.
— Die Lungen waren tief in die Brusthöhle zurückgezogen, und erreichten mit ihren vordern scharfen Rändern kaum die Seitentheile
des Herzbeutels; die Farbe derselben war nach rückwärts gleichmässig
bläulichbraun, nach vorn stellenweise hellroth und marmorirt; die Substanz der Lungen war von der Fäulniss noch nicht ergriffen, war
elastisch anzufühlen, knisterte beim Einschneiden, und enthielt nur
mässig viel Blut. — Beide Lungen schwammen sowohl allein als in
Verbindung mit dem Herzen, ebenso schwammen auch alle einzelnen
Stücke der Lungen; das Herz für sich allein sank unter. — Der Herzbeutel war leer, das Herz schlaff, normal beschaffen, in seinen Höhlen nur wenig flüssiges Blut; Schilddrüse und Thymusdrüse boten
nichts regelwidriges dar; die Leber war gross, missfarbig, unter ihrem
Ueberzuge mit Luftblasen besetzt, fast gar kein Blut enthaltend. —

Der Magen war senkrecht gestellt, von aussen missfarbig, mit Blasen besetzt; in seiner Höhle eine bräunlich gefärbte, übelriechende eiweissartige Flüssigkeit, in welcher sich Sandkörner, Kohlenstückchen und andere fremde Körperchen vorfanden. — Die Nieren waren missfarbig, mit Luftblasen besetzt, die Harnblase leer, der dicke Darm mit Kindspech vollgefüllt.

Gutachten.

1) Der mit dem Kindeskörper noch zusammenhängende Rest der Nabelschnur, sowie die Spuren käsiger Schmiere in den Leistengegenden liefern den Beweis, dass dieses Kind neugeboren ist, während gleichzeitig

2) das Gewicht von 5 Pfund, die Länge von 20 Zoll, die Durchmesser, die Entwicklung der Haare, Knorpel und Nägel, und der Knochenkern in der Epiphyse des Oberschenkels dafür sprechen, dass dasselbe vollkommen reif und ausgetragen, und zufolge der regelmässigen Bildung aller Organe auch geeignet war, sein Leben ausserhalb der Mutter fortzusetzen.

3) Die Lufthaltigkeit und Schwimmfähigkeit der von der Fäulniss noch nicht ergriffenen Lungen, sowie auch die im Kehlkopfe, der Luftröhre, Speiseröhre und im Magen vorgefundenen Sandkörner lassen es mit voller Gewissheit annehmen, dass dieses Kind nach der Geburt, wenigstens durch kurze Zeit gelebt und geathmet hat, indem diese fremden Körper nur durch Schling- und Athembewegungen an die bezeichneten Orte gelangt sein konnten.

4) Was nun die Todesursache bei diesem Kinde anbelangt, so muss Nachstehendes bemerkt werden: Es wurde zuvörderst

a) am Damme ein beträchtlicher Substanzverlust der Weichtheile, ebenso auch an beiden Unterschenkeln ein Verlust aller Weichtheile vorgefunden; und es fehlten auch beide Füsse. — Da nun in der Umge bung dieser Verletzungen ein jedes Reactionszeichen fehlte; die Ränder derselben überdies zerfressen und zernagt aussahen, so unterliegt es keinem Zweifel, dass bei dem Aufenthalte der Leiche in einem Aborte diese Beschädigungen · erst nach dem Tode durch Benagen von Ratten bedingt wurden, und dass dieselben daher mit dem Tode in keinem Zusammenhange stehen.

b) Am rechten Seitenwandbeine wurde eine erbsengrosse Lücke, und am linken Seitenwandbeine ein Eingedrücktsein des Knochens in noch grösserem Umfange vorgefunden. — Da aber diesen Knochenverletzungen entsprechend weder unter der Beinhaut, noch auf der harten Hirnhaut eine Blutaustretung oder ein anderes Zeichen organischer Gegenwirkung vorgefunden wurde, so lässt sich der Umstand, dass diese Verletzungen noch während des Lebens entstanden sind, durchaus nicht beweisen, und es ist im Gegentheile mit allem Grund anzunehmen, dass dieselben bei der ungewöhnlichen Dünne und Biegsamkeit der Scheitelbeine erst nach dem Tode vielleicht durch Auffallen des Kindes auf einen harten Gegenstand, einen Stoss gegen den Kopf, oder eine andere gewaltthätige Einwirkung entstanden sind; keinesfalls lässt sich jedoch der erfolgte Tod von denselben herleiten. Da jedoch

c) wie bereits erwähnt, in der Mundhöhle und der Luftröhre Sandkörner und andere fremde Körperchen vorgefunden wurden, das Kind übrigens in einem Aborte aufgefunden wurde, so lässt sich mit vollem Grunde die Behauptung aussprechen, dass dieses Kind in Folge der Behinderung des Athemholens, und zwar auf die Art sein Leben verlor, dass es kurz nach der Geburt noch lebend in den Abort gelangte, und daselbst als

in einem nicht athembaren *Medium* an der Fortsetzung
des Respirationsprocesses behindert wurde. —

5) Zufolge der Beschaffenheit der Kindesleiche dürfte
vom Zeitpunkte der Geburt bis zur Auffindung annäherungsweise ein Zeitraum von 8 Tagen verstrichen sein.

6) Bei dem Umstande, wo das freie Ende der nicht
unterbundenen Nabelschnur scharf abgeschnitten erschien,
lässt es sich mit überwiegender Wahrscheinlichkeit, ja fast
mit Gewissheit behaupten, dass das Kind nicht vielleicht
zufällig, während des Geburtsaktes, aus dem Schoosse der
sich gerade am Aborte befindenden Mutter hervorstürzte
und hinabfiel, sondern dass dasselbe erst nach der mit
einem scharfen Werkzeuge vorgenommenen Trennung der
Nabelschnur absichtlich in den Abort geworfen wurde. —

5.

Vermuthete Vergiftung mit Arsenik. — Exhumation nach mehr als zwei Jahren. — Unbestimmtes Gutachten.

J. S., 68 Jahr alt, Wirthschaftsbesitzer in L. lebte zu
Folge der Erhebungen mit seiner 65 Jahre alten Gattin *A.*
in gutem und freundlichen Einverständnisse; bei diesen Eheleuten diente die 40jährige Magd *G. H.*, welche als treu,
fleissig und arbeitsam, dagegen aber auch als bösartig, rach-
süchtig, grob und eigensinnig geschildert wird und wiederholt Versuche gemacht haben soll, Uneinigkeiten zwischen
den Eheleuten hervorzurufen. Was den Gesundheitszustand
der *A. S.* anbelangt, so geht aus der Aussage ihres Gatten,
ihrer Kinder und des Wundarztes *P.* hervor, dass dieselbe
bereits seit mehr als 10 Jahren lungenkrank gewesen sei,
an Husten, eiterartigem Auswurf, Kurzathmigkeit, sowie auch
an chronischen Fussgeschwüren gelitten habe. Dieser Zustand verschlimmerte sich in den letzten 3 Jahren zusehends

und auffallend; der Husten, der eiterartige Auswurf, welcher auch oft mit Blut gemischt war, nahmen zu, die Kranke war schwach und hinfällig, magerte bedeutend ab, war schwerhörig, kurzsichtig und sah, ohngeachtet sie, wie bereits erwähnt, 65 Jahre alt war, wie eine 80 jährige Person aus; mitunter klagte sie auch über Magenbeschwerden und litt auch zeitweilig an Erbrechen, welches ihr, namentlich wenn schleimige Massen entleert wurden, eine Erleichterung ihrer Kurzathmigkeit gewährte. — Trotz dieser Krankheit war *A. S.* noch immer arbeitsam und suchte, soviel es ihre Kräfte zuliessen, im Hause Hand anzulegen.

Auch am 19. August 1859, wo Weizen aus der Scheune auf den Schüttboden übertragen wurde, versuchte sie mitzuhelfen, wurde jedoch von ihrem Manne wegen ihrer Körperschwäche angewiesen, von der Arbeit abzustehen. An demselben Tage bereitete *A. S.*, welche die Küche stets selbst besorgte, für sich zum Frühstücke Milch und zum Mittagessen eine Suppe, von welcher sowohl der Mann als auch die Magd genossen haben sollen. — Nachmittag fuhr *J. S.* auf sein Feld hinaus, und als er gegen Abend zurückkam, lag seine Gattin krank im Bette. — Sie war hinfällig, klagte über Magenschmerzen und hatte auch erbrochen, was ihn aber nicht befremdete, weil sie schon früher an solchen Zuständen gelitten hatte. — Man sandte nach dem Wundarzt *P.*, gegen welchen sie sich über dieselben Zustände beklagte, ohne dass aber während seiner Anwesenheit Erbrechen eingetreten wäre, flüssige Stühle oder Krämpfe waren nicht vorhanden; er verordnete warme Umschläge und schleimige beruhigende Arzneien. Am nächsten Tage erbrach sie nur einmal, worauf sodann kein Erbrechen mehr eintrat, der Schmerz im Magen hatte zwar etwas nachgelassen, jedoch nicht gänzlich aufgehört; Patientin wurde hierauf sichtlich immer schwächer und am 25. August Morgens trat, ohne

dass während des Krankheitsverläufes eine auffallende Erscheinung eingetreten wäre, und ohne dass sich das Erbrechen wiederholt hätte, der Tod ein, worauf sich der Wundarzt
im Todtenzettel dahin aussprach, das *A. S.* an Erschöpfung
und Entkräftung gestorben ist. —

In Folge dieses Todesfalles und in Berücksichtigung
des schlechten Leumundes der Magd wurde die letztere von
S. entlassen, worauf sie mehrmals den Dienst wechselte. —

Zur Schnittzeit des Jahres 1860 diente *G. H.* bei den
Eheleuten *W.* und *R. B.*, wo sie bis zu Anfang des Jahres
1861 verblieb. — Einige Tage vor ihrem Dienstaustritte
fand *R. B.* in der Wäsche der genannten *H.* ein Päckchen,
in welchem sich ein feines, weisses, mehlartiges Pulver befand, welches Päckchen die Aufschrift *jed* (Gift) trug. Sie
theilte diesen Fund ihrem Manne mit, und dieser gab ihr
den Auftrag das Päckchen einstweilen aufzubewahren mit
dem Bemerken, er wolle den Polizeikommissär *K. S.* hievon benachrichtigen, weil er sich erinnerte, einmal gehört
zu haben, dass *A. S.* in Folge des Genusses einer von der
Magd *H.* gekochten Suppe gestorben sei.

Dieses Päckchen wog zu Folge der Angabe des *W. B.*
ungefähr 6—8 Loth, nach Aussage der *R. B.* aber nur 4
Loth, auch gab *W. B.* an, das Pulver habe sauer, bitterlich
geschmeckt, nach einer Weile im Munde gebrannt und auf
glühende Kohlen gelegt nach Knoblauch gerochen. — Ehe
jedoch *W. B.* mit dem Polizeikommissär ankam, warf *R. B.*,
sich vor der Rachsucht der *H.* fürchtend, das ganze Päckchen in die Ofengluth. Als der mittlerweile herbeigekommene Polizeikommissär dies erfuhr, liess er die ganze Asche
aus dem Ofen nehmen und in einen Topf legen, welchen
er dem Untersuchungsrichter übergab. In Folge des ent-
standenen Verdachtes, der auf die *H.* fiel, und der verbreiteten jedoch nicht constatirten Gerüchtes, dass dieselbe die

Hoffnung gehabt habe, mit der Zeit den *J. S.* ehelichen zu können, wurde endlich auch am 9. December 1861, 2 Jahre 4 Monate nach dem Tode, die Leiche der *A. S.* exhumirt, von Dr: *K.* und dem Wundarzte *H.* untersucht und nachstehendes gefunden:

Der Sarg war morsch, der Deckel durch den Druck der Erde eingefallen, das linke Seitenbrett und Fussbrett abgelöst. Von der Bekleidung der Leiche waren nur noch Reste vorhanden, die Leiche selbst an der ganzen Oberfläche dunkelbraun, die Extremitäten mit weissem Schimmel bedeckt, die Knochen in ihren Verbindungen gelockert, so dass sie schon bei mässiger Bewegung auseinander gingen. Die Schädeldecken waren trocken, schwarzbraun, das Gesicht von den Weichtheilen ganz entblösst, die Augen leer, die Nase fehlend, der Hals mit einer schmierigen, grünlichbraunen Masse überzogen, die Brust und Bauchhöhle nicht geöffnet. Die Brustböhle war zum grössten Theile leer, und nur in dem hintern Theile derselben befand sich neben der Wirbelsäule eine weiche, schmierige Masse, welche den Ueberrest der Lungen und des Herzens bildete. In der oberen Hälfte der Bauchhöhle befand sich eine blasse, gelbliche, schmierige, structurlose Masse, welche herausgenommen und behufs der chemischen Untersuchung in ein Gefäss gegeben wurde.

Bei der hierauf von Prof. *Q.* und dem Chemiker *E.* vorgenommenen chemischen Untersuchung wurden sowohl in der Asche als in den Leichentheilen Spuren von Arsenik (als Metallspiegel) jedoch in so geringer Menge vorgefunden, dass eine quantitive Bestimmung nicht möglich war. —

Bemerkt muss ferner noch werden, dass im Verlaufe des Jahres 1861 im Hause des *S.* Branddrohbriefe aufgefunden wurden und endlich wirklich auch eine Feuersbrunst ausbrach, und dass der Verdacht, das Feuer angelegt zu haben gleichfalls auf die *G. H.* fiel. — *H.* selbst leugnet in ihren Verhören jeden Versuch einer Vergiftung, sowie auch die Brandlegung gänzlich, und behauptet, nie im Besitze eines Giftes gewesen zu sein. —

Das Kreisgericht zu O. leitete den Gegenstand an die medicinische Facultät, und ersucht um die Beantwortung nachstehender Fragen: 1) Was in dem vorliegenden Falle

die den eingetretenen Tod der *A. S.* zunächst bewirkende
Ursache gewesen und wodurch dieselbe erzeugt worden ist?
2) Ob nach den vorhandenen Umständen als gewiss oder
nur wahrscheinlich anzunehmen sei, dass der Tod in Folge
der Vergiftung, oder durch Mitwirkung einer zu der Vergiftung hinzugekommenen und von ihr unabhängigen Ursache
eingetreten sei? 3) Ob die der *G. H.* zur Last gelegte
Vergiftung der *A. S.* schon ihrer allgemeinen Natur nach,
oder wegen der eigenthümlichen Beschaffenheit, oder eines
besonderen Zustandes der Verstorbenen, oder wegen zufälliger äusserer Umstände die Todesursache geworden sei?
4) Welche sonstige Wirkungen der der *A. S.* beigebrachte
und in ihren Leichenresten vorgefundene Arsenik auf das
Leben oder die Gesundheit der Verstorbenen herbeigeführt
haben würde, falls der vorgefundene, quantitativ nicht be-
stimmbare Arsenik nicht hinreichend gewesen wäre, deren
Tod zu bewirken.

Gutachten.

1) Aus den Erhebungen ergiebt es sich unzweifelhaft,
dass *A. S.* bereits seit 10 Jahren mit einem Lungenleiden
behaftet war, welches sich zufolge der geschilderten Erscheinungen und zwar des anhaltenden Hustens, des copiö-
sen, eiterartigen mit Blut gemischten Auswurfes und der
bedeutenden Abmagerung des ganzen Körpers als Lungentuberculose herausstellt, welche übrigens bereits einen so
hohen Grad erreicht hatte, dass sie schon an und für sich
geeignet war, den Tod herbeizuführen. Wenn es nun andererseits trotz dieser weit vorgeschrittenen Lungentuberculose natürlicher Weise immerhin möglich ist, dass gleichzeitig auch eine Vergiftung mit Arsenik stattgefunden haben
konnte, so findet man doch unter den angeführten, dem
Tode vorhergegangenen Krankheitserscheinungen keine An-

haltspunkte, um mit Bestimmtheit oder Wahrscheinlichkeit auf eine solche Vergiftung schliessen zu können. Viele der einer Arsenik-Vergiftung zukommenden Erscheinungen, wie flüssige Stühle, Krämpfe, Heiserkeit, heftige Unterleibsschmerzen fehlten gänzlich, und wenn auch Magenbeschwerden und ein sparsames, bloss zweimaliges, und noch dazu in grossen Zwischenräumen erfolgtes Erbrechen eingetreten waren, so sind doch diese Symptome im gegebenen Falle nicht massgebend, weil zufolge der Aussagen des Wundarztes, welcher die Entseelte durch lange Zeit kannte, und der Angaben ihrer Angehörigen *A. S.* schon seit Jahren häufig an Magenbeschwerden und Erbrechen litt, weshalb denselben auch das Auftreten dieser Erscheinungen in der letzten Zeit gar nicht aufgefallen ist. — Bei so bewandten Umständen lässt sich somit aus den am Krankenbette wahrgenommenen Erscheinungen das Stattgefundenhaben einer Arsenik-Vergiftung wohl nicht gänzlich ausschliessen, aber auch nicht beweisen.

2) Betrachtet man nun das Resultat der chemischen Untersuchung, welches hier allein den Verdachtsgrund einer Vergiftung abgiebt, so dürfte in dieser Beziehung Nachstehendes zu bemerken sein.

Was zuvörderst a) die Untersuchung der Asche betrifft, so muss bemerkt werden, dass die Chemiker es unterlassen haben anzugeben, ob es Holzasche oder Kohlenasche war, und ebenso auch nicht angeführt haben, welche Quantität der Asche sie der Untersuchung unterzogen haben, welche Umstände aber keinesfalls gleichgültig sind. — Wenn nämlich die in der Asche vorgefundene Spur Arsens natürlicher Weise ganz wohl davon herrühren konnte, dass eine Quantität dieses Stoffes in die Ofengluth geworfen wurde, wo sich dieselbe schnell verflüchtigte, (weshalb es auch besser gewesen wäre, den Russ im Kamine statt der

Asche zu untersuchen), so muss doch andererseits bemerkt
werden, dass in dem Falle, wenn eine grössere Quantität
Kohlenasche untersucht wurde, Spuren von Arsenik auch
dann gefunden werden konnten, wenn derselbe nicht in die
Ofengluth geworfen wurde. — Fast jede Kohle enthält nämlich eisenhaltige Beimengungen, das Eisen aber Spuren von
Arsen, fast jede Kohle enthält ferner arsenhaltigen Schwe-
felkies oder Arsenkies und es ist somit ganz wohl möglich,
dass bei der Untersuchung der Asche Spuren von Arsenik
vorgefunden werden konnten, ohne dass das unter der
Wäsche der *H.* vorgefundene und in die Gluth geworfene
Päckchen Arsen enthielt, wobei auch noch bemerkt werden
muss, dass der von *B.* angegebene säuerlichbitterliche Ge-
schmack des Pulvers und das Brennen desselben auf der
Zunge dem Arsen gerade nicht zukömmt.   b) Anlangend
die Untersuchung der Leichentheile, in welchen die Chemiker gleichfalls eine unwägbare Spur Arsens gefunden haben, muss hervorgehoben werden, dass die Chemiker die
Kirchhofserde nicht untersucht haben, und der Fall somit
nicht ausgeschlossen werden kann, dass diese Spur Arsens
vielleicht von einer zufälligen Beimengung arsenhaltiger
Erde herrührte, welche bei der Herausnahme und Eröffnung
der Leiche den Intestinis beigemischt worden sein konnte.
— Sollte jedoch dieses nicht der Fall gewesen sein und
eine derartige zufällige Verunreinigung der Intestina mit
Arsen nicht stattgefunden haben, so lässt sich doch aus
den hervorgehobenen Umständen und zwar insbesondere
a) der vorgefundenen äusserst geringen Spur Arsens, b) dem
Mangel der einer Arsen-Vergiftung zukommenden Erscheinungen während des Lebens, und endlich c) der weit vorgeschrittenen Lungentuberculose, welche, wie bereits angeführt, schon für sich allein hinreichte, den Tod zu bedingen,
nur so viel mit Grund behaupten, dass der *A. S.* in den

letzten Lebenstagen wirklich etwas Arsen beigebracht wurde; ob aber diese beigebrachte Quantität Arsens hinreichte, den Tod zu bedingen und welche Folgen dieselbe herbeiführte, lässt sich nicht bestimmen, und somit auch weder mit Gewissheit noch mit Wahrscheinlichkeit behaupten, dass *A. S.* in Folge der Vergiftung mit Arsen gestorben ist.

6.

Vergiftung mit einer bedeutenden Menge Arsenik ohne tödtlichen Ausgang.

M. R., eine 30jährige Häuslersgattin, welche mit ihrem Manne nicht in dem besten Einverständnisse lebte, sass am 27. August 1862 in Gesellschaft des letzteren bei Tische und verzehrte eine aus Mehl, Erdäpfeln und Butter bereitete Speise. Als sie eine geringe Menge davon genossen hatte und einen Augenblick aufgestanden war, bemerkte sie, dass der Mann diese auf der Schüssel befindliche Speise mit einem weissen Pulver bestreue. Auf die Frage, was er thue, antwortete dieser, die Speise sei zu wenig gesalzen und er habe deshalb Salz darauf gestreut. Ohne einen Verdacht zu hegen, ass sie noch einige Löffel voll von dieser Speise, da sie jedoch bemerkte, dass ihr etwas zwischen den Zähnen knirsche, schob sie den Rest der Speise weg und warf sie den Hühnern vor. Kaum dass jedoch eine Henne ein Stückchen davon genossen hatte, raffte der Mann die Reste der Speise zusammen und warf sie ins Feuer. Ungefähr eine halbe Stunde nach dem Genusse der obenerwähnten Speise wurde *M. R.* von heftigem Erbrechen befallen, wozu sich flüssige Stühle, Unterleibsschmerzen, ein brennendes Gefühl im Schlunde und Krämpfe gesellten. Der nach Verlauf von zwei Stunden herbeigekommene Wundarzt fand die Kranke blass, verfallen, noch immer an heftigem Erbrechen leidend, welches er durch dargereichte

Milch, Eiweiss und Oel beförderte. Am nächsten Tage
hatten das Erbrechen und die flüssigen Stühle aufgehört,
doch war die Kranke noch immer so schwach und leidend,
dass sie das Bett nicht verlassen konnte. Am 7. Tage
schwollen beide Füsse an, wozu sich bald ein Gefühl von
Pelzigsein, Schwere und Ameisenlaufen hinzugesellte, dieser
Zustand ergriff nach und nach auch die obern Extremitäten, fesselte die Kranke an das Bett und verhinderte dieselbe, Bewegungen auszuführen. Am 4. October 1862 wurde
die Kranke in das allgemeine Krankenhaus gebracht, und
Nachstehendes gefunden:

Die Hautdecken und Schleimhäute waren blass, die
Muskulatur gut entwickelt, die Zunge feucht, wenig belegt,
der Puls 72, die Respiration 28, der Unterleib weich, nicht
empfindlich, die Brustorgane normal beschaffen, Leber und
Milz nicht vergrössert, die Untersuchung des Harns ergab
keinen Arsengehalt. Die Funktion der obern und untern
Gliedmassen ist behindert, die Sensibilität vorhanden, die
Motilität gestört, die Flexoren prävaliren, die Finger sind
in steter Beugung.

Bei kräftiger Diät, Darreichung von stärkenden Mitteln
und geistigen Einreibungen, sowie später in Anwendung
gezogener Elektricität besserte sich der Zustand langsam,
die Funktionen der obern und untern Gliedmassen stellten
sich allmählig ein, die Kranke schläft gut und erfreut sich
auch eines guten Appetites. — Am 29. December war die
Beschaffenheit und die Funktionsfähigkeit der obern Gliedmassen bis auf ein geringes Gefühl von Pelzigsein in den
Fingerspitzen vollkommen normal, die Kranke konnte herumgehen, doch stellte sich bald Ermüdung der Füsse ein,
welche eine längere Bewegung verhinderten. Das Erbrochene
sowie die Henne, welche kurz darauf verendete, wurden zur
chemischen Untersuchung eingesandt, und in dem ersteren

5 Gran und in dem Verdauungskanale der letzteren 1,3 Gran
arsenige Säure nachgewiesen.

Gutachten.

1) Die bei der *M. R.* plötzlich nach dem Genusse einer
Speise aufgetretenen, in heftigem Erbrechen, flüssigen Stüh-
len, Unterleibsschmerzen, einem brennenden Gefühle im
Schlunde etc. bestehenden Krankheitserscheinungen können,
bei dem Umstande dass in dem Erbrochenen Arsenik nachgewiesen wurde, mit voller Bestimmtheit von einer Vergiftung mit dem genannten Gifte hergeleitet werden.

2) Nachdem die erwähnten Krankheitserscheinungen mit
grosser Heftigkeit aufgetreten waren, von einem Verfalle des
Körpers begleitet waren und durch längere Zeit andauerten,
so muss diese Vergiftung einer schweren Verletzung
gleichgestellt werden, ohne dass jedoch eine offenbare Lebensgefahr durch dieselbe bedingt worden wäre. Da ferner
die Lähmungserscheinungen, welche kurze Zeit nach der
Vergiftung aufgetreten waren, bereits fast gänzlich gehoben
sind, und die noch zurückgebliebenen, wenigen krankhaften
Erscheinungen voraussichtlich gleichfalls verschwinden und
zum normalen Zustande zurückkehren werden, so lässt es
sich nicht behaupten, dass diese Vergiftung einen bleiben-
den wichtigen Nachtheil herbeigeführt habe.

3) Die Menge des, in dem von *M.-R.* Erbrochenen,
nachgewiesenen Arseniks betrug 5 Gran, jene des in dem
Verdauungskanale der Henne nachgewiesenen 1,3 Gran, zusammen daher 6,3 Gran. — Abgesehen nun davon, dass
dies nicht die ganze Menge des verwendeten Arseniks war,
weil in den beseitigten Resten der Speise gleichfalls höchst
wahrscheinlich noch Arsenik enthalten war, müssen sich die
Unterzeichneten dennoch dahin aussprechen, dass diese Menge
von 6,3 Gran Arsens vollkommen hinreicht, den Tod eines

Menschen herbeizuführen und dass eine solche Dosis dieses Giftes den Tod eines Menschen auch in der Regel herbeizuführen pflegt.

4) Was nun die Ursache anbelangt, warum trotz dieser grossen Menge Arsens der Tod im gegenwärtigen Falle dennoch nicht eingetreten ist, so dürfte die Erklärung derselben darin zu suchen sein, dass der Arsen gleich anfänglich in einer fetten Mehlspeise genossen wurde, welche die schnelle Lösung des Giftes behinderte, und dass hierauf ein reichliches Erbrechen eintrat, welches durch die dargereichte Milch und fetten Stoffe unterstützt das Gift wenigstens zum grossen Theile aus dem Magen wieder entleerte, ehe dasselbe seine tödtliche Wirkung entfalten konnte.

7.

Fruchtabtreibungsversuch mit Asarum europ. — Tod. — Nicht nachweisbarer Zusammenhang.

M. H., eine 20jährige, im vierten Monate schwangere Dienstmagd erkrankte am 14. August 1862 und sandte nach den Wundarzt *S.* Derselbe fand sie sehr aufgeregt, das Gesicht aufgetrieben und angeschwollen, die Respiration kurz und mühsam, die Magengegend etwas empfindlich; beide Unterschenkel waren bis über die Knie bedeutend ödematös angeschwollen. Therapie: Venäsektion von 5 Unzen, *Inf. Digit. cum nitro et aqua laurocerasi.* Am nächsten Tage traten heftige Convulsionen und Krämpfe ein, die weilenweise nachliessen, dann aber um so heftiger auftraten, um 2 Uhr Nachmittags erfolgte der Tod.

Da nun *M. H.* im Beginne ihrer Erkrankung angegeben hatte, dass sie auf Anrathen eines anderen Weibes zur Abtreibung der Leibesfrucht eine Abkochung von Haselwurz (*Asarum europaeum*) gebraucht habe, so wurde die gerichtliche Obduction eingeleitet und von den Aerzten *S.* und *S.* zu Ch. vorgenommen.

Bei derselben fand man die Leiche einer 20jährigen, kräftig gebauten Weibsperson. Die Farbe der Hautdecken war schmutziggelb, die Brustdrüsen etwas geschwellt, der Unterleib aufgetrieben; am ganzen Körper keine Spur einer Verletzung. Das Gehirn war normal beschaffen, mässig blutreich, die Lungen durchgehends lufthaltig, mässig viel Blut enthaltend, das Herz normal. Die Lage der Baucheingeweide war regelmässig, Bauchfell und Netz vollkommen normal, ebenso auch die Leber, die Milz etwas vergrössert, hyperaemisch. Der Magen enthielt ein halbes Seidel eines dickflüssigen Breies, seine Schleimhaut war etwas aufgelockert, mit Schleim bedeckt, am Grunde desselben befand sich ein dunkelrother mit Gefässverzweigungen versehener Fleck von der Grösse eines Groschens; die Schleimhaut des Zwölffingerdarms war aufgelockert, geröthet, die übrigen Parthien des Darmrohres normal beschaffen. Beide Nieren waren etwas grösser, der Ueberzug derselben schmutzig grau gefärbt, hie und da mit dunkelbraun rothen Flecken versehen; am oberen und unteren Ende derselben war eine sulzartige, nur schwer loslösbare Masse angesammelt. Auf dem Durchschnitte zeigten die Nieren, sowohl in der Rindensubstanz als in den Pyramiden, eine auffallende dunkelrothe Färbung und es liess sich schon bei leichtem Drucke eine dunkelrothe trübe Flüssigkeit herauspressen. Im Nierenbecken, dessen Schleimhaut geröthet und aufgelockert war, befand sich eine ziemlich bedeutende Quantität einer eben solchen trüben Flüssigkeit. Die Harnleiter waren nicht verändert, die zusammengeschrumpfte Blase enthielt nur wenig dickflüssigen, schleimigen Urin; in der Gebärmutter befand sich eine 4 Monate alte Frucht, sonst wurde weder an der Gebärmutter noch an deren Anhängen ein abnormer Zustand vorgefunden.

Was nun die weiteren Erhebungen anbelangt, so ergab sich aus denselben, dass die Verstorbene zu Ende des Monats Juli eine gewisse *T. H.* angegangen habe, ihr wegen angeblicher Schwäche in den Füssen Haselwurz zu verschaffen, worauf beide Frauenzimmer in den Wald gingen und die *M. H.* sich ungefähr 2 Hände voll derselben sammelte mit dem Bedeuten, sie werde sich hievon zu Hause eine Abkochung bereiten.

Was das Resultat der chemischen Untersuchung betrifft, so wurde in dem Mageninhalte keine Spur eines Bestandtheiles des *Asarum europaeum* vorgefunden, dagegen die gleichzeitig übersandten Stengel, Wurzeln und Blätter einer Pflanze als gemeiner Haselwurz, *Asarum europaeum* erkannt.

Gutachten.

1) Das plötzliche Auftreten der Krankheitserscheinungen, welche in Athmungsbeschwerden, Krämpfen, Empfindlichkeit der Magengegend, ödematöser Anschwellung des Gesichtes und der Füsse bestanden, sowie die bei der Obduction vorgefundene krankhafte Beschaffenheit der Nieren sprechen dafür, dass sich bei *M. H.* ein acuter Exsudationsprocess in den Nieren entwickelt hatte, in dessen Folge sodann, durch Aufnahme der Harnbestandtheile in das Blut, ein urämischer Zustand eingetreten war, der den Tod herbeiführte.

2) Ob *M. H.* eine Abkochung des *Asarum europaeum* zu sich genommen hat, lässt sich aus der chemischen Untersuchung nicht bestimmen, da im Mageninhalte kein Bestandtheil dieser Pflanze nachgewiesen werden konnte. Sollte aber

3) *M. H.* wirklich eine solche Abkochung gebraucht haben, was immerhin möglich ist, so lässt sich doch der eingetretene Krankheitsprocess und der Tod, weder mit Gewissheit noch mit Wahrscheinlichkeit von dem Genusse dieser Pflanze herleiten, weil einerseits das *Asarum europaeum* in grösserer Menge genossen, wohl Brechen und Purgiren erregende Eigenschaften besitzt, demselben aber die Hervorrufung eines derartigen rapid und tödtlich endenden Entzündungsprocesses der Nieren nicht wohl zugeschrieben werden kann, andererseits aber die Erfahrung lehrt, dass bei Schwangeren nicht selten spontan und ohne alle Veranlassung derartige pathologische Processe der Nieren mit secundären urämischen Erscheinungen, unter der Form der sogenannten *Eclampsia gravidarum*, aufzutreten pflegen. Bei so bewandten Umständen lässt sich der ursächliche Zusammenhang des Todes der *H.* mit dem Genusse dieses

Pflanzenstoffes keinesfalls mit Bestimmtheit nachweisen und zwar um so weniger, als die bei derselben vorgefundene ödematöse Anschwellung der Füsse darauf hindeutet, dass dieselbe schon vordem unwohl gewesen und an einer Krankheit der Harnorgane gelitten haben mochte.

4) Was die Wirkung des *Asarum europaeum* überhaupt betrifft, so hat, wie schon erwähnt, die frische Wurzel desselben Brechen und Purgiren erregende Eigenschaften und es lässt sich somit die Möglichkeit nicht bestreiten, dass dieselbe zufolge dieser Eigenschaften in grösserer (nicht näher zu bestimmender) Quantität genossen, auch den Abgang der Leibesfrucht zu bewirken im Stande ist. — Als ein sicher und constant wirkendes Frucht-Abtreibungsmittel kann aber dieselbe nicht betrachtet werden, weil es, mit Ausnahme der mechanisch wirkenden, überhaupt kein inneres Mittel giebt, welches geeignet wäre, den Abgang der Leibesfrucht immer und unter allen Umständen herbeizuführen. Im gegenwärtigen Falle aber kann von einer Leibesfrucht-Abtreibung keine Rede sein, weil die Leibesfrucht noch in der Gebärmutter vorgefunden und an der letzteren keine Veränderung wahrgenommen wurde.

3.

Versuchte Vergiftung, Körperverletzung, wahrscheinlicher Mord durch Ertränken.

Von

Dr. **J. Rawitz,**
Stabsarzt in Glogau.

———

Das nachstehende Gutachten wurde durch ein Resolut
des Kriminal-Senates des Appellations-Gerichtes zu P. hervorgerufen und betrifft einen höchst interressanten Krimi-
nal-Fall, in welchem es sich zugleich um einen versuchten
Giftmord, um körperliche Misshandlung resp. Körperverletzungen und schliesslich um wahrscheinlichen Mord durch
Ertränken handelte. Der wahre Zusammenhang, die wirkliche Aufeinanderfolge der einzelnen Versuche zur Vollbringung des Mordes, sowie die specielle Betheiligung an demselben seitens der Angeklagten, sind weder durch die Voruntersuchung, welche sich durch 2 Jahre hinzog, noch durch
die spätere schwurgerichtliche Verhandlung in ein hinreichend klares Licht gesetzt worden, indem einerseits der
Hauptthäter, welcher in dem einen Verhöre Geständnisse
gemacht, die er in dem andern widerrufen, eine alte Frau,
die durch Ertheilen von Rathschlägen in gewisser Beziehung
als die intellektuelle Urheberin, besonders der Vergiftungs-
Versuche anzusehen war, noch während der Voruntersuchung in der Haft starben, andrerseits die mitschuldige und

später auch zu 12 Jahren Zuchthausstrafe verurtheilte Gattin des Ermordeten beharrlich leugnete, die Zeugen endlich bei der Schlussverhandlung selbst in Folge des langen Zeitraumes zwischen dieser und der That in ihren Aussagen unsicher waren. Gleichwohl dürfte der Fall schon um deswillen von medicinisch-forensischer Bedeutung sein, weil die verschiedenen Versuche, den Tod des *Denatus* gewaltsam herbeizuführen, eine besondere Beleuchtung erfahren mussten, der wissenschaftliche Nachweis aber, der endlichen Todesursache bei dem allerdings in einigen Beziehungen etwas lückenhaften Sections-Protocoll nicht leicht war. Als ein nicht zu verachtender Beitrag zur Kasuistik des Ertrinkungstodes erscheint der Fall, weil es trotz erschwerender Umstände und unter Konkurrenz mehrerer Arten von an einem und demselben Individuum verübten Mordversuchen doch noch möglich war, denselben aus nur wenigen, aber charakteristischen Zeichen, wie sie das Sections-Protokoll enthielt, mit, wie ich glaube, unumstösslicher Gewissheit zu erweisen.

Geschichtserzählung.

Am Morgen des 29. October 1851 wurde der Bauer *W. A.* zu V. in dem Brunnen seines Gehöftes als Leiche liegend gefunden. Die eine Hälfte des Gesichtes war oberhalb des Wasserspiegels sichtbar, während die andere unter demselben vom Wasser bespült wurde. Durch Stricke, welche um den Hals gelegt wurden, wurde von zwei Männern, indem noch ein Dritter mittelst eines zwischen die Beine der Leiche gesteckten Schöpfhakens die Manipulationen unterstützte, diese herausgezogen. Weder hierbei, noch nachher wurde an der bereits steifen Leiche das geringste Lebenszeichen wahrgenommen. Verletzungen, welche sich am Körper des *Denatus* vorfanden, die bebluteten

Kleider, sowie gewisse Gerüchte, welche über die ehelichen
Verhältnisse des *A.* unter den Leuten des Dorfes im Schwange
waren, machten den Verdacht rege, dass an *A.* ein Verbrechen verübt worden. Auf die desfalsige Anzeige wurde
von dem Kreisgericht zu O. die Section verfügt, welche
denn auch am 1. November von dem Physikus Dr. *N.* und
dem Verfasser, welcher als gerichtlicher Wundarzt fungirte,
vorgenommen wurde. Sie ergab Folgendes.

A. Aeussere Besichtigung.

1) *Denatus*, 5 Fuss 4 Zoll gross und ungefähr 40 Jahre alt, ist
von kräftigem Körperbau und gut genährt. Ausser hellrothen Todtenflecken am Rücken war der Körper von Fäulniss frei. Leichenstarre.

2) Nachdem die Kopfhaare abgeschnitten waren, fand man am
Wirbel eine kleine 3 Linien lange und 1 Linie breite Wunde, die bis
auf die Galea ging. Aus derselben floss Blut.

3) Etwas links von der Stirnnath befand sich eine Blutunterlaufung, die 3 Linien lang und 1½ Linie breit war.

4) Am Stirnhöcker links war gleichfalls eine Blutunterlaufung von
der Grösse eines Achtgroschenstückes. Nach dem Einschnitte fand man
unter der Sugillation ad 3 ein dunkleres, unter der ad 4 ein helleres
Blut. Erstere schien älteren Datums, indem die Haut an einzelnen
Punkten dunkler gefärbt war, die früher wahrscheinlich der Sitz
kleiner Schorfe gewesen.

5) Beide Ohren waren dunkelblau; aus den Einschnitten quoll
sogleich Blut heraus.

6) Der Rücken der Nase zeigte 6 kleine Verletzungen der Oberhaut älteren Datums; unter denselben im Zellgewebe wenig schwärz-
liches Blut.

7) Das linke, obere Augenlid war blau unterlaufen, unter demselben flüssiges Blut. Die Gefässe des Auges waren stark mit Blut
gefüllt. Einen halben Zoll vom äussern Winkel eine linsengrosse Verletzung der Oberhaut.

8) Die Zunge blass, fest zwischen die Zähne eingeklemmt, ragte
2 Linien hervor.

9) Vorn am Halse keine Spur einer angewandten Gewalt. Am
Nacken befanden sich hellrothe Flecke, welche eingeschnitten keine
Blutunterlaufung zeigten.

10) Aus Mund und Nase floss ein wässriges Blut und, nachdem
man mit Gewalt den Mund geöffnet hatte, fand man weder in diesem
noch in einer anderen natürlichen Oeffnung einen fremden Körper.

11) An der vorderen Fläche der Brust befanden sich 9 grössere

und kleinere Verletzungen der Oberhaut, von denen die längste 2 Zoll, die kleinste ½ Zoll lang war. Sie waren theils jüngeren, theils älteren Datums.

12) Am linken Ellenbogen war ein blauer Fleck von der Grösse eines Zweigroschenstückes, unter welchem man beim Einschnitt etwas ausgetretenes Blut fand.

13) In der Mitte des linken Vorderarmes und zwar an der innern Seite desselben war ein Viergroschenstück grosser, dunkelröthlicher Fleck, der gleichfalls Blut im Unterhautzellgewebe enthielt.

14) Am rechten Ellenbogen war ein Handteller grosser, blauer Fleck, der schwarzes, geronnenes Blut enthielt; am äussern Umfange desselben waren 2 kleine, linsengrosse Verletzungen der Oberhaut, die bereits vertrocknet waren.

15) Nahe dem rechten Handgelenke auf dem Ballen des Daumen war eine ½ Zoll lange, 2 Linien breite und 1 Linie tiefe alte Verletzung, in deren Umfang die Oberhaut durch die Eiterung sich gelöst hatte.

16) Auf dem ersten Gelenke des rechten kleinen Fingers war eine nicht vernarbte Wunde, in deren Umfang sich gleichfalls die Oberhaut durch die Eiterung gelöst hatte.

17) Auf dem Rücken in der Gegend des linken Schulterblattes waren 5 Verletzungen der Oberhaut, von denen die grösste 1 Zoll lang und 1 Zoll breit war, die kleinste 4 Linien lang und 2 Linien breit. Beim Einschnitt fand man kein ausgetretenes Blut.

18) Der Unterleib mässig aufgetrieben.

19) An der Spitze des Penis befand sich eine Flüssigkeit, doch war es nicht klar, ob es Saamen war.

20) Der ganze Körper, besonders an den Schenkeln, war mit einer Gänsehaut bedeckt.

B. Innere Besichtigung.

I. Eröffnung der Kopfhöhle.

21) Nachdem die Kopfhaut durchschnitten worden war, fand man dieselbe sehr blutreich und die sehnige Ausbreitung 3 Zoll breit quer über den Kopf von einem Ohre zum andern mit Blut bedeckt, das sich in das Zellgewebe ergossen, daher seine Gewichtsmenge sich nicht bestimmen liess.

22) Da wo die ad 3 angegebene Blutunterlaufung sich befand, war eine linsengrosse Stelle von koagulirtem Blute auf der Galea; desgleichen war unterhalb der Blutunterlaufung ad 7 ein bohnengrosser Blutaustritt auf dem Schädelknochen.

23) Aus dem Cirkelschnitt des Schädels floss eine Masse Blut und nach Absetzung des Schädeldaches fand man die Gefässe der harten Hirnhaut strotzend mit dunklem Blut gefüllt. In den einzelnen Abschnitten des Gehirns war dieselbe Blutfülle bemerkbar, indem

Blutpunkte aus der Hirnmasse überall zum Vorschein kamen. Die Blutbälter waren mit Blut überfüllt. Aus dem Rückenmarkskanale floss vieles schwarzes Blut.

24) Die Schädeldecke war sehr dick, diese, sowie die Grundfläche des Schädels unverletzt.

25) Die seitlichen Hirnkammern, sowie die 3. enthielten ziemlich viel wässrige Flüssigkeit; sonst war das grosse und kleine Gehirn gesund und derb. An der Grundfläche des Schädels befand sich etwa 1—2 Loth wässrige Flüssigkeit.

II. Eröffnung der Brusthöhle.

26) Der Hautschnitt wurde vom Kinn aus begonnen und über die Brust weggeführt, um die Luftröhre und deren Umgebung untersuchen zu können. Aus den Halsgefässen floss eine Menge dunkelschwarzen Blutes und nachdem die Luftröhre entblösst und der Länge nach aufgeschnitten worden war, fand man eine bedeutende Ueberfüllung der Gefässe mit Blut, aber keine weiteren Veränderungen der äussern oder innern Fläche.

27) Auf der vordern Fläche des linken Schlüsselbeines fand man ausgetretenes schwarzes Blut, welches zwischen die Fasern des Kopfnickers gedrungen war. Aeusserlich auf der Haut und an der innern Fläche derselben bemerkte man keine Blutunterlaufung.

28) Die Lungen waren gross, von Luft stark ausgedehnt und sehr blutreich. Die linke Herzhälfte war leer; die rechte, sowie die grossen Gefässe enthielten viel dünnflüssiges, schwarzes Blut.

In der Brusthöhle waren jederseits ungefähr 6 Loth wässriger Flüssigkeit.

III. Eröffnung der Bauchhöhle.

29) Der Magen war mit vieler, grünlicher Flüssigkeit und einem Gemisch von Kraut, Kartoffeln und Brod angefüllt. Die dünnen und dicken Därme enthielten viele Fäkalmassen.

30) Die Leber war gesund, sehr blutreich, die Gallenblase gefüllt, die Milz normal aber gleichfalls blutreich.

31) Die Nieren waren gesund, blutreich; die Urinblase stark mit Urin gefüllt; die grossen Gefässe strotzend von dunkelflüssigem Blute.

Die Untersuchung der Kleidungsstücke ergab: Hemde, Weste, Rock an einzelnen Stellen zum Theil, wie es schien, frisch eingerissen und mit zahlreichen grossen Flecken bedeckt. — Der Brunnen, in welchem die Leiche gefunden worden, war mit Feldsteinen ausgelegt, hatte von 3 Seiten eine Umwährung von nur 2 Fuss, von der 4. Seite von 1 Fuss Höhe. Sein Durchmesser dicht über dem Wasser-

spiegel betrug 5 Fuss; die Tiefe des Wasserstandes 4 Fuss
10 Zoll. — Die Schöpfstange hatte man in 3 Stücke zerbrochen gefunden, von denen das eine in der Wohnstube,
das andere neben dem Brunnen, das dritte mit dem Haken
bei der Leiche gelegen.

Im weiteren Verlaufe der Untersuchung wurde Folgendes ermittelt.

A. war als Landwehrmann durch die Mobilmachung
von 1850 zu den Fahnen einberufen längere Zeit von Hause
entfernt. Während seiner Abwesenheit hatte er die Leitung
der Wirthschaft dem Knechte F. übertragen, der, wie das
Gerücht ging, mit der Frau des A. ein unerlaubtes Verhältniss anknüpfte und dieses auch nach der Rückkehr des A.
unterhielt. Ob in Folge hiervon Misshelligkeiten zwischen
den Eheleuten entstanden, ward nicht näher ermittelt, nur
soviel wurde festgestellt, dass die Frau des A. wiederholentlich ihre alte Muhme M. befragte, wie sie es anzufan-
gen habe, um sich von ihrem Manne zu befreien, da sie
nicht ihn, sondern nur den Knecht F. liebe, sie solle ihr
doch hierbei behülflich sein. Auf dieses Ansinnen eingehend,
hat die M. den A. etwa 8 Wochen vor seinem Tode wiederholt zu vergiften gesucht, indem sie theils Pilze, theils
die Saamen von Stechapfel und Bilsenkraut dazu benutzte,
letztere pulverisirt mit einem Erbsenbrei und Kraut ver-
mischt. A. soll, wie Zeugen bekundeten, nach dem Genusse
dieser Gifte in einen Zustand von Geistesabwesenheit gerathen sein, in welchem er die widersinnigsten Handlungen
ausführte und sich wie toll gebehrdete. Dieser Zustand habe
24 Stunden angedauert, worauf A. ruhiger geworden und
seine Gesundheit wiedererlangt hätte.

Am 28. October 1851 befanden sich die A.schen Eheleute in Gemeinschaft mit F. auf dem Jahrmarkte zu R.
Daselbst wurde tüchtig gezecht und soll auch A. eine Schlä-

gerei mit *F.* und andern Bauern gehabt haben, bei welcher
er Hiebe bekommen. Nach Hause zurückgekehrt bereitete
die Ehefrau des *A.* der Gesellschaft, zu welcher sich die
Muhme *M.* und der Einlieger *R.* gefunden hatten, das
Abendessen, bestehend in Brühe, Schöpsenfleisch etc. Während des Kochens röstete die *M.* etwas in einem Tiegel,
das nachher die *A.* in einem kleinen hölzernen Mörser mit
hölzernem Stöpsel zerrieb und demnächst in eine Flasche,
welche Schnaps enthielt, schüttete. Knecht *F.*, welcher
diese Flasche in seine Westentasche steckte, goss bei dem
vor dem Essen stattgefundenen Rundtrinken dem *A.* stets
nur aus dieser und in ein besonderes Glas ein. Zeuge *R.*
bekundet ferner, dass, als *A.* ihm ein Glas dieses Schnap-
ses dargereicht, dieser trübe gewesen und so ausgesehen,
als ob gestossener Pfeffer darunter gemengt worden. Knecht
F. habe ihm, als er nichts ahnend trinken wollte, das Glas
mit den Worten: „Trink nicht" weggenommen. Nach be-
endeter Mahlzeit schlief *A.* auf dem Kasten, auf welchem
er gesessen, ein. In der Nacht fiel er von demselben auf
die Erde, krümmte sich, klagte über Leibschmerzen, musste
sich wiederholt erbrechen, stand auf und ging zur Thür hinaus. Ihm nach schlich der Knecht *F.*, welcher in demselben Zimmer neben der Frau des *A.* und der Muhme *M.* auf
einer Streu gelegen. Nach kurzer Zeit kehrte *F.* zurück
und soll zu der *A.* gesagt haben: „Marinka, war wir beabsichtigt, habe ich gethan," ob er diesen Worten noch
hinzugefügt: „komm, wir wollen es vollenden" oder „komm,
wir wollen ihn in den Brunnen werfen" wurde von der
Zeugin *M.* behauptet, von den Andern bestritten. Beide
verliessen hierauf das Zimmer, in welches nach einiger Zeit
zuerst die Frau des *A.*, um Vieles später als diese der *F.*
zurückkehrte. Weiterhin wurde ermittelt, dass jene Masse,
welche am Abend des 28. von der *M.* in dem Tiegel ge-

röstet und von der *A.* zerrieben mit dem Schnaps ver-
mischt wurde, die Saamen von Stechapfel und Bilsenkraut
gewesen. Bei der in Folge hiervon angestellten Haussu-
chung fand man denn auch in dem Zimmer des *A.* unter
dem Kehricht hinter dem Ofen Kapseln von Stechapfel und
Stengel mit noch zum Theil gefüllten Saamenkapseln von
Bilsenkraut. Da es sonach keinem Zweifel zu unterliegen
schien, dass an *A.* ein Vergiftungsversuch stattgefunden, so
wurde die Exhumation der Leiche des *A.* verfügt. Dieselbe wurde am 26. November 1851 von dem Verfasser
ausgeführt, aus der schon stark in Verwesung übergegan-
genen Leiche Magen, *Duodenum*, Theile der Leber herausgenommen und der gerichtlichen chemischen Prüfung überwiesen. Flüssigkeiten waren in der Unterleibshöhle nicht
mehr vorhanden. Obschon begreiflicherweise die Darstellung
von Hyoscyamin und Daturin unter solchen Umständen nicht
möglich war, so gelang es doch noch in den Falten der
Schleimhaut des Magens 16 wohlerhaltene, unzerkleinerte
Saamenkörner von Stechapfel und 31 Saamenkörner von
Bilsenkraut zu entdecken.

Das erste von Dr. *N.* verfasste, motivirte Gutachten
bemühte sich zwar darzuthun, dass *A.* weder durch Vergiftung, noch durch die ihm zugefügten Körperverletzungen,
welche überdies zum Theil älteren Datums waren, sondern
in Folge von Ertrinken an Stick- und Schlagfluss gestorben. Indem es aber in zu subjectiver Auffassung bei der
Darstellung das Hauptgewicht auf die Aufhellung der in
das Dunkel der Nacht gehüllten Vorgänge dieses grausigen
Verbrechens legte und hierbei von der Präsumption ausging,
dass *A.* durch Genuss von Schnaps und Gift berauscht, von
F. durch Schläge auf den Kopf betäubt, endlich von diesem
und der *A.* in den Brunnen geworfen, dort von dem *F.*
durch gewaltsames Untertauchen mittelst des Schöpfhakens

unter dem Wasserspiegel längere Zeit festgehalten endlich ertrank, litt die wissenschaftliche Deduction aus dem objectiven Thatbestande und gab Raum zu Zweifeln über die Todesart überhaupt, die denn auch vor Erhebung der Anklage den Kriminal-Senat des Appellations-Gerichtes zu P. veranlassten, den Obducenten in einem Resolute vom 18. Juni 1853 folgende 3 Fragen vorzulegen:

1) War *A.*, als er aus dem Wasser gezogen wurde, bereits todt?

2) Ist *A.* unzweifelhaft durch Ertrinken gestorben?

3) Oder ist *A.* möglicher- oder wahrscheinlicherweise weder durch Vergiftung, noch durch die Verletzungen, noch durch Ertrinken gestorben, sondern noch lebend, wenn auch bewusstlos und unfähig sich zu bewegen, im Brunnen stehend gefunden, beim Herausziehen aus demselben mittelst um den Hals gelegter Stricke durch Strangulation getödtet worden?

Die Beantwortung dieser Fragen wurde in nachfolgendem Gutachten gegeben:

Es ist ersichtlich, dass die 1. und 3. Frage innig mit einander zusammenhängen, dass der in die Bejahung der ersten gesetzte Zweifel zur Entstehung der dritten Veranlassung gegeben hat und um so mehr geben musste, als die Acten nicht ergaben, dass an der in dem Brunnen gefundenen Leiche des *A.*, was, da er für einen Scheintodten gelten musste, doch auf der Hand lag, auch nur die nothdürftigsten Wiederbelebungsversuche gemacht worden. Wenden wir uns zur ersten Frage: „War *A.* bereits todt, als er aus dem Wasser gezogen wurde?"

Als *A.* am Morgen des 29. im Brunnen liegend gefunden wurde, war nach der Aussage sämmtlicher Zeugen nur die eine Hälfte des Kopfes und Gesichtes oberhalb des

Wasserspiegels sichtbar, während die andere unter demselben vom Wasser bespült wurde. Nehmen wir auch an, dass *A.*, als er im Brunnen entdeckt wurde, noch lebend war, aber bewusstlos und unfähig sich zu bewegen, dass er scheintodt war, ein Zustand, in welchem bei aufgehobenem Selbstbewusstsein und völliger Bewegungslosigkeit der Kreislauf und die Respiration, wenn auch dem Laienauge unmerklich, fortbesteht, so befand sich *A.* in einer Lage, in welcher nothwendig Wasser durch Mund und Nase in die Lungen eindringen musste. Kein Mensch, in welchem noch ein Funke von Leben ist, vermag aber in einer Lage, in welcher Wasser in seine Respirationsorgane dringen muss, wider seinen Willen auch nur einen Augenblick zu verharren. Wäre *A.* noch nicht todt gewesen, so würde er in dieser durch die übereinstimmende Aussage sämmtlicher Zeugen constatirten Lage im Wasser um so sicherer und um so rascher gestorben sein, als einerseits, ehe die Anstalten zu seiner Herausnahme beendet waren und Hand ans Werk gelegt wurde, eine lange Zeit verfloss, andererseits seine Lebenskraft durch Genuss von Gift und erlittene Kopfverletzungen so geschwächt war, dass es nur eines kleinen Anstosses bedurfte, sie vollständig zu vernichten. Hierzu kömmt noch, dass keiner der Zeugen an *A.*, weder während er noch im Brunnen lag, noch beim Herausziehen, noch nachher irgend ein Lebenszeichen wahrgenommen hat. Alle sagen aus: „er habe nicht mehr geathmet, er sei steif gewesen." Es ist ferner hervorzuheben, dass es nicht gut denkbar ist, wie ein Mensch bei noch einiger, wenn auch geringer Lebenskraft, der mittelst um den Hals gelegter Stricke aus einer Tiefe in die Höhe gezogen wird, im Augenblicke einer auf solche Weise bewirkten Strangulation nicht ein Lebenszeichen hätte von sich geben sollen. Sonach ist es wohl klar, dass *A.*, als er im Brunnen gefunden

wurde, bereits todt war. Es beweist dies aber ausser den
in den Zeugenaussagen enthaltenen Angaben vor Allem und
unwiderleglich die Lage, welche *Denatus* im Wasser einnahm, eine Lage, die kein noch lebender Mensch längere
Zeit behaupten kann. — Noch wäre hier eines Punktes zu
gedenken, der in den Zeugenaussagen enthalten ist. In
dem am 11. Juni 1853 zu N. abgehaltenen Termine bekundeten nämlich die Zeugen *P. S.* und *T.* nachträglich, dass,
noch ehe behufs des Herausziehens der Leiche das Wasser
berührt wurde, auf der Oberfläche des Wasserspiegels, gleich-
sam in der Richtung vom Munde des *A.* ausgegangen, jedoch entfernt von diesem, einzelne Luftblasen sich befanden,
die sich aber nicht bewegten, auch sich nicht vermehrten.
Es ist auffallend, dass dieses Umstandes in den ersten Zeu-
genverhören nicht gedacht worden ist, dass die Zeugen,
nachdem beinahe 2 Jahre verstrichen, sich auf einmal desselben, ohne etwa darauf hingeleitet oder darum befragt
worden zu sein, erinnern. Die Richtigkeit dieser beschwo-
renen Angabe vorausgesetzt, können wir in ihr nichts finden, was auch nur im Entferntesten als Beweis für die
Behauptung dienen könnte, dass *A.*, als er im Brunnen
gefunden wurde, noch gelebt habe, um so weniger, als ja
ausdrücklich erwähnt wird, dass diese Blasen ruhig standen, auch sich nicht vermehrten. Da diese Blasen möglicherweise aus dem Munde des *Denatus* im Augenblick des
Todes gekommen, aber auch durch Turbation des Wasserspiegels beim Hineinstürzen des Körpers oder bei Bemü-
hungen, denselben mittelst einer Stange gewaltsam unterzu-
tauchen, entstanden sein konnten, so verliert dieses Zeichen
seinen Werth. Die Annahme, dass sie aus dem Munde des
Denatus gekommen, wäre nur ein fernerer Beweis für
die Behauptung, dass dieser lebend in den Brunnen gelangt ist.

Nachdem wir dargethan haben, dass *A.*, als er im Brunnen gefunden wurde, bereits todt war, fällt die 3. Frage, ob *A.* möglicher- oder wahrscheinlicherweise durch Strangulation beim Herausziehen aus dem Brunnen getödtet worden, von selbst. Dass dieses nicht der Fall gewesen, auch nicht sein konnte, vermögen wir jedoch noch auf andere Weise darzuthun. — Es ist nämlich unmöglich, dass ein Mensch, welcher bewusstlos und unfähig sich zu bewegen ist, stehend gefunden werden könnte, wie dies in der von dem Kriminal-Senat vorgelegten Frage angenommen wird. Wenn ein Mensch ohnmächtig wird, d. h. in einen Zustand der Bewusstlosigkeit und Bewegungsunfähigkeit versetzt wird, so verliert er zunächst den freien Gebrauch seiner Gliedmassen, er sinkt zusammen. Stehen ist aber eine Thätigkeit der Muskeln, bei der freier Wille und in gewisser Beziehung auch Bewusstsein stattfinden muss. *A.*, der bewusstlos und unfähig sich zu bewegen war, konnte also in diesem Zustande nie stehend gefunden worden sein; in dem Augenblicke, wo er das Bewusstsein verlor, musste er zusammengesunken und, wenn wir die damalige Tiefe des Wassers im Brunnen 4 Fuss 10 Zoll mit der Körperlänge des *Denatus* 5 Fuss 4 Zoll vergleichen, sicherlich mit dem Kopfe unter das Wasser gekommen sein. Konnte er in solcher Lage längere Zeit leben? Nein! Die tödtliche, die Respirationsthätigkeit aufhebende Wirkung des Wassers musste sich bald zeigen und den etwa noch vorhandenen, schwachen Lebensfunken rasch verlöschen. Dass aber *A.* auch nicht durch Strangulation beim Herausziehen aus dem Brunnen getödtet worden, wird durch Folgendes erhärtet. Zeuge *T.* sagt ausdrücklich aus, dass die Schlingen, nachdem sie um den Hals gelegt worden, nicht vollständig zusammengezogen wurden, was auch nicht gut geschehen konnte, wenn man bedenkt, dass sie von einer nicht unbedeutenden Höhe herab, erst mittelst Stangen angelegt wurden, die Stricke selbst aber nothwendig nass werden mussten und sich so nicht leicht in feste Schlingen zusammenziehen liessen. Ausserdem wurden die an den Stricken angestellten Leute beim Heraufziehen noch durch einen Dritten unterstützt, welcher dem A. einen Schöpfhaken zwischen die Beine steckte. Hierdurch musste aber die strangulirende Einwirkung der um den Hals gelegten Schlingen wesentlich gemindert, wenn nicht aufgehoben werden. — Endlich weisen wir noch auf den im Obductions-Protokoll *sub* No. 9 angeführten Thatbestand hin: „vorn am Halse war keine Spur einer angewandten Gewalt bemerkbar; am Nacken befanden sich hellrothe Flecke, die eingeschnitten ohne Blut waren,“ ferner *sub* No. 26, dass bei der Untersuchung der Luftröhre an deren äusserer Fläche weder eine Sugillation, noch eine Blutaustretung wahrgenommen wurde. Es wurden also weder eine Strangrinne, noch die Zeichen einer auf den Hals eingewirkt habenden, die Luftröhre zusammendrückenden Gewalt bemerkt. Wo aber am Halse die Spuren äusserlich zugefügter Gewalt, — Strangrinne, mit Blut unterlaufene Flecke, Eindrücke — fehlen, kann nach dem Urtheile bewährter Autoren von einer gewaltsamen Erstickung durch Strangulation mit Sicherheit nicht die Rede sein.

Wir wenden uns nun zur Beantwortung der 2. Frage: „Ist es als unzweifelhaft anzunehmen, dass A. durch Ertrinken gestorben?“

Es ist bereits in unserem früheren Gutachten dargethan worden, dass A. weder an den Folgen der Vergiftung, noch an den Kopfverletzungen, sondern durch Ertrinken gestorben ist. Gleichwohl dürfte es für den hier anzutretenden Beweis nöthig sein, die einzelnen, stattgehabten Versuche, den Tod des A. gewaltsam herbeizuführen, speciell den Vergiftungsversuch und die Kopfverletzungen noch einmal zu beleuchten.

Bilsenkraut und Stechapfel gehören zu den reinen, narkotischen Giften und ist das letztere besonders als ein heftiges bekannt; jedoch ist ihre Wirkung auf den Organismus keine so flüchtige und blitzähnliche, wie die der Blausäure, des Coniin, Nicotin. In Substanz genommen tritt ihre Wirkung allmählich ein und erst unter einer stets fortschreitenden Steigerung der Symptome, indem im weitern Verlaufe immer neue Provinzen des organischen Lebens ergriffen werden, erfolgt auf der Höhe der Tod. Die Erscheinungen, welche nach Vergiftung mit Stechapfel und Bilsenkraut wahrgenommen werden, sind der Reihe nach folgende: anfangs rauschartige Benommenheit des Kopfes, Schwindel, unempfindliche Pupillen, Trübung der Sinne, Angstgefühl, Trockenheit im Halse, Brechneigung, Erbrechen, Kolik, in höherem Grade heftige Delirien, Schlafsucht, Gefühllosigkeit gegen äussere Eindrücke, Krämpfe bis zum Starrkrampf sich steigernd, Wasserscheu mit Schlingbeschwerden und dem Triebe zum Beissen, grosse Athemnoth, Blutungen aus dem Mastdarm und den Geschlechtstheilen, rother Friesel oder Petechien ähnlicher Ausschlag und endlich unter den Erscheinungen der Nervenlähmung der Tod. An den Leichnamen der auf diese Weise Vergifteten findet man: Magen und Dünndarm lebhaft geröthet, Lungen und Herz mit schwarzem flüssigem Blute gefüllt, Blutreichthum des Gehirnes, keine Leichenstarre, rasche Verwesung. — Von dieser Symptomenreihe, die in ihrer stetigen Steigerung endlich mit dem Tode abschliesst, sind in unserem Falle thatsächlich nur die wenigsten und nur solche Symptome beobachtet worden, welche wie Leibschmerzen, Erbrechen, Eingenommenheit des Kopfes erst die Anfänge der stattgehabten Vergiftung bezeichnen. Von

allen jenen Zeichen, die das höhere Ergriffensein des Ner-
ven- und Blutlebens bekunden, konnte kein einziges constatirt werden. Die ersten Erscheinungen der vorausgegangenen Vergiftung zeigten sich bei *A.*, wie die Acten ergeben,
erst gegen Mitternacht und schon den nächsten Morgen früh
wird er todt im Brunnen gefunden. Dieser Zeitraum ist
aber, selbst angenommen, dass *A.* erst kurz vor seiner Auffindung in den Brunnen gelangte, viel zu kurz, um den
vollständigen Verlauf einer durch Stechapfel und Bilsenkraut
bewirkten, tödtlich gewordenen Vergiftung zu enthalten.
So rasch folgen sich die Erscheinungen nicht, ihre Entwicklung ist eben eine allmähliche. Den leichten Gehirn-
Magen-Darmaffectionen folgen die Symptome des immer
steigernd ergriffenen Nervensystems; die Erscheinungen
des aufs Tiefste gestörten Blutlebens pflegen erst ganz zuletzt und kurz vor dem Tode einzutreten Hierbei findet
in der Regel kein Sprung statt und den Magenaffectionen
folgt nicht plötzlich der Tod durch Lähmung. Erwägen
wir aber noch, dass bereits früher Vergiftungsversuche an
A. mit den gleichen Mitteln stattgefunden hatten, die, nachdem während 24 Stunden mehr oder minder heftige Symptome zum Vorschein gekommen, stets mit Genesung ende-
ten; erwägen wir ferner, dass *A.* ein körperlich gesunder,
sehr kräftig entwickelter, an den Genuss berauschender Getränke gewöhnter Mann war, so dürfen wir, zugegeben
auch, dass die diesmal gereichte Quantität des Giftes, von
welchem übrigens ein mehr oder minder erheblicher Theil
ja, noch ehe er zur Wirkung gelangte, durch Erbrechen
entleert wurde, eine weit grössere gewesen, doch mit Sicherheit behaupten, dass nur erst und gerade bei einer
solchen Constitution nach Entwickelung aller Erscheinungen
der Tod erfolgt wäre, wozu jedenfalls ein längerer Zeitraum
selbst als 24 Stunden erforderlich gewesen wäre. Endlich

darf nicht unerwähnt bleiben, dass die vorgefundenen Lei-
chenerscheinungen, unter welchen die Blutüberfüllung des
Gehirnes, der Lungen, des rechten Herzens, der grossen
Gefässe, das Flüssigbleiben des Blutes hervorzuheben, für
sich allein, da sie eben auch noch bei vielen andern Todesarten vorkommen, eine stattgehabte Vergiftung durch
narkotische Substanzen nicht zu constatiren vermögen, im
vorliegenden Falle die vorhanden gewesene Leichenstarre
und der sehr geringe Fäulnissgrad sogar gegen eine solche
sprechen. Dass *A.* in Wirklichkeit nicht in Folge der Vergiftung gestorben, wird zwar noch später dargethan werden;
hier noch soviel, wie aus dem Umstande, dass in den
Schleimhautfalten des Magens 16 unversehrte Saamenkörner von Stechapfel und 31 von Bilsenkraut gefunden worden, nur bestätigt wird, dass eine Vergiftung versucht
worden ist. Es muss hierbei hervorgehoben werden, dass
in diesem unzerkleinerten Zustande die Wirkung des Giftes
überhaupt langsamer eintritt; dass ferner, da die Zerkleine-
rung resp. Zerreibung von der Frau des *A.* in einem kleinen, hölzernen Mörser mit leichtem hölzernen Stöpsel bewirkt wurde, nicht vorauszusetzen ist, es sei bei dem geringen Widerstande des Holzes selbst bei einem grossen
Kraftaufwande eine feinere Zerreibung des grössten Theiles
der mehr oder minder harten Saamen, wodurch deren Wirkung allerdings erhöht und beschleunigt wird, in Wahrheit
auch erzielt worden. Ob *A.*, wenn er nicht einer andern
Todesart unterlegen, doch an den Folgen der Vergiftung
noch gestorben wäre, vermögen wir bei dem Mangel jeder
quantitativen Bestimmung des genossenen Giftes auch nicht
einmal annähernd zu bestimmen, um so weniger, als wir
nach den vorausgegangenen Vergiftungsversuchen bereits
eine Art Gewöhnung an dergleichen Gifte bei *A.* annehmen
müssen, wodurch die Wirkung besonders der narkotischen

abgeschwächt wird. — Was nun die Kopfverletzungen anbelangt, so fanden sich deren, wie in dem Obductions-Protocolle *sub* No. 2, 3, 4, 7 und 21, 22 angegeben, nur vier
vor, die jedoch einzeln, wie in ihrer Gesammtheit keines-
weges für so bedeutend zu erachten sind, um sie als Ursache des erfolgten Todes ansehen zu können. Verletzungen
mit stumpfen Werkzeugen, welche den Kopf treffen und
keine Wunden der Hautdecken oder Knochenbrüche verur-
sachen, wirken nur nachtheilig durch die gleichzeitig statt-
findende Gehirnerschütterung. Wird hierbei in dem einen
Grade nur Kopfschmerz, Schwindel, in dem zweiten Bewusstlosigkeit, im dritten der Tod auf der Stelle herbeigeführt, so ist hervorzuheben, dass in dem letztern Falle nach
der Angabe der bewährtesten Chirurgen bei der Section eine
Veränderung des Gehirnes nur äusserst selten wahrgenommen wird und da, wo eine solche vorkommt, in einer Ber-
stung, Zerreissung oder in einem Zusammengesunkensein
desselben bestand. Im vorliegenden Falle ist dagegen eine
auf das deutlichste ausgeprägte Ueberfüllung des Gehirnes
mit Blut, wie sie eben beim Schlagfluss gewöhnlich ist, gefunden worden, ein Befund, der nie unmittelbar nach Gehirnerschütterung vorkommt. Wenn wir nun auch zugeben
müssen, dass die Kopfverletzungen auf *A.*, welcher durch
den Genuss von Schnaps und betäubendem Gifte in einem
mehr oder weniger aufgeregten Zustande sich befunden,
leichter und nachtheiliger einzuwirken vermochten, so können wir aus diesem Umstande allein noch keinen wissenschaftlichen Anhaltspunkt für den Beweis der Behauptung
finden, dass diese Verletzungen den Tod herbeigeführt haben. Zudem ist nicht erwiesen worden, wann *Denatus* diese
Verletzungen erlitten, ob sie von der Schlägerei auf dem
Jahrmarkte zu R. herrühren oder späteren Datums seien,
etwa in der Zeit, welche in die erste Abwesenheit des

Knechtes *F.*, als er in der Nacht dem *A.* auf den Hof nachgegangen, fällt, von *F.* dem *A.* beigebracht worden. Angenommen selbst, dass diese letztere Annahme der Wirklichkeit der Vorgänge entspräche, und angenommen auch, dass in Folge der Kopfverletzungen eine Gehirnerschütterung stattgefunden habe, so konnte es nur die des vorerwähnten 2. Grades, mit Bewusstlosigkeit verbunden sein. Ein Mehreres ist aus dem Sectionsbefunde nicht zu deduciren.

Sonach bleibt nur übrig anzunehmen, dass der im Brunnen liegend gefundene *A.* durch Ertrinken gestorben. In der That bietet aber auch für diese Behauptung der Leichenbefund die gewichtigsten, stringentesten Beweisgründe. Durch Ertrinken erfolgt der Tod auf dreifache Weise, durch Schlagfluss, durch Erstickung (Stickfluss) oder durch Beides. Jede dieser Todesarten wird dadurch veranlasst, dass die Respiration behindert, ja unterdrückt ist. Kein Mensch athmet unter dem Wasser; es ist ein in dem Selbsterhaltungstriebe begründeter, naturgemässer Drang, dass der Mensch, wenn er das Unglück hat, in das Wasser zu fallen und darin unterzusinken, sich, so lange er es vermag und so lange ein Rest von Bewusstsein und Kraft ihm noch Herrschaft über seinen Willen lässt, des Athmens enthält. Auf diese Weise hört die Respiration mehr oder weniger ganz auf und die nächste Folge davon ist, dass das Blut in den Lungen und der rechten Herzhälfte stockt, wodurch wiederum der Rückfluss des venösen Blutes aus dem Gehirn gehemmt wird. Während nun dem letzteren durch die fortdauernde Thätigkeit der linken Herzkammer stets neues Blut zugeführt wird, muss zuletzt in diesem Organe eine Ueberfüllung mit Blut entstehen, die Veranlassung zum Schlagfluss giebt, oder es findet ein letzter Versuch der Athmung, eine Einathmung statt. Mit dieser dringt nun Wasser bis in die letzten Verzweigungen der Luftröhre ein

und erscheint hier dann als wässriger Schaum; der Tod
erfolgt durch Erstickung (Stickfluss). — Dass an der
Leiche des *A.* die deutlichen Erscheinungen des Schlagflusses nicht zu verkennen, beweist vor Allem der Befund in
der Schädelhöhle. Aber nicht minder deutlich sind die
Zeichen der Erstickung, wie sie beim Ertrinkungstode vorgefunden werden, durch die Section nachgewiesen. Es
dürften in dieser Beziehung besonders anzuführen sein: die
sehr blutreichen Lungen, die Ueberfüllung des rechten Herzens und der grossen Gefässe der Brust wie des Halses mit
dünnem, schwarzem Blute, die blutreichen Nieren und mit
Blut erfüllten grossen Gefässe des Unterleibes. Wenn nun
diese Erscheinungen constant auch bei jeder andern Er-
stickungsart für sich allein Nichts für die durch Ertrinken
erfolgte beweisen, wenn der Anwesenheit von wässrigem
Schaum in der Luftröhre und den Lungen, also der Ertränkungsflüssigkeit in den Respirationsorganen, im Sectionspro-
tokolle nicht gedacht wird und die Annahme, dass *Donatus*
bereits todt und auf andere Weise erstickt in das Wasser
gelangt sein könnte, nicht von der Hand zu weisen wäre,
so besitzen wir gleichwohl für den Beweis, dass der Er-
stickungstod hier in Folge von Ertrinken herbeigeführt
worden, in dem *sub* No. 28 des Sections-Protokolles angegebenen Befunde ein überaus wichtiges Argument. Dort
heisst es: „die Lungen waren gross und von Luft
stark ausgedehnt"; ein Zustand von Anschwellung, in
den diese Organe theils durch die gewaltsamen Respiratio-
nen bei einem etwaigen Wiederauftauchen, theils durch das
Eindringen der Ertränkungsflüssigkeit versetzt werden. Es
wird aber dieses Zeichen von den Autoren als höchst charakteristisch für den Ertrinkungstod bezeichnet und fehlt
nur in den allerseltensten Fällen und bei sehr vorgeschrittener Verwesung. Wenn es sonach keinem Zweifel mehr

zu unterliegen scheint, dass im vorliegenden Falle die Erstickung durch Ertrinken erfolgt ist, so wird diese Behauptung unumstösslich durch den Nachweis, dass *Denatus* lebend in das Wasser gelangt ist. Ausser dem *sub* No. 20 angeführten Befunde der sogenannten Gänsehaut ist. hier besonders No. 29 des Sections-Protokolles hervorzuheben: „der Magen war mit vieler, grünlicher Flüssigkeit und einem Gemisch von Kartoffeln, Kraut und Brod gefüllt." Nun steht es aber aktenmässig fest, dass *A.* noch im Zimmer, bevor er auf den Hof gegangen, starkes Erbrechen gehabt habe. Ist es demgemäss einerseits zweifellos, dass hierdurch ein grosser Theil besonders der vorher eingenommenen flüssigen Nahrungsmittel entfernt worden, und es andrerseits höchst unwahrscheinlich, dass *Denatus* bei den muthmasslichen gewaltsamen Vorgängen auf dem Hofe in finsterer Nacht noch Zeit gehabt habe, ehe er in den Brunnen kam, noch viel Wasser zu trinken, so kann obiger Befund von vieler grünlicher Flüssigkeit im Magen im Hinblick auf alle übrigen Momente, die für den Ertrinkungstod sprechen, nur dann seine Erklärung finden, wenn man annimmt, dass *Denatus*, als er ins Wasser gelangt, dort noch eine bedeutende Quantität desselben verschluckt hat. Da es nun aber erwiesen ist, dass durch den Mund von Leichen, wie lange sie auch im Wasser liegen, niemals Wasser in den Magen gelangt, so kann die Anwesenheit desselben in diesem Organe auch im vorliegenden Falle nur durch einen Lebensact im Wasser bewirkt sein und der Beweis, dass *A.* lebend in das Wasser gelangt und dort durch Stick- und Schlagfluss in Folge von Ertrinken gestorben ist, daher als geführt angesehen werden.

Sonach beantworten wir die in dem Resolute gestellten Fragen dahin:

1) *A.* war bereits todt, als er aus dem Brunnen gezogen wurde.

2) *A.* ist unzweifelhaft durch Ertrinken gestorben.

3) Die 3. Frage findet ihre Erledigung in der bejahenden Beantwortung der ersten.

4.

Medico-statistischer Bericht

über

die gerichtlich-medicinische Thätigkeit im Gouvernement Archangel für das Decennium 1853 bis 1863,

zusammengestellt nach den Dokumenten der archangelschen Medicinalbehörde

vom

Dr. med. und Geburtshelfer **N. Berg,**

Hofrath und Medicinal-Inspector des Gouvernements Archangel in Russland.

Die gerichtlich-medicinische Thätigkeit im Gouvernement Archangel bestand im Laufe der Jahre 1853 bis 1863 in Ausfertigung auf Ansuchen verschiedener Behörden und Personen erforderlicher Zeugnisse, nachdem zu diesem Zwecke untersucht waren 648 Personen, 552 männlichen und 96 weiblichen Geschlechts, ihres Gesundheitszustandes wegen, 60 Personen, 26 männlichen und 18 weiblichen Geschlechts, in Civilangelegenheiten und 16 männlichen Geschlechts in Criminalsachen wegen Geistesstörung, 34 Personen, 31 männlichen und 3 weiblichen Geschlechts, wegen Verwundungen und 67 Personen, 46 männlichen und 21 weiblichen Geschlechts, wegen anderweitiger Beschädigungen, 1 Mann wegen Unzucht mit einem Kalbe (Sodomie) [1]), 8 weiblichen

---

1) Diese Benennung, als eine historisch unrichtige, müsste ganz aus der gerichtlichen Medicin verbannt werden. *N. B.*

Geschlechts wegen vorgeschützter Schwangerschaft, 21 zur Bestimmung vorausgegangener Geburten im Wochenbette und 5 weiblichen Geschlechts, darunter 3 Kinder, wegen Schändung und Nothzucht [1]).

Im Ganzen wurden also untersucht 844 lebende Personen, von denen 671 männlichen und 173 weiblichen Geschlechts waren.

Zur Bestimmung der Todesursachen wurden geöffnet 481 Leichen, 375 männliche und 106 weibliche; ungeöffnet verblieben wegen zu weit vorgeschrittener Fäulniss 34 Leichen, 28 männliche und 6 weibliche.

Gegenstände wurden untersucht durch Anschauung 1 Mal, auf chemischem Wege 21 Mal [2]).

Im Ganzen wurden also im Laufe von 10 Jahren 1381 gerichtlich-medicinische Akte ausgefertigt, also 138 jährlich im Durchschnitt.

Betrachten wir die Leichenöffnungen mit Einschluss der in zu grosse Fäulniss übergegangener Leichen nach den Todesursachen, so erhalten wir folgende Resultate:

α) Tod durch Gewalt:

		Männl. Geschl.	Weibl. Geschl.
1) durch Erdrosselung	8 Mal,	7	1
2) „ Erhängung.	14 „	9	5
3) „ Verwundung mit scharfen Gewehren . . .	16 „	11	5

---

[1] Hier muss man bedauern, dass die angeklagten Männer nicht auch untersucht worden sind.

[2] Es muss nicht befremden, dass keine einzige Untersuchung mit dem Mikroscop vorgenommen ist; der Grund liegt darin, dass alle solche Untersuchungen nur in St. Petersburg im Medicinal-Departement gemacht werden, weil weder die Medicinal-Behörden, noch Gerichtsärzte in den Provinzen bis jetzt mit Mikroscopen versehen sind.   *N. B.*

4) durch Verwundung mit Feuergewehren . . . . . 5 Mal, alle männl. G.

5) durch Fall, Stoss und Quetschung
   mit und ohne Bruch der
   Schädelknochen . . . 45 Mal, 35 10

		Männl. Geschl.	Weibl. Geschl.
6) „ Ertrinken	43 „	31	12

7) „ Ersticken wegen mechanischer Verhinderung des
   Athmungsprocesses . . 10 „ 8

8) „ Ersticken wegen Luftman-
   gel, oder in irrespirablen
   Gasen . . . . . . 16 „ 12 4

9) „ Erfrieren . . . . . . 27 „ 21 6

10) „ Verhungern . . . . . 1 „ männl. Geschl.

	Männl. Geschl.	Weibl. Geschl.
11) durch Verbrennen . . . . . . 3 Mal,	2	1

12) „ Vergiftung mit unorgani-
    schen Giften . . . . 2 „ männl. Geschl.

13) durch Alcoholvergiftung in Folge
    unmässigen Gebrauches
    von Spirituosa . . . 60 Mal, 54 6

β) Plötzlicher Tod durch Krankheit:

	Männl. Geschl.	Weibl. Geschl.
1) durch Entzündung . . . . . 31 Mal,	27	4
2) „ Apoplexie { m. Bluterguss 51 „	44	7
{ m. Congestion 45 „	38	7
3) „ plötzlichen Riss v. Aneu-rysmen . . . . . 16 „	12	4
4) „ Exsudate . . . . . 16 „	12	4
5) „ penetrirende Geschwüre. 6 „	5	1
6) „ Gehirnbruch . . . . . 1 „ neugeb. K. m. G.		

Im Ganzen 416 Kadaver, 336 männl. u. 80 weibl. Geschl.

	Männl. Geschl.	Weibl. Geschl.
Todtgeboren . . . . . . 65 Kinder,	39	26
Wegen zu weit vorgerückter		
Fäulniss nicht geöffnet . . 34 Leichen,	28	6

Im Ganzen also 515 Leichen, 403 männl. u. 112 weibl. Geschl.

Betrachtet man dagegen diese Fälle nach den Todesarten, so erhalten wir folgende Resultate:

	Männl. Geschl.	Weibl. Geschl.
1) Selbstmord . . . . 26 Mal,	17	9
2) Mord . . . . 28 „	19	9
3) Kindesmord . . . . 15 „	9	6
4) Kindesmord durch Mangel an		
nöthiger Hilfe . . . . . 6 „	5	1
5) Unvorsätzlicher u. zufälliger Tod 295 „	236	59
6) Tod durch Krankleit . . . . 74 „	60	14
7) Todesart unbekannt geblieben . 71 „	57	14

Im Ganzen 515 Fälle, zu denen 403 männl. u. 112 weibl. L. geh.

Alle an Leichen vorgenommene gerichtlich-medicinischen Untersuchungen nach den Ortschaften, wo sie unter-
nommen wurden, betrachtet geben folgende Tabellen:

a) In den Städten des archangelschen Gouvernements
wurden untersucht 124 männliche und 37 weibliche = 161
Leichen, nämlich in der

Stadt Archangel	97 Leichen,	73 männl.	und 24 weibl.,
„ Cholmogor	13 „	9 „	„ 4 „
„ Schenkursk	8 „	5 „	„ 3 „
„ Pinega	11 „	9 „	„ 2 „
„ Mesen	3 „	3 „	„ — „
„ Onega	9 „	9 „	„ — „
„ Kemm	18 „	15 „	„ 3 „
Flecken Kola	2 „	1 „	„ 1 „

Summa 161 Leichen, 124 männl. und 37 weibl.

b) In den Kreisen des archangelschen Gouvernements wurden untersucht 279 männliche und 75 weibliche = 854 Leichen, nämlich im

archangelschen Kreise	95 Leichen,	83 männl. u. 12 weibl.,			
cholmogorschen „	58 „	39 „ „ 19 „			
schenkurschen „	63 „	51 „ „ 12 „			
pinegaschen „	38 „	30 „ „ 8 „			
mesenschen „	40 „	82 „ „ 8 „			
onegaschen „	24 „	17 „ „ 7 „			
kemmschen „	26 „	20 „ „ 6 „			
frühern kolaschen[1] „	10 „	7 „ „ 3 „			

Summa 543 Leichen, 279 männl. u. 75 weibl.

Ohne fürs Erste in weitere Details einzugeben ist aus angeführten Zahlen ersichtlich, dass in den Kreisen mehr Fälle vorkommen, die an Leichen gerichtlich - medicinische Untersuchungen erfordern, als in den Städten; nur eine Ausnahme macht die Stadt Archangel, was seinen Grund im zeitweisen Zuflusse von Volk an Markttagen und während der Schifffahrt und auch in den Beschäftigungen auf den Schiffswerften[2]) haben mag.

Von den angegebenen Fällen kamen vor:

1. Selbstmord.

a) in den Städten: Archangel 7 Mal, 4 männl. und 3 weibl.

Kemm 2 „ } unter der männl. Bev.
Cholmogor 1 „ }

b) in den Kreisen: archangelschen 5 Mal, 4 männl., 1 weibl.

mesenschen 2 „ 1 „ 1 „
schenkurschen 2 „ }
kemmschen 1 „ } u. d. männl. Bev.
frühern kolaschen 1 „ }

---

1) Gegenwärtig gehört er zum kemmschen Kreise.
2) Im Jahre 1862 sind alle Kronswerfte eingegangen. *N. B.*

2. Mord.

a) in den Städten: Archangel 1 Mal, unter der weibl. Bev.

Pinega   1 „
Mesen   1 „
Onega   1 „ } unter der männl. Bev.
Kemm   1 „

b) in den Kreisen: archangelschen 8 Mal, 6 männl., 2 weibl.

schenkurschen 6 „ 5 „ 1 „

cholmogorschen 3 „
frühern kolaschen   1 „ } u. d. weibl. Bev.

pinegaschen   2 „ unt. d. männl. Bev.

3. Kindesmord.

a) in den Städten: Archangel 3 Mal, 1 männl. und 2 weibl.

Cholmogor 1 „ unter der männl. Bev.

b) in den Kreisen: schenkurschen 5 Mal, 3 männl., 2 weibl.

archangelschen 2 „ ·1 „ 1 „

mesenschen 2 „ 1 „ 1 „

onegaschen 1 „
pinegaschen 1 „ } u. d. männ. Bevölk.

4. Kindesmord durch Mangel an nöthiger Hilfe.

a) in den Städten: Archangel 1 Mal,
Kemm   1 „ } unter der männl. Bev.

b) in den Kreisen: schenkurschen 1 Mal,
onegaschen 1 „
frühern kolaschen   1 „ } u. d. männl. Bev.

kemmschen 1 „ unter der weibl. Bev.

5. Unvorsätzlicher und zufälliger Tod.

a) in den Städten: Archangel 52 Mal, 41 männl., 11 weibl.

Kemm 13 „ 10 „ 3 „

Cholmogor 8 „ 4 „ 4 „

Pinega 8 „ 6 „ 2 „

Schenkursk 5 „ 3 „ 2 „

Flecken Kola   2 Mal, 1 u. d. männl. u. 1 u. d. weibl. B.

Onega 6 „   unter der männl. Bevölkerung.

b) in den Kreisen: archangelschen   48 M., 44 männl., 4 weibl.

cholmogorschen 44 „   34   „   10   „

schenkurschen 35 „   28   „   7   „

pinegaschen   24 „   18   „   6   „

mesenschen   19 „   16   „   3   „

onegaschen   15 „   12   „   3   „

kemmschen   15 „   12   „   3   „

frühern kolaschen   1 „ u. d. männl. Bev.

6. Tod durch Krankheit.

a) in den Städten: Archangel 21 Mal, 17 männl., 4 weibl.,

Onega   2 „

Cholmogor   1 „

Schenkursk 1 „   } unter d. männl. Bev.

Pinega   1 „

Kemm   1 „

b) in den Kreisen: archangelschen 21 M., 18 männl., 3 weibl.

mesenschen   4 „   3   „   1   „

kemmschen   4 „   3   „   1   „

cholmogorschen 3 „   1   „   2   „

pinegaschen   3 „   2   „   1   „

onegaschen   3 „   1   „   2   „

schenkurschen   9 „ unt. d. männl. Bev.

7. Todesart unbestimmt geblieben.

a) in den Städten: Archangel 12 Mal, 9 männl. u. 3 weibl.

Cholmogor   2 „

Mesen   2 „   } u. d. männl. Bevölk.

Pinega   1 „

b) in den Kreisen: archangelschen 11 M., 10 männl., 1 weibl.

mesenschen   10 „   9   „   1   „

pinegaschen   8 „   7   „   1   „

b) in den Kreisen: cholmogorschen 6 M., 4 männl., 2 weibl.

früher kolaschen   . 6 „ 4 „ 2 „

schenkurschen 5 „ 3 „ 2 „

kemmschen 5 „ 4 „ 1 „

onegaschen 3 „ 2 „ 1 „

Von den Personen wurden besichtigt:

1) auf Schwangerschaft.

a) in den Städten: Archangel 4 Frauenzimmer,

b) in den Kreisen: onegaschen   2 Frauenzimmer,

cholmogorschen 1   „

mesenschen   1   „

2) auf Nachgeburtsperiode.

a) in den Städten: Archangel 5 Frauenzimmer,

Cholmogor 4   „

Onega   1   „

b) in den Kreisen: cholmogorschen 3 Frauenzimmer,

schenkurschen 3   „

mesenschen   2

archangelschen)

onegaschen   } zu 1   „

kemmschen   )

3) auf Schändung und Nothzucht.

a) in der Stadt Onega 1 erwachsene Jungfrau.

b) in den Kreisen: archangelschen 1 erwachsene Jungfrau.

cholmogorschen 3 minderjähr. Mädchen.

4) auf Unzucht mit einem Kalbe.

a) in der Stadt Cholmogor ein Mann.

5) auf Verwundungen.

a) in den Städten: Archangel 14 Männer und 1 Frau.

Cholmogor 3)

Onega   1 } Männer.

Kemm . 1)

b) in den Kreisen: archangelschen 5)
                pinegaschen   5 } Männer.
                mesenschen   1)

          onegaschen 1 Mann und 2 Frauen.

6) auf anderweitige Verletzungen.

a) in den Städten: Archangel 40 Männer und 16 Frauen,
          Pinega 1 Frau.

7) auf Geistesstörung.

In der Stadt Archangel 42 Männer und 18 Frauen.

Die Besichtigungen verschiedener Gegenstände sowohl durchs blosse Auge, als auf chemischem Wege wurden alle [1]) entsprechend den bei uns existirenden Gesetzen in der Stadt Archangel vorgenommen.

Aus obigen Daten ist es klar, dass gerichtlich-medicinische Untersuchungen an lebenden Personen viel öfter in den Städten vorkommen, als in den Kreisen, was theils von den bei uns bestehenden Gesetzen, theils aber auch davon abhängt, dass das Stadtleben viel mehr Gelegenheit zu Streitigkeiten darbietet, als das Leben auf dem Lande.

Nachdem hiermit das ganze statistische Material auf, gezählt ist, scheint es mir der leichten Uebersicht wegen nützlich, es in einer General-Tabelle zusammenzufassen die hierbei folgt, und dann es vom statistischen Standpunkte aus zu bearbeiten.

---

1) Nur eine ganz unerklärliche Ausnahme war. S. d. General-Tab.
                                N. B.

General-

über die im Gouvernement Archangel gemachten gerichtlich

A. Untersuchungen an Leichen. a) Gewaltsamer Tod durch:	Geschlechts.	Archangel.		Chelmogor	
		In der Stadt	Im Kreise	In der Stadt	Im Kreise
Erdrosselung	männlichen weiblichen	1 —	3 —	— —	1 1
Erhängen	männlichen weiblichen	3 1	2 1	— —	— —
Verwundung durch scharfe Gewehre . . .	männlichen weiblichen	— 1	3 1	— —	— 2
Verwundung durch Feuergewehre	männlichen weiblichen	— —	2 —	— —	— —
Fall, Stoss und Quetschung mit und ohne Bruch der Schädelknochen	männlichen weiblichen	2 1	6 1	1 —	4 2
Ertrinken	männlichen weiblichen	4 5	10 1	3 —	6 2
Ersticken wegen mechanischer Verhinderung des Athmungsprocesses	männlichen weiblichen	— —	2 1	— —	— —
Ersticken wegen Luftmangels, oder in irrespirablen Gasen	männlichen weiblichen	2 —	1 1	— —	2 1
Erfrieren	männlichen weiblichen	6 1	4 —	— 1	6 2
Verhungern	männlichen weiblichen	— —	— —	— —	— —
Verbrennen	männlichen weiblichen	— —	— —	— —	1 1
Vergiftung mit unorganischen Giften . .	männlichen weiblichen	1 —	— —	— —	— —
Vergiftung durch spirituöse Getränke . .	männlichen weiblichen	9 2	8 —	— —	6 —
Im Ganzen gewaltsamen Todes . .	männlichen weiblichen	28 11	41 6	4 1	26 11

Tabelle

nedicinischen Untersuchungen in den Jahren 1853 bis 1863.

Schenkursk		Pinega		Mesen		Onega		Kemm		Kola		Summa	
in der Stadt	Im Kreise	In der Stadt	Im Kreise	In der Stadt	Im Kreise	In der Stadt	Im Kreise	In der Stadt	Im Kreise	Im Flecken	Im frühern Kreise	in der Stadt	im Kreise
1 / —	— / —	— / —	1 / —	—	—	— / —	— / —	— / —	— / —	—	—	2 / — } 2	5 / 1 } 6
1 / —	— / —	— / —	1 / 1	—	1 / 1	1 / —	— / —	— / —	— / —	—	—	4 / 2 } 6	5 / 3 } 8
3 / 1	— / —	— / —	1 / —	1	—	— / —	1 / —	1 / —	— / —	—	—	3 / 1 } 4	8 / 4 } 12
— / —	— / —	1 / —	1 / —	—	—	— / —	— / —	— / —	— / —	—	1	— / —	5 / — } 5
5 / —	2 / —	5 / 1	3 / 2	—	3 / 1	2 / —	2 / 1	— / —	— / 1	—	—	7 / 1 } 8	28 / 9 } 37
2 / 1	— / —	— / —	— / —	—	— / 2	5 / —	1 / —	— / —	— / —	—	—	12 / 6 } 18	19 / 6 } 25
2 / 2	— / —	2 / —	1 / —	—	—	— / —	— / —	— / —	— / —	—	—	—	7 / 3 } 10
4 / 1	— / —	2 / 1	— / —	1	—	— / —	— / —	— / —	— / —	—	—	3 / — } 3	9 / 4 } 13
— / 1	1 / —	1 / —	— / —	2	—	— / —	— / —	— / —	— / 1	—	1	9 / 2 } 11	12 / 4 } 16
1 / —	— / —	— / —	— / —	—	—	— / —	— / —	— / —	— / —	—	—	—	1 / — } 1
— / —	— / —	— / —	1 / —	—	—	— / —	— / —	— / —	— / —	—	—	—	2 / 1 } 3
1 / —	— / —	— / —	— / —	—	—	— / —	— / —	— / —	— / —	—	—	1 / — } 1	1 / — } 1
11 / —	1 / 2	1 / —	11 / 1	1	3	— / —	1 / —	— / 1	— / —	1	—	13 / 5 } 18	41 / 1 } 42
2 / 2	31 / 6	4 / 2	12 / 2	2 / —	19 / 4	4 / —	7 / 4	9 / 1	5 / 2	1 / —	2 / 1	54 / 17 } 71	143 / 36 } 179

Summa

Gouvernement betrugen im Ganzen

		Pinega.		Mesen.		Onega.		Kem.		Kola.		Summa	
der Stadt	Im Kreise	In der Stadt	Im Kreise	In der Stadt	Im Kreise	In der Stadt	Im Kreise	In der Stadt	Im Kreise	In Flecken im frühern Kreise	Im Kreise	in der Stadt	im Kreise
1	3	1	1	—	2	1	2	—	2	—	—	8 }9	19 }22
—	—	—	—	—	1	—	1	—	—	—	—	1	3
2	3	3	4	—	2	2	3	—	2	—	—	17	27
—	—	—	1	—	—	—	1	—	—	—	—	4 }34	3 }62
—	3	—	2	—	—	1	2	2	2	—	—	11	27
—	—	—	—	—	—	—	—	—	—	—	—	2	5
—	—	—	—	—	1	—	1	1	1	—	—	4 }5	8 }11
—	—	—	—	—	—	—	1	—	—	—	—	1	3
—	—	—	—	—	—	1	—	—	—	—	—	8 }10	4 }6
—	—	—	—	—	—	—	—	—	—	—	—	2	2
—	—	—	1	—	—	—	—	—	—	—	—	3 }4	2 }2
—	—	—	1	—	—	—	—	—	—	—	—	1	—
—	—	—	1	—	—	—	—	—	—	—	—	—	1 }1
		4	9	—	5	5	8	3	7	—	—	51 }104	88 }104
		—	1	—	1	—	2	1	—	—	—	11	16
		—	6	1	2	—	2	3	4	—	1	13 }44	26 }44
		—	5	—	2	—	1	1	3	1	—	8	18
		1	3	—	6	—	—	—	4	—	4	6 }27	22 }27
		—	—	—	1	—	—	—	1	—	2	1	5
												24	279
												37	75
8	63	11	38	3	40	9	24	18	26	2	10	161	354
												515	
1	2	—	—	—	1	—	—	2	1	—	1	8 }12	9 }14
1	—	—	—	—	1	—	1	—	—	—	—	4	5
—	5	1	2	1	2	1	—	1	—	—	—	5	15 }23
—	—	—	1	—	1	—	—	—	—	—	1		8
—	—	—	1	—	1	—	1	—	—	—	—	4	7 }11
—	—	—	—	—	1	—	—	—	—	—	—		4
—	—	—	—	—	—	—	1	1	—	—	1	2 }2	3 }4
—	—	—	—	—	—	—	—	—	1	—	—		1
3	28	6	18	—	16	6	12	10	12	1	1	71 }94	165 }201
2	7	2	6	—	3	—	3	3	3	1	—	32	36
—	9	1	2	—	3	2	1	1	3	—	—	23 }27	37 }47
—	—	—	1	—	1	—	2	—	1	—	—	4	10
—	3	1	7	2	9	—	2	—	4	—	4	14 }17	43 }54
—	2	—	1	—	1	—	1	—	1	—	2	3	11
8	63	11	38	3	40	9	24	18	26	2	10	161	354
												515	

b) Plötzlicher Tod durch Krankheit.	Geschlechts.	Archangel.		In der Stadt
		In der Stadt	Im Kreise	
1. Entzündung	männlichen	5	9	—
	weiblichen	1	—	—
2. Apoplexie (ausgedrückt durch Bluterguss .	männlichen	9	5	1
innerer	weiblichen	2	1	1
Organe, ausgedrückt durch Blutcongest.	männlichen	6	12	2
	weiblichen	1	2	1
3. Riss grosser Blutgefässe	männlichen	3	3	—
	weiblichen	1	2	—
4. Exsudate	männlichen	6	3	1
	weiblichen	2	1	—
5. Penetrirende Geschwüre	männlichen	3	1	—
	weiblichen	1	—	—
6. Gehirnbruch	männlichen	—	—	—
	weiblichen	—	—	—
Im Ganzen durch Krankheit	männlichen	32	33	4
	weiblichen	8	6	2
Todtgeboren wurden gefunden	männlichen	9	5	—
	weiblichen	4	—	1
Wegen vorgeschrittener Fäulniss nicht geöffnet	männlichen	4	4	1
	weiblichen	1	—	—
Im Ganzen Leichen				
Ueberhaupt wurden untersucht im ganzen Gouvernement Leichen		97	95	13

Todesarten.
Aus obiger Zahl kamen vor:

	Geschlechts.	In der Stadt	Im Kreise	In der Stadt
1. Selbstmord	männlichen	4	4	1
	weiblichen	3	1	—
2. Mord	männlichen	—	6	—
	weiblichen	1	2	—
3. Kindesmord	männlichen	1	1	1
	weiblichen	2	1	—
4. Kindesmord aus Mangel an nöthiger Hilfe	männlichen	1	—	—
	weiblichen	—	—	—
5. Unvorsätzlicher und zufälliger Tod	männlichen	41	44	4
	weiblichen	11	4	4
6. Tod durch Krankheit	männlichen	17	18	1
	weiblichen	4	3	—
7. Todesart zweifelhaft	männlichen	9	10	2
	weiblichen	3	1	—
Summa	männlichen weiblichen			
Alle an Leichen unternommene Untersuchungen im Gouvernement betrugen im Ganzen . . .		97	95	13

[...]henkursk		Pinega		Mesen		Onega		Kemm		Kola		Summa	
der Stadt	Im Kreise	In der Stadt	Im Kreise	In der Stadt	Im Kreise	In der Stadt	Im Kreise	In der Stadt	Im Kreise	Im Flecken	Im frühern Kreise	in der Stadt	im Kreise
1	3	1	1	—	2	1	2	—	2	—	—	8}9	19}22
—	—	—	—	—	1	—	1	—	—	—	—	1}	3}
2	3	3	4	—	2	2	3	—	2	—	—	17}	27}
—	—	—	1	—	—	1	—	—	—	—	—	4}34	3}62
—	9	—	2	—	—	1	2	2	2	—	—	11}	27}
—	2	—	—	—	—	—	—	—	—	—	—	2}	5}
—	2	—	—	—	1	—	1	1	1	—	—	4}5	8}11
—	—	—	—	—	—	—	1	—	—	—	—	1}	3}
—	—	—	—	—	—	1	—	—	—	—	—	8}10	4}6
—	—	—	—	—	—	—	—	—	—	—	—	2}	2}
—	—	—	1	—	—	—	—	—	—	—	—	3}·4	2}2
—	—	—	—	—	—	—	—	—	—	—	—	1}	—}
—	—	—	1	—	—	—	—	—	—	—	—	—	1}1
—	—	—	—	—	—	—	—	—	—	—	—	—	—}
3	17	4	9	—	5	5	8	3	7	—	—	51}62	88}104
—	2	—	1	—	1	—	2	1	—	—	—	11}	16}
—	3	—	6	1	2	—	2	3	4	—	1	13}21	26}44
1	4	—	5	—	2	—	1	1	3	1	—	8}	18}
—	—	1	3	—	6	—	—	—	4	—	4	6}7	22}27
—	—	—	—	—	1	—	—	—	1	—	2	1}	5}
5	51	9	30	3	32	9	17	15	20	1	7	124	279
3	12	2	8	—	8	—	7	3	6	1	3	37	75
8	63	11	38	3	40	9	24	18	26	2	10	161	354
													515
—	2	—	—	—	1	—	—	2	1	—	1	8}12	9}14
—	—	—	—	—	1	—	1	—	—	—	—	4}	5}
—	5	1	2	1	2	1	—	1	—	—	—	4}5	15}23
—	1	—	—	—	1	—	—	—	—	—	1	1}	8}
—	3	—	1	—	1	—	1	—	—	—	—	2}4	7}11
—	2	—	—	—	1	—	—	—	—	—	—	2}	4}
—	1	—	—	—	—	—	1	1	—	—	1	2}2	3}4
—	—	—	—	—	—	—	—	—	1	—	—	—}	1}
1	28	6	18	—	16	6	12	10	12	1	1	71}94	165}201
—	7	2	6	—	3	—	3	3	3	1	—	32}	36}
1	9	1	2	—	3	2	1	1	3	—	—	37}	37}
—	—	—	1	—	1	—	2	—	1	—	—	10}47	10}47
—	3	1	7	2	9	—	2	—	4	—	4	14}17	43}54
—	2	—	1	—	1	—	1	—	1	—	2	3}	11}
5	51	9	30	3	32	9	17	15	20	1	7	124	279
3	12	2	8	—	8	—	7	3	6	1	3	37	75
8	63	11	38	3	40	9	24	18	26	2	10	161	354
													515

B. Besichtigungen lebender Personen auf:	Geschlechts	Archangel.		Cholmog	
		In der Stadt	Im Kreise	In der Stadt	Im
1. Schwangerschaft	weiblichen	4	—	—	
2. Nachgeburtsperiode	weiblichen	5	1	4	
3. Schändung und Nothzucht	weiblichen	—	1	—	
4. Unzucht mit Thieren	männlichen	—	—	1	.
	weiblichen	—	—	—	.
5. Wunden	männlichen	14	5	3	.
	weiblichen	1	—	—	.
6. Anderweitige Verletzungen	männlichen	40	3	—	
	weiblichen	16	3	—	.
7. Geisteszerstörung in { Civilangelegenheiten	männlichen	26	—	—	.
	weiblichen	18	—	—	.
Criminalsachen	männlichen	16	—	—	.
	weiblichen	—	—	—	.
8. Gesundheitszustand	männlichen	513	5	3	
	weiblichen	79	1	5	
Summa	männlichen	609	13	7	
	weiblichen	123	6	9	
Im Ganzen wurden im ganzen Gouvernement besichtigt lebende Personen . .		732	19	16	1
C. Besichtigung lebloser Gegenstände.					
1. Durch's blosse Auge		1	—	—	.
2. Auf chemischem Wege		20	—	—	.
Summa		21	—	—	.
Im Ganzen wurden gerichtlich-medicinische Zeugnisse im ganzen Gouvernement ausgestellt		850	114	29	(

...henkursk		P.nega.		Mesen.		Onega.		Kemm.		Kola.		Summa	
der Stadt	Im Kreise	In der Stadt	Im Kreise	In der Stadt	Im Kreise	In der Stadt	Im Kreise	In der Stadt	Im Kreise	Im Flecken	Im frühern Kreise	in der Stadt	im Kreise
—	—	—	—	—	1	—	2	—	—	—	—	4	4
—	3	—	—	—	2	1	1	—	1	—	—	10	11
—	—	—	—	—	—	1	—	—	—	—	—	1	4
—	—	—	—	—	—	—	—	—	—	—	—	1 }1	—
—	—	—	5	—	1	1	1	1	—	—	—	19 / 1 }20	12 / 2 }14
—	—	—	—	—	—	—	2	—	—	—	—		
—	—	—	2	—	—	—	—	—	—	—	—	40 / 17 }57	6 / 4 }10
—	—	1	—	—	—	—	1	—	—	—	—		
—	—	—	—	—	—	—	—	—	—	—	—	26 / 18	—
—	—	—	—	—	—	—	—	—	—	—	—	16 }60	—
7	—	3	1	2	—	2	—	14	—	—	—	544 / 93 }637	8 / 3 }11
3	—	1	—	—	—	2	—	2	—	1	—		
7	—	3	8	2	1	3	1	15	—	—	—	646	25
3	1	2	—	—	3	4	6	2	1	1	—	144	29
0	4	5	8	2	4	7	7	17	1	1	—	790	54
												344	
-	—	—	—	—	—	—	—	—	—	—	—	1 }22	—
-	—	1	—	—	—	—	—	—	—	—	—	21	—
-	—	1	—	—	—	—	—	—	—	—	—	22	—
8	67	16	46	5	44	16	31	35	27	3	10	973	408
												1381	

Aus vorausgeschickter Tabelle über alle im Laufe von 10 Jahren vorgenommenen gerichtlich-medicinischen Fälle haben wir erfahren, dass ihrer im archangelschen Gouvernement im Ganzen 1381 waren, nämlich in den Städten 973 und in den Kreisen 408. Die gerichtlich-medicinischen Fälle verhielten sich also zur Gesammtbevölkerung[1]) wie 1:203,15; das Verhältniss der vorgekommenen Fälle zwischen den Städten und Kreisen = 2,4:1, während die Bevölkerung in den Städten[2]) zu der in den Kreisen[3]) sich verhält, wie 1:4,3. Die Leichenöffnungen, im Ganzen 515, nämlich in den Städten 161 und in den Kreisen 354, verhalten sich zur Gesammtbevölkerung, wie 1:544,7, in den Städten, wie 1:326,4 und in den Kreisen, wie 1:644. Die Untersuchungen lebender Personen, im Ganzen 844, von ihnen 790 in den Städten und 54 in den Kreisen, verhalten sich zur Gesammtbevölkerung, wie 1:332,4, in den Städten, wie 1:66,5, in den Kreisen, wie 1:4220,25. Die Untersuchungen lebloser Gegenstände, welche 22 Mal nur in den Städten vorgenommen wurden, verhalten sich zur Gesammtbevölkerung, wie 1:12753 und in den Städten, wie 1:2389.

Der enorme Unterschied zwischen der gerichtlich-medicinischen Thätigkeit in den Städten und der in den Kreisen, soweit sich dieselbe auf lebende Personen und leblose Gegenstände bezog, erlaubt uns zu schliessen, dass entweder in den Kreisen bei einer grössern Bevölkerung weniger Fälle vorkommen, welche eine gerichtlich-medicinische Untersuchung erheischen, oder dass die Landpolizei nachlässi-

----

1) Nach dem im Jahre 1861 vom statistischen Central-Comité herausgegebenen Tabellen beträgt die Bevölkerung des archangelschen Gouvernements 280565 Seelen beiderlei Geschlechts.

2) Nach derselben Quelle = 52561.

3) Nach derselben Quelle = 228004.   *N. B.*

ger ihre Dienstpflichten erfüllt, als die Stadtpolizei. Dass
aber überhaupt in den Städten bei einer geringeren Bevölkerungszahl fast 2½ Mal mehr gerichtlich-medicinische Fälle
vorkommen, als in den Kreisen bei einer grössern Bevölkerungszahl, erklärt sich ausserdem noch dadurch, dass fast
alle Untersuchungen verschiedener Personen und Gegenstände ausschliesslich in den Städten vorgenommen wurden.

Betrachten wir die Zahl des gewaltsamen Todes, besonders in den Städten und besonders in den Kreisen, im
Verhältniss zur Gesammtbevölkerung sowohl in den einzelnen Städten, als in den einzelnen Kreisen, und im Verhältniss zur Bevölkerung nach den Geschlechtern, so kommen
wir zu folgendem Resultate.

Benennung der Städte.	Verhältniss des gewaltsamen Todes, in pCt. ausgedrückt, zur		
	Gesammt-bevölkerung.	Bevölkerung männlichen Geschlechts.	Bevölkerung weiblichen Geschlechts.
Archangel.............	0,242	0,374	0,122
Kemm................	0,689	1,295	0,133
Pinega...............	0,898	0,968	0,784
Cholmogor............	0,255	0,862	0,168
Onega...............	0,326	0,638	—
Schenkursk...........	0,650	0,675	0,627
Mesen...............	0,147	0,316	—
Flecken Kola..........	0,195	0,389	—

Benennung der Kreise.	Verhältniss des gewaltsamen Todes, in pCt. ausgedrückt, zur		
	Gesammt-bevölkerung.	Bevölkerung männlichen Geschlechts.	Bevölkerung weiblichen Geschlechts.
Archangelscher............	0,111	0,310	0,051
Schenkurscher...........	0,098	0,170	0,029
Cholmogorscher..........	0,142	0,207	0,081
Mesenscher.............	0,070	0,122	0,023
....	0,062	0,108	0,017
....	0,036	0,049	0,024
....	0,027	0,040	0,015
ascher........	0,062	0,084	0,041

Das Verhältniss der plötzlichen Sterbefälle durch Krankheit zur Bevölkerung wird in folgenden Tabellen ausgedrückt.

Benennung der Städte.	Verhältniss der plötzl. Sterbefälle durch Krankheit, in pCt. ausgedrückt, zur		
	Gesammt-bevölkerung.	Bevölkerung männlichen Geschlechts.	Bevölkerung weiblichen Geschlechts.
Archangel................	0,255	0,427	0,097
Cholmogor	0,306	0,862	0,337
Onega	0,408	0,797	—
Pinega.................	0,583	0,967	—
Kemm.................	0,276	0,431	0,133
Schenkursk.............	0,487	1,013	—

Benennung der Kreise.	Verhältniss der plötzl. Sterbefälle durch Krankheit, in pCt. ausgedrückt, zur		
	Gesammt-bevölkerung.	Bevölkerung männlichen Geschlechts.	Bevölkerung weiblichen Geschlechts.
Archangelscher.............	0,092	0,153	0,028
Schenkurscher	0,050	0,093	0,009
Cholmogorscher	0,050	0,071	0,029
Pinegascher.............	0,044	0,081	0,008
Onegascher.............	0,032	0,056	0,012
Kemmscher.............	0,027	0,057	—
Mesenscher	0,018	0,032	0,005

Diese in obigen Tabellen ausgedrückten Procente beweisen deutlich, dass die Sterblichkeit sowohl durch Gewalt, als durch Krankheit viel grösser ist in den Städten und unter dem männlichen Geschlecht, als in den Kreisen und unter dem weiblichen Geschlecht. Die grösste Sterblichkeit durch Gewalt unter dem männlichen Geschlecht kam vor in den Städten Kemm und Pinega, die geringste in Mesen und Archangel, zwischen diesen liegen in folgender Ordnung die Städte: Cholmogor, Schenkursk, Onega und der Flecken Kola. Unter dem weiblichen Geschlechte war

die grösste Sterblichkeit in der Stadt Pinega, die geringste
in Archangel, zwischen ihnen liegen: Schenkursk, Cholmogor und Kemm; in den übrigen kamen gar keine Fälle
gewaltsamen Todes vor.

Die Kreise entsprechen nicht vollständig den Städten,
da die grösste Sterblichkeit durch Gewalt unter dem männlichen Geschlechte vorkam im archangelschen und cholmogorschen Kreise, die geringste im kemmschen und onegaschen; zwischen ihnen liegen der schenkursche, mesensche,
pinegasche und frühere kolasche Kreis. Die grösste Sterblichkeit unter dem weiblichen Geschlecht finden wir im
cholmogorschen und archangelschen, die geringste im kemmschen und pinegaschen Kreise; zwischen ihnen liegt der
frühere kolasche, schenkursche, onegasche und mesensche
Kreis.

Die grösste plötzliche Sterblichkeit durch Krankheit
unter dem männlichen Geschlechte finden wir in den Städten
Pinega und Cholmogor, die geringste in Schenkursk; zwischen ihnen liegen die Städte: Onega, Kemm und Archangel,
während in Mesen und Kola kein derartiger Fall vorkam.
Die grösste Sterblichkeit unter dem weiblichen Geschlecht
kam vor in der Stadt Cholmogor, die geringste in Archangel;
zwischen ihnen liegt Kemm, während in den übrigen Städten
keine derartige Fälle vorkamen.

Auch hier stimmen die Kreise nicht ganz mit den
Städten überein, denn wir finden die grösste plötzliche
Sterblichkeit durch Krankheit unter dem männlichen Geschlechte im archangelschen und schenkurschen Kreise, die
geringste im mesenschen; zwischen ihnen folgen der pinegasche, cholmogorsche, kemmsche und onegasche Kreis.
Unter dem weiblichen Geschlechte finden wir die grösste
Sterblichkeit im cholmogorschen und archangelschen, die
geringste im mesenschen Kreise; zwischen ihnen folgen der

onegasche, schenkursche und. pinegasche Kreis, während in
den übrigen kein derartiger Fall vorkam.

Das Verhältniss der Todtgebornen, in Procenten ausgedrückt, zur Gesammtbevölkerung und der Bevölkerung
nach den Geschlechtern besonders in den Städten und besonders in den Kreisen wird klar aus folgenden Tabellen.

Benennung der Städte.	Procent der Todtgeborenen zur		
	Gesammt-bevölkerung.	Bevölkerung männlichen Geschlechts.	Bevölkerung weiblichen Geschlechts.
Archangel.............	0,082	0,120	0,048
Kemm...............	0,276	0,431	0,133
Mesen	0,073	0,297	
Cholmogor	0,051	—	0,168
Schenkursk...........	0,162	—	0,313
Flecken Kola..........	0,194	—	0,389

Benennung der Kreise.	Procent der Todtgeborenen zur		
	Gesammt-bevölkerung.	Bevölkerung männlichen Geschlechts.	Bevölkerung weiblichen Geschlechts.
Pinegascher............	0,048	0,054	0,043
Kemmscher............	0,027	0,032	0,022
Schenkurscher	0,018	0,016	0,019
Cholmogorscher	0,023	0,024	0,022
Archangelscher..........	0,011	0,023	—
Mesenscher	0,012	0,013	0,011
Onegascher	0,009	0,013	0,006
Früherer Kolascher	0,020	0,042	

Diese Zahlen beweisen, dass in den Städten und unter
dem männlichen Geschlechte mehr Todtgeborene vorkommen, als in den Kreisen und unter dem weiblichen Geschlechte; nur ist hier sonderbar, dass in einigen Städten,

z. B. Cholmogor, Schenkursk und dem Flecken Kola gar keine Todtgeborene männlichen Geschlechts sich vorfinden, während in denselben Städten die Procentzahl der Todtgeborenen weiblichen Geschlechts sehr nahe kommt dem grössten Procent der Todtgeborenen männlichen Geschlechts in den übrigen Städten. Aus diesem Grunde scheint es mir zweckmässiger, die Procentzahl der Todtgeborenen beiderlei Geschlechts in Betracht zu ziehen, und dann finden wir, dass die grösste in Kemm, die geringste in Cholmogor vorkam; zwischen diesen Städten folgen die übrigen in folgender Reihe: Flecken Kola, Schenkursk, Archangel und Mesen.

In den Kreisen ist die Procentzahl der Todtgeborenen männlichen Geschlechts auch vorwiegend, die grösste im pinegaschen, die geringste im mesenschen und onegaschen Kreise; zwischen ihnen der frühere kolasche, kemmsche, cholmogorsche, archangelsche und schenkursche Kreis. Die grösste Procentzahl der Todtgeborenen weiblichen Geschlechts finden wir auch im pinegaschen Kreise, die geringste im onegaschen; zwischen ihnen folgen der kemmsche, cholmogorsche, schenkursche und mesensche Kreis.

Eine unumstösslich richtige Erklärung, weshalb gerade im pinegaschen Kreise und in der Stadt Kemm die meisten Todtgeborenen vorkamen, lässt sich schwerlich finden. Trug daran die Schuld entweder der Mangel an geburtshilflicher Hilfe, oder besondere Lebensverhältnisse, oder ein absichtliches Mitwirken der Mütter, vielleicht aus falschen religiösen Begriffen, was wenigstens nicht ganz geleugnet werden kann, oder endlich alle diese Momente zusammen? Ich übernehme nicht es zu entscheiden.

Was nun die Fälle betrifft, in denen wegen zu weit vorgeschrittener Fäulniss die Leichen keiner Section unter-

7*

worfen wurden, so ist ihr Verhältniss zur Bevölkerung von
keinem Belange; wichtig aber scheint mir ihr Verhältniss
zu den Sterbefällen überhaupt, das gleich ist 1 : 15, in den
Städten wie 1 : 23, in den Kreisen wie 1 : 13. Dieses Resultat lässt sich erklären theils durch die grossen Entfer-
nungen und schlechten Wege in unserm Gouvernement,
theils durch den Mangel an Aerzten in den Kreisen, so
dass zu gerichtlichen Sectionen bisweilen Aerzte aus den
benachbarten Kreisen requirirt werden mussten, wodurch
natürlich viel Zeit vergeht. Unerklärlich ist nur, weshalb
in der Stadt Archangel, wo alle obengenannte Umstände
nicht vorwalten, das Verhältniss = 1 : 19,4 ist.

Werfen wir jetzt einen Blick auf die Todesursachen.

In den 250 Fällen gewaltsamen Todes diente am öftersten in den Städten als Ursache desselben der unmässige
Gebrauch von Spirituosa, dann folgen Ertrinken, Erfrieren,
Fall, Stoss und Quetschung mit und ohne Bruch der Schädelknochen, Erhängen, Verwundung durch scharfe Gewehre,
Ersticken in irrespirablen Gasen (Dunst), Erdrosselung und
endlich Vergiftung mit unorganischen Giften; in den Kreisen
ist die Reihenfolge der Ursachen fast dieselbe, nämlich:
unmässiger Gebrauch von Spirituosa, dann Fall, Stoss und
Quetschung mit und ohne Bruch der Schädelknochen, Ertrinken, Erfrieren, Ersticken in Dunst, Verwundung durch
scharfe Gewehre, Ersticken wegen mechanischer Verbinde-
rung des Athmungsprocesses, Erhängen, Erdrosselung, Verwundung durch Feuergewehre, Verbrennen, Verhungern und
endlich Vergiftung mit unorganischen Giften.

Das Verhältniss der einzelnen Todesursachen, in Procenten ausgedrückt, zur Zahl der gewaltsamen Todesfälle
sowohl in den Städten, als in den Kreisen, wird durch folgende Tabelle ausgedrückt.

Benennung der Todesursachen.	Verhältniss der Todesursachen zur		
	Gesammtzahl d. Todesfälle durch Gewalt.	In den Städten.	In den Kreisen.
	pCt.	pCt.	pCt.
1. Vergiftung durch spirituöse Getränke	24	7,2	16,8
2. Fall, Stoss und Quetschung mit und ohne Bruch der Schädelknochen	18	3,2	14,8
3. Ertrinken	17,2	7,2	10
4. Erfrieren	10,8	4,4	6,4
5. Verwundung durch scharfe Gewehre	6,4	1,6	4,8
6. Ersticken wegen Luftmangels, oder in irrespirablen Gasen .	6,4	1,2	5,2
7. Erhängen	5,6	2,4	3,2
8. Ersticken wegen mechanischer Verhinderung des Athmungsprocesses	4	—	4
9. Erdrosselung	3,2	0,8	2,4
10. Verwundung durch Feuergewehre	2	—	2
11. Verbrennen	1,2	—	1,2
12. Vergiftung mit unorganischen Giften	0,8	0,4	0,4
13. Verhungern	0,4	—	0,4

Hier kann ich nicht umhin, noch darauf aufmerksam zu machen, dass sich der schenkursche und mesensche Kreis besonders durch Todesfälle wegen unmässigen Gebrauchs von spirituösen Getränken auszeichnen. Im schenkurschen Kreise, dem fruchtbarsten und bebautesten von allen, wohnen fast nur Appanagen-Landleute, die sich durch ihren Wohlstand vor allen übrigen auszeichnen; der mesensche Kreis aber ist grossen Theils von Samojeden, einem höchst unkultivirten Nomadenvolke, das dem Branntweine und Tabacke in hohem Grade ergeben ist, bewohnt. Auf einer Seite also Reichthum, auf der andern Rohheit die Quelle des Lasters!

Die Fälle plötzlichen Todes durch Krankheit verhalten
sich zu allen Todesfällen, wie 1:3,1024, in den Städten
wie 1:8,3064, in den Kreisen wie 1:4,9519, zu den Todesfällen durch Gewalt wie 1:1,5, in den Städten wie
1:4,0322, in den Kreisen wie 1:2,4.

Unter den 166 Fällen plötzlichen Todes durch Krankheit finden wir am öftersten in den Städten als Ursache
desselben Apoplexie innerer Organe, dann Exsudate, Entzündung, Riss von Aneurysmen und endlich penetrirende
Geschwüre; in den Kreisen finden wir keinen grossen Unterschied in der Reihenfolge, am öftersten ist auch Apoplexie,
dann Entzündung, Riss von Aneurysmen, Exsudate, penetrirende Geschwüre und ein Mal Gehirnbruch bei einem neugeborenen Kinde. Die durch Bluterguss ausgesprochene
Apoplexie verhält sich zu der durch Congestion ausgesprochenen, wie 1:1,13; Männer scheinen mehr inclinirt zur
ersten Art, in der zweiten Art finden wir keine Schwankungen zwischen den Geschlechtern.

Das Verhältniss der einzelnen Ursachen, in Procenten
ausgedrückt, zur Zahl der plötzlichen Sterbefälle durch
Krankheit sowohl in den Städten, als in den Kreisen wird
durch folgende Tabelle ausgedrückt.

Benennung der Todesursachen.	Verhältniss der Todesursachen zur		
	Gesammtzahl d. Todesfälle d. Krankheit.	In den Städten.	In den Kreisen.
	pCt.	pCt.	pCt.
1. Apoplexie................	57,831	20,482	37,349
2. Entzündung............	18,674	5,421	13,253
3. Riss von Aneurysmen......	9,64	3,01	6,63
4. Exsudate	9,64	6,02	3,62
5. Penetrirende Geschwüre	3,614	2,4	1,214
6. Gehirnbruch	0,6	—	0,6

Was die Sterblichkeit der verschiedenen Geschlechter betrifft, so bestätigte sich auch im archangelschen Gouvernement die längstbekannte Wahrheit, dass überhaupt mehr Männer, als Frauen sterben, sowohl bei den Todesfällen durch Gewalt, als durch Krankheit. Diese Erscheinung war so beständig, dass weder in den Städten, noch in den Kreisen eine Ausnahme vorkam. Die Sterblichkeit durch Gewalt unter dem weiblichen Geschlechte verhält sich zu der unter dem männlichen in den Städten wie 1:3,17647, zur Gesammtbevölkerung weiblichen Geschlechts wie 1:687,7, zu der des männlichen Geschlechts wie 1:201,3, obgleich im archangelschen Gouvernement in den Städten die weibliche Bevölkerung grösser ist, als die männliche. In den Kreisen verhält sich die Sterblichkeit durch Gewalt unter dem weiblichen Geschlechte, zu der unter dem männlichen, wie 1:3,94 (etwas grösser, als in den Städten), zur Gesammtbevölkerung männlichen Geschlechts wie 1:841,615, zu der weiblichen Geschlechts wie 1:3867, obgleich auch hier die Bevölkerung weiblichen Geschlechts grösser ist, als die des männlichen.

Aus diesen Verhältnissen lässt sich noch schliessen, dass die Moralität der Kreisbewohner höher steht, als die der Stadtbewohner, denn unter erstern finden wir bei einem weniger cultivirten gesellschaftlichen Leben dennoch weniger Gewaltthätigkeit, als unter letztern.

Die Fälle plötzlichen Todes durch Krankheit verhalten sich in den Städten zwischen dem weiblichen und männlichen Geschlechte, wie 1:4,6363, zur Gesammtbevölkerung männlichen Geschlechts wie 1:213,137255, zu der weiblichen Geschlechts wie 1:1062,8181; in den Kreisen zwischen dem weiblichen und männlichen Geschlechte wie 1:505, zur Gesammtbevölkerung männlichen Geschlechts wie 1:1367,625, zu der weiblichen Geschlechts wie 1:8700,875.

Hieraus lässt sich schliessen, dass das Landleben viel weniger Bedingungen zu plötzlichen Todesfällen durch Krankheit darbietet, als das Leben in den Städten.

. Wenden wir uns endlich zu den Todesarten. Aus der General-Tabelle ersieht man, dass am öftersten unvorsätzlicher und zufälliger Tod, am seltensten Tod in Folge absichtlichen Entziehens der nöthigen Hilfe vorkamen; zwischen diesen beiden Arten liegen die übrigen in folgender Reihe: Tod nach Krankheit, unbestimmte Todesart, d. h. wo sich auf medicinischen Wege die Todesart nicht mit Gewissheit bestimmen liess, Mord, Selbstmord und endlich Kindesmord.

Das Verhältniss der verschiedenen Todesarten, in Procenten ausgedrückt, zu den Sterbefällen überhaupt und zu denen in den Städten und Kreisen insbesondere, ergiebt sich aus folgender Tabelle.

Benennung der Todesarten.	Verhältniss der Todesarten zur		
	Gesammtzahl d. Todesfälle i.Gouvernem.	In den Städten.	In den Kreisen.
	pCt.	pCt.	pCt.
1. Unvorsätzlicher und zufälliger Tod	57,28	58,38	56,78
2. Tod durch Krankheit........	14,36	16,77	13,27
3. Todesart zweifelhaft	13,78	10,56	15,25
4. Mord	5,43	3,10	6,5
5. Selbstmord...........	5,05	7,45	3,95
6. Kindesmord	2,91	2,48	3,10
7. Kindesmord durch Mangel an nöthiger Hilfe...........	1,16	1,24	1,13

Nach den hier berechneten Procenten scheint es, dass Mord und Kindesmord öfter in den Kreisen, als Städten

vorkommen, was nicht übereinstimmen würde mit unserer
früher ausgesprochenen Meinung hinsichtlich der Mortalität;
das scheint aber blos so, weil in obiger Tabelle nicht die
Bevölkerungszahl mit in Betracht gezogen ist. Um diesen
Punkt unumstösslich zu beweisen, muss man das Procent
jeder einzelnen Todesart zur Bevölkerung der einzelnen
Städte und Kreise berechnen, was in folgender Tabelle dargethan wird.

Benennung der Todesarten.	Bevölkerung.	Archangel.		Cholmogor.	
		In der Stadt.	Im Kreise.	In der Stadt.	Im Kreise.
		pCt.	pCt.	pCt.	pCt.
1. Unvorsätzlicher und zufälliger Tod	Gesammtbev.	0,331	0,113	0,409	0,169
	männl.Geschl.	0,546	0,205	0,862	0,271
	weibl. Geschl.	0,134	0,019	0,675	0,074
2. Tod durch Krankheit	Gesammtbev.	0,133	0,049	0,051	0,011
	männl.Geschl.	0,227	0,083	0,215	0,007
	weibl. Geschl.	0,048	0,014	—	0,014
3. Todesart zweifelhaft.	Gesammtbev.	0,076	0,026	0,102	0,023
	männl.Geschl.	0,120	0,046	0,431	0,032
	weibl. Geschl.	0,036	0,004	—	0,014
4. Mord.	Gesammtbev.	0,006	0,018	—	0,011
	männl.Geschl.	—	0,028	—	—
	weibl. Geschl.	0,012	0,009	—	0,022
5. Selbstmord	Gesammtbev.	0,044	0,011	0,051	0,007
	männl.Geschl.	0,053	0,018	0,215	—
	weibl. Geschl.	0,036	0,004	—	0,014
6. Kindesmord.	Gesammtbev.	0,019	0,004	0,051	—
	männl.Geschl.	0,013	0,004	0,215	—
	weibl. Geschl.	0,024	0,004	—	—
7. Kindesmord durch Mangel an nöthiger Hilfe	Gesammtbev.	0,006	—	—	—
	männl.Geschl	0,013	—	—	—
	weibl. Geschl.	—	—	—	—

Diese Tabelle beweiset klar und deutlich, dass überhaupt alle Todesarten öfter vorkommen in den Städten als Dörfern, d. h. Kreisen, und obgleich einige Arten in den Städten, andere in den Kreisen gar nicht vorkamen, so kann das noch nicht als Gegenbeweis der von uns ausgesprochenen Ansicht wegen der Moralität dienen, da überhaupt unsere Zahlen noch zu gering sind, um zu unumstösslichen Wahrheiten zu berechtigen.

Schenkursk.		Pinega.		Mesen.		Onega.		Kemm.		Kola.	
In der Stadt.	Im Kreise.	In der Stadt.	Im Kreise.	In der Stadt.	Im Kreise.	In der Stadt.	Im Kreise.	In der Stadt.	Im Kreise.	Im Flecken.	Im frühern Kreise.
pCt.	pCt.	pCt.	pCt.	pCt.	pCt.	pCt.	pCt.	pCt.	pCt.	pCt.	pCt.
0,813	0,090	1,197	0,106	—	0,057	0,490	0,049	0,898	0,058	0,389	0,020
1,013	0,153	1,452	0,163	—	0,103	0,955	0,084	1,438	0,097	0,389	0,042
0,627	0,034	0,784	0,052	—	0,017	—	0,018	0,398	0,022	0,389	—
0,162	0,023	0,149	0,013	—	0,012	0,163	0,009	0,069	0,015	—	—
0,337	0,049	0,242	0,018	—	0,019	0,319	0,007	0,143	0,024	—	—
—	—	—	0,009	—	0,005	—	0,012	—	0,007	—	—
—	0,013	0,149	0.035	0,140	0,030	—	0,009	—	0,019	—	0,125
—	0,016	0,242	0,063	0,316	0,057	—	0,014	—	0,032	—	0,168
—	0,009	—	0,008	—	0,005	—	0,006	—	0,007	—	0,081
—	0,015	0,149	0,009	0,073	0,009	0,081	—	0,069	—	—	0,020
—	0,027	0,242	0,018	0,156	0,012	0,159	—	0,144	—	—	—
—	0,004	—	—	—	0,005	—	—	—	—	—	0,041
0,325	0,005	—	—	—	0,006	—	0,003	0,138	0,003	—	0,020
0,337	0,011	—	—	—	0,006	—	—	0,287	0,008	—	0,042
0,313	—	—	—	—	0,005	—	0,007	—	—	—	—
—	0,013	—	0,004	—	0,006	—	0,003	—	—	—	—
—	0,016	—	0,009	—	0,006	—	0,007	—	—	—	—
—	0,009	—	—	—	0,005	—	—	—	—	—	—
—	0,002	—	—	—	—	—	0,003	0,067	0,003	—	0,020
—	0,005	—	—	—	—	—	0,007	0,144	—	—	0,042
—	—	—	—	—	—	—	—	—	0,007	—	—

Hier kann ich mich nicht enthalten, mein Bedauern darüber auszusprechen, dass ich die von mir gesammelten Zahlen und die aus ihnen entspringenden Resultate nicht im Stande war, mit denen in anderen Gouvernements Russlands zu vergleichen, da derartige statistische Arbeiten mir bis jetzt nicht bekannt sind. Der Jahresbericht für 1862 meines Collegen, des Dr. *Cholmsky*, Medicinal-Inspectors des Gouvernements Pensa konnte mir nicht nützlich sein, theils wegen seines geringen Materials, theils aber auch deshalb, weil er vom rein medicinischen, aber nicht statistischen Standpunkte bearbeitet ist.

Nicht uninteressant ist noch das Verhältniss der verschiedenen Todesarten unter den Geschlechtern zu betrachten, das in folgender Tabelle ausgedrückt ist und auch beweist, dass in allen Todesarten das männliche Geschlecht vorwaltet.

Benennung der Todesarten.	Verhält sich zwischen dem männl. u. weibl. Geschlechte, wie
1. Selbstmord..............	1 : 0,312
2. Mord	1 : 0,411
3. Kindesmord	1 : 0,538
4. Unvorsätzlicher und zufälliger Tod	1 : 0,237
5. Tod durch Krankheit	1 : 0,233

Zum Schlusse mag noch hinzugefügt werden, dass man beim Selbstmorde seine Zuflucht nahm 15 Mal zum Erhängen, 5 Mal zu Feuergewehren, 4 Mal zum Ertrinken und 2 Mal zu scharfen Gewehren; zum Morde benutzte man 12 Mal stumpfe, 8 Mal scharfe und 3 Mal Feuergewehre, 3 Mal das Erdrosseln und 2 Mal die mechanische Behinderung des Athmungsprocesses; zum Kindesmorde benutzte man 6 Mal die mechanische Behinderung des Athmungsprocesses, 5 Mal Einwirkungen stumpfer Gewehre auf den Kopf, 2 Mal das Ertränken und zu einem Male Beschädigungen durch scharfe Gewehre und Entziehung der Speise.

Aus diesen Daten auf den Volkscharakter und die Bildung zu schliessen, überlassen wir den Philosophen und Psychologen.

5.

Das chemische Kriterium in zweifelhaften Vergiftungsfällen. Vergiftung durch Mohnköpfe.

Ober-Gutachten der K. wissenschaftlichen Deputation für das Medicinal-Wesen.

———

Den früher in dieser Vierteljahrsschrift mitgetheilten Fällen (Bd. XII. S. 177, Bd. XIV. S. 185, Bd. XVII. S. 177, Bd. XXL S. 1), welche gezeigt haben, dass unsere oberste wissenschaftliche Medicinal-Behörde bei geeigneter Sachlage nicht ansteht, eine Vergiftung als festgestellt anzunehmen, auch wenn der von der ältern gerichtlichen Medicin als so unumgänglich erforderlich behauptete chemische Beweis nicht geliefert worden, schliesst sich der nachstehende an. Derselbe verdient aber auch noch um deshalb eine Veröffentlichung, weil darin eine von Meisterhand ausgeführte Erörterung der Frage vom Morphiumgehalte der Mohnköpfe enthalten ist, wie sie in dieser Gründlichkeit und Vollständigkeit noch nicht existirte. Die Deputation und die Wissenschaft verdanken diese Arbeit dem trefflichen *Heinrich Rose*, der mit derselben seinen erst vor kurzem erfolgten Eintritt und leider auch — seinen Austritt aus dieser Behörde bezeichnet hat, der er durch einen unerwarteten Tod so vorzeitig entrissen worden ist.

Am 21. März pr. zeigte die verehelichte Schuhmacher
G. selbst an, dass sie absichtlich den Tod zweier ihrer
Kinder veranlasst habe. Das erste, ¼ Jahr altes Mädchen
Henriette, will sie durch Abkochung von 4, oder von 4 bis
5 hellgrünen unreifen Mohnköpfen, denen sie den Kranz
abgeschnitten, und die sie etwa 5 Minuten lang in einem
halben Nössel Milch gekocht, getödtet haben. Von dem
Absud nahm sie das erste Mal ein halbes Tassenköpfchen
— später sagt sie: einen derben Esslöffel — voll unter die
Suppe. Das Kind, das damals 6 bis 7 Wochen alt war,
schlief hiernach etwa 30 Stunden, blieb aber am Leben.
Innerhalb 14 Tagen wiederholte die Angeschuldigte die
Operation noch zweimal. Nach jeder Darreichung der Mohnabkochung schlief das Kind ungewöhnlich lange, das letzte
Mal von Abends bis zum andern Nachmittag, um nicht
wieder zu erwachen. In der schwurgerichtlichen Audienz
am 21. September pr. hat die p. G. noch hinzugefügt, dass
das gesund geborene Kind später unruhig geworden sei und
viel geschrieen habe und dass es während des Eingebens
des Mohnabsudes immer elender geworden sei, und nichts
mehr genossen habe, da ihr auch die Milch ausgegangen
war. Der Dr. S., der das Kind nicht im Leben, sowenig
als irgend ein anderer Arzt gesehen und nur die Leiche
besichtigt hatte, hat auf dem amtlichen Todtenschein die
Todesursache mit „Atrophie" bezeichnet, erinnert sich jedoch jetzt des Falles gar nicht mehr.

Die am 22. März pr. besichtigte ausgegrabene Leiche
des am 18. August 1860 gestorbenen Kindes hat irgend
welche für die Todesart sprechende Ergebnisse nicht mehr
geliefert. Der Kopf war von seinen fleischigen Bedeckungen vollständig entblösst, die Kopfknochen trennten sich
beim Anfassen, der Unterkiefer war bereits in zwei Theile
zerfallen, sämmtliche Rumpf und Extremitätenknochen lagen

getrennt und frei im Sarge, und von den Weichtheilen fanden sich nur vertrocknete braune Ueberreste. Die Leichentheile wurden dem Apotheker *F.* zur chemischen Analyse übergeben. Obschon, wie derselbe. sehr richtig sagt, nicht zu erwarten stand, dass die so leicht zerstörbaren organischen Gifte sich in diesen verwesten Leichentheilen erhalten haben würden, so wurde dennoch die Untersuchung mit Sorgfalt und grosser Sachkenntniss durchgeführt, aber keine Spur weder eines organischen (Mohngift), noch eines unorganischen Giftes in den Theilen aufgefunden.

In ihrem Obductionsbericht vom 18. Juni pr. bemerken die Obducenten, Kreis-Physikus Dr. *F.* und Kreis-Chirurg *E.* zunächst, dass der verstorbene Apotheker *Bilz* in Erfurt sich in ausgedehntester Weise mit Untersuchungen über das bei Erfurt. wachsende Opium beschäftigt, und gefunden habe, dass dasselbe 14 bis 29 pCt. Morphium enthält, und folglich „dem orientalischen Opium vollständig ebenbürtig sei." Hieraus und aus der Wirkung der Mohnabkochung auf das *G.*sche Kind schliessen Obducenten: „dass der Tod der 3 Monate alten *Henriette G.* durch die von der Mutter wiederholt verabreichten Abkochungen von unreifen Mohnköpfen mit Milch hervorgerufen worden, und dies um so mehr, als das Kind schlecht genährt und entkräftet war., wie aus dem ärztlichen Todtenschein hervorgeht." In der Audienz-Verhandlung hat der Apotheker *F.* noch .erklärt, dass 3—4 unreife Mohnköpfe nach seiner Schätzung $\frac{1}{15}$—$\frac{1}{20}$ Gran Morphium enthielten, eine Dosis, die nach der Ansicht der DDr. *F.* und *S.* schon im Stande sei, den Tod eines Kindes herbeizuführen. Der Vertheidiger fand sich indess veranlasst, die Einholung eines Gutachtens des K. Medicinal-Collegii zu G. zu beantragen und ist dieses Gutachten unter dem 5. November pr. erstattet worden. Nach einer mühsamen Berechnung gelangt das Medicinal-Collegium zunächst zu der Annahme, dass die in den Abkochungen aus 4 unreifen Mohnköpfen enthalten gewesene Menge Morphium möglicherweise $\frac{1}{45}$ Gran betragen haben kann, wozu aber noch der Inhalt an Meconsäure zu rechnen sei. Gestützt auf Erfahrungsthatsachen nimmt das Gutachten nun an, dass die kleine Gabe Opium genügte, um das *G.*sche Kind zu tödten, und dass es im hohen Grade wahrscheinlich sei, dass sie bei der vorhandenen Schwäche und Abmagerung des Kindes, das Ableben desselben befördert habe.

Bei der ersichtlichen Differenz in diesen beiden Vor-Gutachten, von denen das der Obducenten die tödtliche Vergiftung des Kindes als festgestellt, das des Medicinal-Collegii dieselbe nur als höchst wahrscheinlich und obenein nur als zu einer andern Todesursache mitwirkend erachtet hatte, beantragte die K. Staatsanwaltschaft unser Superarbitrium unter Berücksichtigung der vom Medicinal-Collegio in dessen Gutachten aufgeworfenen Fragen:

     erfolgte der Tod des *G.*'schen Kindes wirklich an Atrophie?

oder

     bewirkten die wiederholt gegebenen Abkochungen der Mohnköpfe ein schnelleres Ableben des Kindes, das bereits durch Krankheit erschöpft und abgemagert war?

Gutachten.

Es ist der Vertheidiger der Angeschuldigten, welcher die Muthmaassung, dass das *G.*'sche Kind an Atrophie gestorben sein könne, in die Sache hineingetragen, und wenn die K. Staatsanwaltschaft die erste, so eben genannte Frage des Medicinal-Collegii acceptirt hat, so scheint auch sie diese Vermuthung nicht abweisen zu können. „Die Frage,“ sagt das Gutachten des Medicinal-Collegii, „ob das Kind an Atrophie gestorben ist, sehen wir uns nach den dürftigen actenmässigen Thatsachen ausser Stande zu beantworten. Die Atrophie ist eine Krankheit, die sich durch Anschwellung der Gekrösdrüsen und durch Abmagerung schon durch die blosse Adspection der Leiche erkennen lässt, keineswegs wissen wir aber, woran das Kind starb, wenn wir keine Kenntniss von den Krankheitserscheinungen haben, die dem Tode vorangingen. Atrophische Kinder können an Magenerweichung und Geschwürsbildung in den Gekrösdrüsen, an Tuberculose des Darms und der Lungen sterben. Oft aber erfolgt der Tod auch durch Hinzutritt von Hirnaffectionen an Hirnschlagfluss. — Abgesehen davon, dass wir diese Schilderung des Wesens der Krankheit, die man mit dem Namen „Atrophie der Kinder“ belegt, nicht für ganz zutreffend erachten, müssen wir auch behaupten; dass nicht der geringste Beweis in den Acten dafür vorliegt, dass das Kind wirklich an Atrophie gelitten habe. Es hat, wie oben schon angeführt, weder ein Arzt, auch selbst nur vorübergehend, das Kind beobachtet und von irgend einem Symptome der Atrophie berichtet, noch hat die Obduction, die nur noch unkenntlichen Leichenreste als Untersuchungsgegenstand vor sich hatte, eine einzige jener, der genannten Krankheit eigenthümlichen organischen Veränderungen nachzuweisen vermocht. Es bleibt sonach nur zur Erwägung die Aussage beider Angeschuldigten über den Gesundheitszustand des Kindes und der Todtenschein des amtlich-ärztlichen Leichenbeschauers. Jene an sich schon selbstverständlich nur mit Vorsicht aufzunehmenden Aussagen bekunden nur, dass das früher gesunde Kind später herunterkam, dass es abmagerte, weil es den Appetit verlor und der Mutter die Milch ausging, dass es unruhig ward und

viel schrie, und dass es „elend" wurde. Die Nichtigkeit
dieser ganz oberflächlichen Beobachtung zugegeben, folgt
daraus im geringsten nicht das Verfallen des Kindes in
Atrophie, sondern nur, dass es schlecht genährt, und wie
es hier auch wohl mit Sicherheit angenommen werden kann,
im allgemeinen schlecht gepflegt wurde. Sehr viele derartig
vernachlässigte Kinder erholen sich, und oft verhältnissmässig rasch wieder, wenn ihnen eine sorgsame, geordnete
Pflege zu Theil wird. Unter diesen Umständen kann aber
auch der amtliche Todtenschein keine Bedeutung für uns
haben. Der Dr. *S.* hat denselben, wie er einräumt, nur
nach dem oberflächlichen Bericht der Mutter des Kindes,
und in Betracht der Abmagerung der Leiche ausgestellt,
und ein, wie allgemein bekannt, für derartige Fälle in den
Todtenlisten gäng und gebes Wort zur Ausfüllung der Liste
gewählt, und erinnert sich jetzt der ganzen Sachlage nicht
mehr, um etwa nachträglich darüber Auskunft geben zu
können. Unter diesen Umständen können wir auch nicht
einmal mit Wahrscheinlichkeit annehmen, dass das Kind
wirklich an Atrophie gelitten und daran seinen Tod gefunden habe. Nach unserer Auffassung ist aber sogar diese
ganze Frage von geringer Erheblichkeit, denn wir können
nicht einmal die Ansicht des Medicinal-Collegii theilen,
„dass die Mohnabkochung bei der vorhandenen Schwäche
und Abmagerung des Kindes" — welche actenmässig erwiesen sind — „das Ableben des Kindes b.e fö r d e r t habe,"
eine Ansicht, die mehr hypothetisch, als durch Erfahrungsthatsachen begründet ist. Angenommen nämlich, worauf
wir zurückkommen, dass eine Opium-Vergiftung das Kind
getödtet habe, so lehren alltägliche ärztliche Beobachtungen
allerdings, dass gerade bei dieser Vergiftung ein indivi-
duelles Moment eine grosse Wirksamkeit hat, das zarte
Kindesalter nämlich, welches im höchsten Grade für dieses

Gift empfänglich ist. Darüber aber, dass *caeteris paribus*
„schwache und abgemagerte" Kinder die Opiumwirkung
stärker empfinden, als etwa robuste und vollsaftige, liefert
die Erfahrung keine Beweise, und könnte man gerade für
die Opiumgifte das umgekehrte rein hypothetisch mit ganz
gleichem Rechte behaupten.

Wir nehmen sonach nicht an, dass das *G.*sche Kind
an Atrophie gelitten habe und daran gestorben sei, oder
dass diese Krankheit mitwirkend zu dessen Tode gewesen
sei, und suchen und finden die Ursache des Todes lediglich und unzweifelhaft in der Opium-Vergiftung durch die
wiederholt gereichten Mohnkopfabkochungen.

Was zunächst die Frage betrifft, welche Menge von
Morphium (Opiumgift) in diesen Abkochungen enthalten gewesen sein konnte, so ist dieselbe allerdings sehr schwer
zu beantworten.

Es ist schwer festzustellen, wieviel Morphium in unreifen Mohnköpfen enthalten ist. Wir besitzen viele Untersuchungen über den Morphiumgehalt der verschiedenen Arten des Opiums, aber wenige Angaben über den Gehalt
von Opium oder von Morphium in den Mohnköpfen. *Berg*
(Pharmac. Waarenkunde. Thl. I. S. 533) giebt zwar an, dass
ein Mohnkopf im Orient 13 Gran Opium gebe, aber diese
Ausbeute bezieht sich auf eine fortgesetzte Benutzung des
Kopfes. In dem bei den Acten befindlichen Revisions-Gut-
achten des Magdeburger Medicinal-Collegiums Fol. 200
wird angegeben, dass *Winkler* und *Menz* 18 Gran Morphium
aus 32 Unzen inländischen Mohnköpfen erhalten haben.
Vor längerer Zeit hat der verstorbene Apotheker *Biltz* in
Erfurt, ein gediegener Chemiker, eine ausführliche Untersuchung über die Zusammensetzung des Opiums bekannt
gemacht, das nach seiner Anleitung aus unreifen Mohnköpfen aus der Nähe von Erfurt bereitet war. (Neues Journ.

der Pharmacie von *Tromsdorf.* Bd. 23. S. 245). Er giebt
indessen nicht an, wieviel Opium die Mohnköpfe gegeben
haben, was er auch wohl deshalb nicht thun konnte, weil
bei der Benutzung der Mohnköpfe zu Opium dieselben ge-
schont werden, um der Benutzung des Saamens wegen, sie
reifen zu lassen; die Köpfe werden deshalb nur so geritzt,
dass die Kapseln geschlossen bleiben und der Saamen vor
Luft und Feuchtigkeit geschützt reifen kann.

In dem in den Acten befindlichen Gutachten des Medicinal-Collegiums der Provinz Sachsen hat dasselbe durch
folgende Schlüsse den Morphiumgehalt in den unreifen Mohnköpfen zu ermitteln gesucht. Nach der Vorschrift von *Sydenham* wurde früher aus einer gewogenen Menge von unreifen Mohnköpfen ein *Syrupus Meconii* bereitet, von welchem nach *Sydenham's* Erfahrungen eine Unze einem Gran
Opium in der Wirkung gleich kam. Da aus 14 Unzen unreifer Mohnköpfe 36 Unzen Syrup gewonnen werden, so
waren in jenen 14 Unzen die Bestandtheile von 36 Gran
Opium enthalten. Nimmt man im Opium einen Gehalt von
20 pCt. Morphium an (das Maximum das darin aufgefunden
worden ist), so enthalten jene 14 Unzen Mohnköpfe 7,2
Gran Morphium; eine Unze Mohnköpfe etwas mehr als
einen halben Gran Morphium. Da nun nach einem Durchschnitt von vielen Wägungen 4 Mohnköpfe (so viel hatte
die Frau *G.* zu einer Abkochung genommen) eine halbe
Unze wägen, so konnte in dieser ¼ Gran Morphium enthalten sein. In den Wägungsversuchen waren freilich nur
getrocknete unreife Mohnköpfe genommen worden; die nicht
getrockneten mögen ihres Wassergehalts wegen etwas schwerer sein.

Die Thatsachen, worauf die Rechnung des Medicinal-
Collegii beruht, sind freilich im hohen Grade unsicher. *Sydenham* konnte, zumal seine Angaben nicht auf chemischen

Untersuchungen beruhen, nicht mit Sicherheit bestimmen, wieviel eine Unze seines Syrups Opium entspräche, da nach vielfältigen Untersuchungen der wirksamste Bestandtheil, das Morphium seiner Menge nach im Opium sehr variirt, nicht nur, wenn dasselbe aus verschiedenen Mohnsorten, sondern auch aus derselben Sorte aber in verschiedenen Jahren bereitet worden ist. *Biltz* untersuchte das Opium aus der Nähe von Erfurt, also aus derselben Gegend, aus der die Mohnköpfe stammten, welche die Frau *G.* zur Vergiftung ihres Kindes anwandte. Er fand im allgemeinen die Mohnköpfe mit blauem Saamen weit reicher an Morphium, als die vom weissen Mohne, aber auch das Opium vom blauen Mohne gab in einem Jahre 20 pCt., in dem folgenden nur 16,5 pCt. Morphium, während das vom weissen Mohne nur 6,85 pCt. und orientalisches Morphium 9,25 pCt. Morphium gab. Das Opium von weissem Mohne ist dahingegen weit reicher an Narcotin; es enthielt nach *Biltz* nicht weniger als 33 pCt. davon, während das vom blauen Mohne nur 6,25 und 9,5 pCt. und das orientalische Opium 7,5 pCt. Narcotin gaben.

Analysen von Opium, von anderen Chemikern angestellt, bestätigen die grosse Verschiedenheit des Morphiumgehalts in den verschiedenen Opiumsorten, so dass es sehr gewagt ist, aus Analysen des Opiums Schlüsse auf den Morphiumgehalt der unreifen Mohnköpfe zu ziehen.

Dessenungeachtet stimmt die *Sydenham*'sche Angabe, nach welcher in einer halben Unze Mohnköpfe ¼ Gran Morphium enthalten sein kann, wenn man den Morphiumgehalt im Opium zu 20 pCt. annimmt, auf eine merkwürdige Weise mit der oben erwähnten Angabe von *Winkler* und *Menz* überein, nach welcher 32 Unzen Mohnköpfe 18 Gran Morphium gaben, eine halbe Unze also 0,28 Gran, also nahe ¼ Gran.

Das Magdeburger Medicinal-Collegium legt seiner Berechnung des Morphiumgehalts in den Mohnköpfen nicht die sichere, durch directe chemische Untersuchungen gefundene Angabe von *Winkler* und *Menz* zum Grunde, sondern die unsichere von *Sydenham*, und indem es im Opium auch einen Gehalt von 20 pCt. Morphium anzunehmen scheint, berechnet es auf eine uns unverständliche Weise den Morphiumgehalt in 14 Unzen Mohnköpfen nur zu $1\frac{2}{10}$ Gran Morphium (statt zu 7,2 Gran) und in einer halben Unze Mohnköpfe zu $\frac{1}{20}$ Gran Morphium.

Ungeachtet dieses so sehr geringen Morphiumgehalts, der nach der Berechnung des Magdeburger Medicinal-Collegiums in den angewandten Mohnköpfen enthalten sein kann, nimmt dasselbe doch an, dass der Tod der *Henriette G.* durch dieselben herbeigeführt wäre. Die Wahrscheinlichkeit des Todes des Kindes durch den Genuss der Abkochung der Mohnköpfe wird aber schon eine weit grössere, wenn die Zahlen der richtigen Berechnung, nach welcher eine 5 bis 6 fach grössere Menge von Morphium in den angewandten Mohnköpfen enthalten sein kann, zum Grunde gelegt werden.

Wenn man in einer halben Unze unreifer Mohnköpfe $\frac{1}{4}$ Gran Morphium annehmen kann, so musste aber in der Abkochung, wie sie die Frau *G.* anwandte, weniger enthalten sein, da sie die Mohnköpfe nicht zerkleinerte, und sie nur während 5 Minuten mit $\frac{1}{4}$ Nössel Milch abkochte.

Um zu ermitteln, ob aus $\frac{1}{2}$ Unze Mohnköpfe, auf die Weise, wie sie die Frau *G.* bearbeitete, überhaupt Morphium nachgewiesen werden kann, und ob die Milch einen Einfluss auf eine etwaige Ausscheidung des Morphiums gehabt haben konnte, haben wir einige Versuche darüber angestellt. Vier unreife, aber getrocknete Mohnköpfe, eben so viel als die Frau *G.* angewandt hatte, wurden unzerkleinert nur 5 Minuten hindurch mit 4 Unzen Milch gekocht und sogleich durchgeseiht. Es entstand dadurch keine Gerinnung der Milch. Der im Wasserbade bis zur Extractdicke abgedampfte Rückstand des durchgeseihten Decocts wurde mit einigen Unzen mit Weinsteinsäure angesäuerten Alkohols ausgezogen, der filtrirte Alkohol unter Zusetzen von Wasser verdampft, und durch ein mit Wasser benetztes Filtrum filtrirt (um das Fett abzuscheiden), die wässrige saure Lösung im Wasserbade abgedampft, und der Rückstand mit wasserfreiem Alkohol behandelt, der Gummi u. s. w. ungelöst zurückliess. Die alkoholische Lösung wurde wieder abgedampft, der Rückstand mit kaltem Wasser behandelt und filtrirt. Ein kleiner Theil der Lösung gab mit Ammoniak gesättigt, durch Gerbsäure die Gegenwart von organischen Basen zu erkennen. — Der grössere Theil der wässrigen Lösung wurde mit Aether geschüttelt; die ätherische Lösung hinterliess indessen beim freiwilligen Verdampfen keinen Rückstand. Die wässrige Lösung wurde mit Bicarbonat von Natron gesättigt, Kalihydrat hinzugefügt und mit Aether geschüttelt. Beim freiwilligen Verdampfen der ätherischen Lösung zeigte sich ein krystallinisches Netzwerk, das bei Prüfung mit salpetersäurehaltiger Schwefelsäure unzweideutig sich als Narcotin erwies. Die wässrige alkalische Flüssigkeit mit Salzsäure gesättigt, wurde mit Ammoniak im Ueberschuss versetzt, mehrere Tage hindurch hingestellt, bis das freie Ammoniak verdampft war. Es konnte indessen kein Niederschlag von Morphium bemerkt werden, und ebenso wenig konnte in der Flüssigkeit (mit Chlorbaryum versetzt und der Niederschlag in Salzsäure gelöst), die Gegenwart der Meconsäure nachgewiesen werden.

Dieser Erfolg konnte vorher gesehen werden. Denn die kleine Menge des Morphiums, welche aus den Mohnköpfen ausgezogen werden kann, ist nicht oder sehr schwer

aufzufinden. Von allen organischen Basen ist das Morphium
am schwersten, und in sehr kleinen Mengen gar nicht nachzuweisen, und es ist am zweckmässigsten bei Opium-Vergiftungen aus der Gegenwart des Narcotins und der Mecon-
Säure, welche immer das Morphium im Opium begleiten,
auf die des Morphiums zu schliessen.

Da nun bei dieser Untersuchung in der Abkochung der
Mohnköpfe mit Milch das Narcotin unzweifelhaft aufgefunden ist, so kann man durch seine Gegenwart auch die des
Morphiums als bewiesen annehmen. Da, wie aus dem früher
angeführten hervorgeht, in vier Mohnköpfen $\frac{1}{4}$ Gran Morphium angenommen werden kann, wenn dieselben erschöpft
werden, so kann man vielleicht annehmen, dass bei einer
so wenig rationellen Extraction, wie sie bei der Vergiftung
ausgeführt wurde, nur die Hälfte des Morphiums ausgezogen
wurde, also $\frac{1}{8}$ Gran, eine Morphiummenge, die auf $\frac{3}{8}$ Gran
steigt, da die Abkochungen noch zwei Mal, jedesmal mit
4 Mohnköpfen wiederholt wurden.

Wenn nach dem Vorstehenden zu erwarten gewesen,
dass die eben genannte geringfügige Menge Morphium auch
durch sorgsamste chemische Untersuchung der ganz verwesten Leichenreste nicht mehr würde haben nachgewiesen
werden können, wie sie ja auch thatsächlich nicht entdeckt
worden ist, so kann dieser Nichtsbefund nichts
entscheiden. Denn actenmässig hat das *G.*sche Kind wiederholt jene Abkochungen von unreifen Mohnköpfen erhalten, und in ihnen eine soeben von uns abgeschätzte Menge
des giftigen Opiumsalzes ingerirt, welche ausreichend war,
ein Kind jeder Constitution im Lebensalter von drei Monaten zu tödten. Das Medicinal-Collegium führt in seinem
Gutachten Beispiele nach einem berühmten englischen To-
xicologen an, in denen noch weit geringere Dosen von
Morphium, das in Mohnkopfabkochungen zu den kleinsten

Mengen von Kindern genommen worden war, tödtliche
Wirkung hatten, Fälle, die wir aus unserer eigenen Erfahrung hier vermehren könnten. Es bedarf dessen aber nicht,
da es feststeht, und jedem Arzte bekannt ist, dass es fast
kein zweites Beispiel einer so entschiedenen sogenannten
Idiosyncrasie giebt, wie sie kleine Kinder gegen die Wirkung der Opiate besitzen. Zur Widerlegung der in den
nachträglich eingesandten Vertheidigungsschriften aufgestellten Bedenken, haben wir aber auch noch ausdrücklich hinzuzufügen, dass diese übergrosse Empfindlichkeit kleiner
Kinder gegen das genannte Gift, notorisch und durch nur
zu zahlreiche Erfahrungen erwiesen, sich auch noch bei Benutzung reifer und getrockneter Mohnköpfe geltend macht,
und dass vollends der aufgestellte Einwand, dass die von
der p. *G.* abgekochten Mohnköpfe nicht eingeritzt, sondern
nur ihrer Kränze durch Abschneiden beraubt gewesen, ganz
unerheblich ist, da immerhin auch nach dieser Operation
beim Kochen eine gewisse Menge Morphium in den Absud
übergehen musste.

Wenn hiernach kein Zweifel mehr darüber obwalten
kann, dass das drei Monate alte *G.*sche Kind an der Opium-
Vergiftung sterben konnte, so ist es uns ebenso unzweifelhaft, dass es durch dieselbe gestorben ist. Auch hier
wird der Mangel eines ärztlichen Krankheitsberichtes und
eines beweisenden Sectionsbefundes durch die eigenthümliche Sachlage ausgeglichen. Wir gewinnen aus den Acten
zwar nur die Kenntniss einer einzigen Wirkung der dargereichten giftigen Tränke, aber diese Wirkung ist auch allein
entscheidend für das Urtheil im vorliegenden Falle. Nach
jedesmaliger Ingestion der Mohnkopfabkochungen schlief das
Kind ungewöhnlich lange, einmal etwa 30 Stunden lang,
und aus dem letzten langen Schlaf nach der dritten Ver-
abreichung erwachte es nicht wieder. Es giebt keine be-

kannte Substanz mit Ausnahme der Opiate, welche diese
Wirkung hätte, und die dreimalige Wiederholung derselben
unmittelbar nach dreimaliger Darreichung des Absudes
schliesst vollends jede Annahme eines blossen Zufalls oder
einer andern Möglichkeit aus. Diese eigenthümliche Art
des Sterbens ist aber die ganz gewöhnliche, nicht aller
Opium-Vergiftungen überhaupt, wohl aber die der Kinder,
welche durch Opiumpräparate, namentlich Mohnkopfabkochungen getödtet werden. Dieser bei dem G.schen Kinde
beobachtete Hergang beweist auch, wie unhaltbar in ihrer
Anwendung auf den vorliegenden Fall die Behauptung der
drei, von dem ersten Vertheidiger nachträglich namhaft gemachten Sachverständigen ist, betreffend die bekannte Thatsache, dass der menschliche Organismus sich an den Gebrauch des Opiums gewöhnen könne, dass folglich in der
Wiederholung der Opiumdosen der Tod des qu. Kindes
nicht gesucht werden könne, da dasselbe nach der ersten
nicht gestorben sei. Wir müssen vielmehr den ganzen Vergleich der Sachlage dieses Falles mit der bei den sogenannten Opiumessern entschieden zurückweisen, da die Bedingungen in beiden Fällen ganz verschieden sind. Die
Opiumesser sind Erwachsene, die keineswegs die oben·er-
wähnte ganz specifische Empfindlichkeit der kleinen Kinder
gegen das Gift besitzen, und es von Hause aus in arznei-
lichen Dosen vertragen, die sofort ein kleines Kind tödten
würden, wozu ferner kommt, dass dergleichen Menschen,
gesunde wie kranke, durch Gewohnheit nur dahin gelangen,
immer grössere Dosen Opium, und zwar gewöhnlich dennoch mit immer steigender Zerrüttung ihrer Gesundheit, zu
ertragen, wenn sie methodisch bei der Ingestion des Giftes
verfahren, und von kleinen und kleinern Mengen, allmählich zu immer grössern aufsteigen. Wie anders sich die
jedesmaligen Wirkungen des dargereichten Giftes bei dem

G.schen Kinde verhielten, ist oben nachgewiesen worden, und wollen wir endlich in dieser Beziehung noch anführen, dass kein einziger Fall von Gewöhnung eines dreimonatlichen Kindes, ja eines Kindes überhaupt, an den Gebrauch von Opiaten mit Erhaltung des Lebens bekannt ist.

Wir glauben dem Zwecke unseres Gutachtens zu genügen, wenn wir, mit Umgehung der oben aufgeführten Fragen, wofür wir die Gründe im Vorstehenden entwickelt haben, uns schliesslich dahin erklären:

> dass die wiederholt dem G.schen Kinde gegebenen Abkochungen der Mohnköpfe dessen Tod bewirkt haben.

Berlin, den 27. Januar 1864.

Die wissenschaftliche Deputation für das Medicinal-Wesen.

(Unterschriften.)

6.

Streitige Zurechnungsfähigkeit.

Superarbitrium des K. Medicinal-Collegiums
in Pommern.

———

In der Untersuchung wider den Schuhmacher-Gesellen
A. L. übersendet uns das K. Kreisgericht in X. die Acten
nebst 2 Vol. Voracten mit der Aufforderung, ein Superarbitrium über die Frage abzugeben:

> ob der Angeklagte bei Begehung der ihm in den
> Anklagen vom 26. Januar c. und vom 23. Octo-
> ber c. zur Last gelegten strafbaren Handlungen
> zurechnungsfähig gewesen ist und ob er überhaupt
> für zurechnungsfähig zu halten?

Veranlassung zu dieser Frage hat folgender, dem ganzen Acteninhalt entnommener Thatbestand gegeben:

Seit mehreren Jahren (vom November 1860 an) begeht der p. *L.*
vielfach Excesse, die sich alle mehr oder minder darin gleichen, dass
er plötzlich und ohne Veranlassung, im Dunkeln sowohl wie auch
am Tage, im nüchternen und im trunkenen Zustande, in den Strassen der Stadt und auf Landwegen, über ihm grösstentheils unbekannte Personen weiblichen Geschlechts, Vornehme und Geringe,
Alte und Junge, herfällt, sie zu Boden wirft, ihren Kopf zwischen
seine Knie klemmt, ihnen die Kleider hoch nimmt und nun den entblössten Hintern, vorwaltend mit seinen Händen, bisweilen mit Wei-
denruthen, tüchtig und nach Kräften durchschlägt, ohne indess ge-
schlechtliche Regungen hierbei an den Tag zu legen. Die Voracten
beginnen mit einem derartigen Excess, den er am 9. November 1860
auf einem Landwege an einer ihm begegnenden, unbekannten Frau
verübt hat. Sie melden weiter, dass er sowohl schon Tags vorher als

auch noch an dem so eben genannten Tage Abends an Kindern und
einer erwachsenen Frau ganz ähnliche Handlungen zu verüben, Wil-
lens gewesen ist, theils wirklich ausgeübt hat. Diese von dem p. L.
begangenen Misshandlungen, wegen derer er früher schon einmal bestraft worden ist, entschuldigt er entweder mit Trunkenheit oder er
leugnet sie ab, giebt aber zu, dass er sich sowohl gegen Erwachsene
als auch gegen Kinder soviel als möglich zur Wehre setze, weil er
von ihnen, sobald er sich auf der Strasse sehen lasse, geneckt und
verfolgt, zum Narren gehalten und geschlagen werde. Da die öffentliche Meinung sich darin begegnete, dass der p. L. unzurechnungsfähig sei, so wurde zunächst seine Begutachtung durch den Armen-
arzt in X. veranlasst. Derselbe lässt sich in seinem Gutachten dahin
aus, dass er ihn für zurechnungsfähig erachtet, wenngleich seine moralische Verwilderung einen ziemlichen Grad erreicht haben möge.
Aehnlich lautet das von den DDr. *S.* und *W.* im Termin am 4. Januar 1861 abgegebene Gutachten; sie halten ihn weder für blödsinnig, noch für wahnsinnig, dagegen leide er an einem exaltirten Ge-
müthszustande, der ihn im Zustande selbst einer geringen Trunkenheit, in der er sich häufig befinde, unzurechnungsfähig mache.
Das K. Kreis-Gericht verurtheilte den p. L. daher wegen der gegen
die p. A. verübten Misshandlung zu einem Monate Gefängniss, weil
er dieselbe in einem nicht trunkenen Zustande begangen, wegen
Misshandlung der p. K. dagegen wurde er freigesprochen, weil er
während derselben stark betrunken, also nach dem Zeugniss der
Aerzte unzurechnungsfähig gewesen sei.

In den Untersuchungs-Acten wird der p. L. unterm 26. Jan. c.
angeklagt, am 5. September 1862 wieder eine Frau, ferner an demselben Tage noch an einer andern Stelle 3 Frauen, am 8. September
1861 drei kleine Mädchen, und am 11. October 1861 zwei Frauen in
der angegebenen Weise ohne allen Grund gemisshandelt zu haben.
Im polizeilichen Verhör lässt sich der Angeklagte über die von ihm
am 5. September 1861 vollführte Misshandlung dahin aus, dass er
die Frauen deshalb geschlagen habe, weil sie seiner Aufforderung,
vom Graspflücken, wobei er sie betroffen, abzustehen, nicht Folge
gegeben hätten; er sei in keiner Weise gereizt worden, auch hätten
sich die Frauenzimmer gegen ihn zur Wehre gesetzt, er sei ihnen indess an Stärke überlegen gewesen. Zu der Misshandlung der drei
kleinen Mädchen und einer Frau am 8. September 1861 will er durch
Schimpfen derselben verleitet worden sein, und zu der am 11. October 1861 verübten durch einen Streit, der sich zwischen ihm und den
beiden Frauenzimmern entsponnen haben solle. In einem fernern
polizeilichen Verhör am 24. December 1861 giebt der Angeklagte an,
dass er Tags vorher aus X. ausgewiesen sei, weil er sich eine Stö-
rung des Gottesdienstes und Verletzung der Schamhaftigkeit in der
Kirche habe zu Schulden kommen lassen. Sein Betragen in dem gerichtlichen Termin am 6. März pr. ist derartig brutal, dass seine

erneute ärztliche Untersuchung über seine Zurechnungsfähigkeit beschlossen wird. Die sachverständigen Aerzte, die DDr. *S.* und *W.*
erklären nun in dem am 13. März pr. abgehaltenen Termine nicht
ganz in Uebereinstimmung mit ihrem frühern Gutachten, dass der
Angeklagte unzurechnungsfähig ist, weil seine Vernunft überhaupt
schwächer als bei normal organisirten Menschen, besonders aber zeitweise durch eine krankhafte Zornmüthigkeit vollkommen aufgehoben
ist. Ausserdem erklärte der Lehrer *J.*, dass ihm der Angeklagte seit
seinem 10. Lebensjahre bekannt und dass er ihn immer schon für
einen Menschen gehalten, dessen geistiger Zustand periodisch gestört
sei. Der p. *L.* selbst behauptet in diesem Termin, dass er sich der
ihm zur Last gelegten Misshandlungen nicht mehr erinnere, leugnet
sie aber nicht ab. Das Kreis-Gericht beschliesst hierauf, von den beiden genannten Aerzten noch ein schriftliches Gutachten einzufordern,
ausserdem aber den Angeklagten in die Irrenanstalt nach Y. zu
schicken, damit der betreffende Irrenarzt daselbst in den Stand gesetzt werde, ebenfalls ein Gutachten über ihn abgeben zu können.

Aus dem von den DDr. *S.* und *W.* unterm 31. März c. abge-
statteten Gutachten entnehmen wir Folgendes: *A. L.* ist im Jahre
1862 in X. geboren; seine Eltern und seine Geschwister sind ihm
früh gestorben, doch erinnert er sich weder genau der Zeit ihres
Todes, noch weiss er bestimmt das Geschlecht seiner drei jüngsten
Geschwister anzugeben. Er ist in der Stadtschule unterrichtet worden und aus der zweiten Classe derselben abgegangen, in seinem
12. Jahre schon will er eingesegnet sein. Er hat hierauf 4 Jahre
hindurch bei drei Meistern das Schuhmacher-Handwerk erlernt und
demnächst als Geselle gearbeitet; später ist er Chausseearbeiter geworden, doch weiss er über die verschiedenen Arten seiner Beschäftigung in den letzten Jahren sichere Angaben nicht zu machen. Nur
so viel steht fest, dass er nicht im Stande gewesen ist, sich im
Leben seine Selbständigkeit und Unabhängigkeit zu erkämpfen; er
arbeitet wohl den Sommer hindurch, bald als Schuh- oder Pantoffel-
macher, bald in einer Ziegelei; den Winter hindurch hält er sich aber
im Xer Armenhause auf. Bei einer durchgängig sehr unregelmässigen Lebensweise ist er dem Genuss des Branntweins stark ergeben
gewesen.

Als Zeugen, die über das Verhalten des p. *L.* Auskunft gegeben
haben, werden in dem Gutachten noch der Superintendent *L.* und
der Schuhmacher *H.* aufgeführt. Ersterer sagt von demselben aus,
dass er ihm beim Confirmanden-Unterricht durch sein exaltirtes, zornmüthiges Wesen aufgefallen sei. Letzterer giebt an: ich kenne den
Angeklagten ganz genau; wenn er eine Kleinigkeit betrunken ist, so
ist er in einem solchen Zustande, dass er nicht weiss, was er thut;
er ist aber auch, selbst wenn er keinen Branntwein getrunken hat,
nicht völlig zurechnungsfähig, indem er oft ganz still sitzt, dann
plötzlich aufspringt und dummes Zeug macht. — Wir fügen noch

hinzu, dass der Angeklagte im Termin am 6. December 1860 von sich aussagt: er befinde sich öfter in einem Zustande, wo er nicht wisse, was er thue.

Die Aerzte schildern den Angeklagten nun weiter als einen Menschen von kaum mittlerer Grösse, der zwar ziemlich proportionirt gebaut ist, aber eine schlaffe und unbeholfene Haltung hat. Sein Gesichtsausdruck ist finster mit unheimlich umherrollenden Augen, bisweilen misstrauisch und verlegen, bisweilen heiter. Bei regelmässigem Kopfbau ist die Stirne niedrig, Puls langsam, bei Bewegungen zu sehr beschleunigt und unregelmässig. Seine Funktionen sind regelmässig, wenngleich er über Reissen in den Gliedern klagt; erbliche Anlage ist nicht vorhanden; Kopfverletzungen, ein Tripper und ein Nervenfieber sollen die von ihm bisher durchgemachten Krankheiten sein. Seine Bewegungen sind unbeholfen, sein Gang wiegend oder wackelnd, beim Sprechen wird er leicht erregt und begleitet es mit lebhaften Gesten und Geberden. Er hat einen verworrenen Vortrag, ist aber aufmerksamer geworden und hat mit mehr Ueberlegung geantwortet, nachdem er gesehen, dass seine Antworten niedergeschrieben worden sind. Seine Unterhaltungen mit den Aerzten bestanden in heftigen Klagen und Vorwürfen gegen das Gericht, in verworrenen Erzählungen über Ereignisse in seinem Leben mit plötzlichem Wechsel in seiner Stimmung; in lebhaften Klagen über die Verfolgungen, denen er überall auf der Strasse ausgesetzt sei. Es sei selbstverständlich, dass er den von seinen Verfolgern, den er fassen könne, tüchtig durchprügele; von den von ihm Geschlagenen sei wohl keiner ganz unschuldig gegen ihn gewesen, auch habe er in seinem Leben schon 99 mal mehr Schläge erhalten, als ausgetheilt. Ueber den nähern Hergang bei seinen Vergehungen giebt er ganz verworrene und widersprechende Angaben, so dass es scheint, als sei seine Erinnerung keine ganz klare. Vom Gericht will er nicht abgeurtheilt werden, wohl aber vom Schwurgericht, von dem er ganz unsinnige Vorstellungen hat; er giebt selbst an, dass er schwachsinnig sei, aber nicht ganz schwach- oder unsinnig, weil er arbeiten könne. In seinen Erzählungen ist er häufig darauf zurückgekommen, dass er Jemand verklagen wolle, der ihm einen versprochenen Schusterhammer nicht gegeben habe; er hat dabei gewöhnlich gefragt, ob er dies jetzt wohl gleich besorgen könne. Er kann noch lesen und schreiben, liest im Gefängniss viel in der Bibel und besucht gerne die Kirche, wo er so laut singt, dass er die ganze Gemeinde überschreit. Im Rechnen ist er sehr schwach. Ueber die Orte, wo er sich in den letzten Jahren aufgehalten, weiss er eine ziemlich genaue Auskunft zu geben, dagegen aber nicht über die Zeit, wann, wie lange und in welcher Folge er in den angegebenen Ortschaften gewesen ist. Reue über seine Vergehungen hat er nicht an den Tag gelegt, wohl aber Furcht vor Strafe. Er hat versprochen, dieselben nicht wieder zu thun, wenn er diesmal nur erst wieder frei wäre;

es sei aber nothwendig, dass er dann unter Curatel gestellt werde,
d. h. nach seiner Meinung, dass er zu einem Meister gegeben werde,
der sich verpflichte, ihn nicht ausgehen und keinen Branntwein trinken zu lassen. Wenn dies nicht geschehe, könne er nicht sicher für
sich einstehen.

Von den Zeugen, die die Aerzte noch zu ihrer nähern Infor-
mation vernommen haben, sagt der p. G. aus, dass der Angeklagte
auch nüchtern nicht ganz richtig im Kopfe sei. Aehnlich äussern
sich T. und L., indem sie sein Verhalten und einzelne Züge aus
seinem Leben schildern.

Die Begutachten der Aerzte schliessen nun aus dem geschilderten Verhalten des p. L., dass er ein auf eine Stufe der Rohheit und
sittlichen Verwilderung hinabgedrückter Mensch sei, dass er an
Schwäche des Gedächtnisses leide, dass seine Vorstellungen verworren seien und seine Aufmerksamkeit mangelhaft, wie auch sein Urtheilsvermögen. Wirkliche Wahnverstellungen wollen die Aerzte nicht
an ihm bemerkt haben, es sei denn, dass sein Glaube, ohne Grund
von Jedermann geneckt und verspottet zu werden, zu denselben gerechnet werden müsste. Von Sinnestäuschungen soll er frei sein, dagegen ist ihm der Unterschied von Recht und Unrecht nicht ganz
klar; er äussert auch keine Reue, wohl aber Sorge vor der zu erwartenden Strafe. Es muss daher angenommen werden, dass die
geistigen und moralischen Fähigkeiten des Angeklagten in einem
solchen Grade geschwächt sind, dass man diesen Zustand einen
krankhaften nennen kann; dennoch ist er nicht für wahnsinnig zu
erachten im Sinne des Gesetzes, weil er Recht von Unrecht zu unterscheiden weiss, noch für blödsinnig, weil er weiss, dass gesetzwidrige Handlungen bestraft werden. — Der p. L. ist dagegen mit
Rücksicht auf seine geistige Schwäche geradezu für geistesgestört
zu erachten, sobald er sich in einer lebhaften Gemüthsaufregung, wie
der Zorn und andere Affecte sie mit sich bringen, befindet. Der Genuss des Branntweins, dem er sehr ergeben ist, erhöht diese Geistes-
verwirrung noch bedeutend, um so mehr, als seine Blutcirculation
ersichtlich im nüchternen Zustande selbst heftigen Schwankungen
unterworfen ist. Die Aerzte erachten daher, dass der Angeklagte,
während er die den Gegenstand der gegenwärtigen Anklage bilden-
den Handlungen begangen, sich im Zustande der Unzurechnungsfähigkeit befunden habe.

Das Gutachten des Professor R., der den Angeklagten im Gefängniss zu Y. beobachtet und untersucht hat, datirt vom 8. Juni pr.
und schildert zunächst seine Persönlichkeit, wie dieselbe oben von
uns schon hervorgehoben ist. Hierauf wird angegeben, dass der
p. L. sich im Gefängnisse ruhig und besonnen gezeigt und ausser
einer gewissen Hast und leichten Erregbarkeit nichts Auffallendes an
den Tag gelegt hat. Die an ihn gerichteten Fragen sind von ihm
bereitwillig und in einer entsprechenden Ausdrucksweise beantwortet

worden; seine Erzählungen sind manchmal weitschweifig und verworren gewesen, doch hat sich sein Gedächtniss nicht schlechter erwiesen, wie überhaupt bei Leuten seines Standes. An seinem Urtheilsvermögen ist nichts Verkehrtes wahrgenommen, ebenso wenig
wie Sinnestäuschungen, Zittern und dergl. — Die Aussagen der Zeugen *H.*, *T.* u. s. w. erscheinen dem etc. *R.* als glaubhaft und beach-
tungswerth, wenn gleich von ihm ähnliche Beobachtungen an dem
Angeklagten nicht gemacht worden sind. Es werden in dem Gutachten nun weiter die Excesse geschildert, die der Angeklagte sich vielfach hat zu Schulden kommen lassen und sein Benehmen vor, während und nach denselben, wie dies oben von uns schon hervorgehoben worden ist, und soll hieraus gefolgert werden müssen, dass sich
eine Geisteskrankheit bei *L.* nicht feststellen lasse, dass auch ein
vorübergehender Zustand, der eine zeitweise Unzurechnungsfähigkeit
bedingen könnte, von den Sachverständigen nicht ermittelt worden
sei, dass aber die Aussagen anderer Personen ein besonders reizba-
res, exaltirtes und zornmüthiges Wesen an ihm constatirten, welches
besonders durch Trunkenheit gesteigert werde und es wäre daher
wohl erlaubt, anzunehmen, dass derselbe im Zustande der Trunkenheit unzurechnungsfähig würde. *L.* weiss, dass er Misshandlungen
verübt und wie er sie ausführt. Er motivirt dieselben aber in einer
nach natürlichem Rechte gewiss vernünftigen Weise; er weiss, dass
sie strafbar waren, er verspricht Besserung und bittet, ihm zu derselben behülflich zu sein. Diese Erwägungen veranlassen den p. *R.*
zu dem Schluss, dass der p. *L.* die in Frage stehenden Misshandlungen im selbstbewussten Zustande und mit Ueberlegung ausgeführt;
ein hinreichender Grund zu der Annahme, dass er bei Verübung derselben oder überhaupt unzurechnungsfähig gewesen oder noch sei,
nicht aufgestellt werden könne.

Im weitern Verlauf der Acten erfahren wir nun, dass *L.* am
5. October c. wiederum Abends 3 Frauenzimmer in seiner gewohnten
Weise gemisshandelt hat, im Termin am 6. November c. entschuldi-
get er diesen Excess mit Betrunkenheit, sowie damit, dass man ihn
geschlagen habe. Die in demselben Termine erschienenen DDr. *S.*
und *W.* halten ihr über den Angeklagten abgegebenes schriftliches
Gutachten aufrecht, der Dr. *S.* mit dem Zusatze, dass die Zurechnungsfähigkeit desselben nicht nur durch Genuss von Branntwein,
sondern auch durch jede andere geistige Aufregung aufgehoben
werde. Auch der Professor *R.* bleibt bei seinem Gutachten; er stellt
aber nicht in Abrede, dass unter andern Umständen, als unter welchen er Gelegenheit gehabt habe, den Angeklagten zu beobachten,
das Resultat der Beobachtungen ein anderes sein und vielleicht das
Gutachten anders ausfallen könnte. Ein schriftlicher Zusatz des
Professor *R.* zu seinem frühern Gutachten, den er unterm 9. November c. abgegeben, führt eine wesentliche Aenderung seiner Anschauungen über den Angeklagten nicht aus.

Die Verschiedenheit beider Gutachten wird für das K. Kreis-Gericht in X. Veranlassung, das Superarbitrium des K. Medicinal-Collegiums einzuholen, welches, wie folgt, erstattet wurde.

Gutachten.

Die ärztliche Begutachtung des Seelenlebens des p. *L.* wird deshalb eine so schwierige, weil es dem gesunden Denkvermögen, der Logik des Laien viel mehr Stoff zu einem Urtheil darbietet, als dem pathologisch-medicinischen Gesichtspunkte des Fachmannes. Die öffentliche Meinung ist daher auch bald und in einer grossen Uebereinstimmung mit dem Angeklagten fertig geworden, während die Sachverständigen in ihrem Urtheil nicht allein schwanken, sondern geradezu in entgegengesetzten Lagern stehen. Es ist auch uns hier nicht anders ergangen und hat eine Uebereinstimmung der Anschauungen nicht erzielt werden können.

Wir halten es im Interesse der Sache für geboten, zunächst dem K. Kreis-Gericht diejenigen Grundsätze aus der gerichtlichen Psychologie, die bei Abgabe dieses Gutachtens für uns maassgebend werden und die wir den Werken *Jessen's* und *Flemming's* entnehmen, kurz hier zusammenfassen.

Die Störungen der beiden Grundkräfte der Seele, des Gemüthes und des Geistes (Erkenntnissvermögens) sind entweder angeboren, ein Umstand, der uns hier weiter nicht beschäftiget, oder sie treffen das bereits gesund entwickelte Seelenleben oder sie bilden sich aus einer gewissen Eigenthümlichkeit und Abweichung hervor, die vor dem Ausbruch der Seelenstörung das psychische Leben sich zur Norm zwar entwickeln liess, nach demselben aber sich als entschieden ausgesprochene Anlage zur Seelenstörung offenbarte.

Die Störungen des Gemüths sind die häufigeren, ausserdem zeichnen sie sich vor denen des Erkenntnissvermögens dadurch aus, dass sie lange Zeit, Jahre hindurch für sich bestehen können, ohne die Thätigkeit der Intelligenz (des Geistes) mit in ihren Kreis hineinzuziehen; die vom Geiste ausgehenden Störungen dehnen sich dagegen immer sehr schnell über das Gemüth aus.

Die Empfindungszustände des Gemüths werden bedingt von den auf dasselbe einwirkenden Reizen und von der Beschaffenheit der Empfindungsorgane. Letztere ist eine individuell verschiedene und unterliegt selbst bei demselben Menschen den grössten Schwankungen. Die Empfindungszustände offenbaren sich als Lust und Unlust, Freude und Leid, Zorn und Furcht u. s. w., als Zustände der Depression und Exaltation, der Leidenschaften und Affecte. Als krankhaft können sie nur dann mit Sicherheit bestimmt werden, wenn sie sich so vorwaltend den übrigen psychischen Thätigkeiten gegenüber geltend machen, dass das naturgemässe Zustandekommen derselben entweder behindert oder aufgehoben wird, und ferner, wenn auf unscheinbare Anlässe die Empfindungszustände sofort zu Affecten hinaufgetrieben werden. Sie nehmen diesen Character an, theils wegen einer individuellen Praedisposition des Gemüths, theils wegen zu häufiger Wiederholung derselben Empfindungsgegenstände, theils wegen der besondern Qualitäten der auf die Empfindungsorgane einwirkenden Reize. Die verbreitetste und beständigste Erscheinung bei den vom Gemüthe ausgehenden Störungen ist die Gemüthsverstimmung, die sich bald als Uebermuth, bald als Kleinmuth äussert und durch keinen erkennbaren Wechsel der äussern Einflüsse veranlasst, von einem dieser extremen Zustände in den andern schroff hinüberspringt.

Die kranken Zustände des Geistes oder des Erkennt-

nissvermögens offenbaren sich in ungewöhnlichen Erscheinungen der Anschauungsweise und der Urtheile einer Person.
Ein Mensch würde nach *Krahmer* als von einem Wahn befangen erachtet werden müssen, wenn er anerkannte Fictionen
für Wirklichkeit ausgeben, wenn er das für wahr nehmen
wollte, dem allgemein widersprochen wird, wenn er das zu
verwirklichen strebte, was gültig erachteten Naturgesetzen
zufolge unmöglich ist und wenn er widerrechtliche Erscheinungen hervorriefe, ohne sie als solche erkennen zu können.
Die Diagnose des Wahnsinns lässt sich nie aus einer besondern That, sondern nur dadurch feststellen, dass dem
Wahn eine sichere Ueberzeugung zu Grunde liegt und dass
letztere als solche festgehalten wird.

Dies sind, kurz angedeutet, die Grundsätze der Psychologie, die für uns bei Abgabe unseres Gutachtens maassgebend werden sollen.

Wir wollen nun zunächst den Zustand des p. *L.* von
körperlicher Seite her betrachten. Derselbe ist von mittlerer
Grösse, ziemlich proportionirt gebaut, hat eine gesunde Gesichtsfarbe und eine niedrige Stirn. Er will vielfach Kopfverletzungen erlitten und vor mehreren Jahren ein Nervenfieber überstanden haben. Zur Zeit klagt er über Reissen
in den Gliedern und im Rücken. Kopfverletzungen und
Nervenfieber sind im Stande, eine bedeutende directe Einwirkung auf das Gehirn auszuüben und zwar derartig, dass
sie die Lebenszustände dieses Organes schnell oder langsam umzuändern vermögen. Wenn der Angeklagte daher
wirklich an den beiden genannten Krankheiten gelitten hat,
was mit Sicherheit nicht aus den Acten hervorgeht, so würden wir in diesem Umstande eine Schädlichkeit, der unter
Verhältnissen allein schon die Erzeugung einer Seelenstörung zur Last gelegt werden kann, erblicken dürfen. Die
DDr. *W.* und *S.* führen ferner über das Befinden des An-

geklagten noch folgendes an: bei ruhendem Körper ist sein
Pulsschlag auffallend langsam, er wird aber durch einige
rasche Bewegungen in der Zelle des Gefängnisses unver-
hältnissmässig und über die Norm beschleunigt und dabei
unregelmässig. — Es wäre sehr zu wünschen gewesen, dass
die Aerzte dieser von ihnen wahrgenommenen Erscheinung
eine grössere Aufmerksamkeit zugewendet und namentlich
sich über die Temperatur des Kopfes, über die Pulse desselben, über die Beschaffenheit der Bindehaut der Augen
und über das Herz u. s. w. während der Beschleunigung
des Pulses beim Gehen in der Zelle geäussert hätten. Dass
der Angeklagte häufigen Congestivzuständen des Gehirns,
d. h. einer im Verhältniss zu den übrigen Organen zu bedeutenden Blutbelastung dieses Organes ausgesetzt ist, folgt
aus der Häufigkeit seiner leidenschaftlichen Zornausbrüche
und seiner Trinksucht; mit Rücksicht auf diese Umstände
dürfen wir zwar annehmen, dass die an dem Angeklagten
im ruhigen Zustande wahrgenommene anomale Blutcirculation sich auch gleichzeitig als Congestivzustand des Gehirns
geltend machen wird, wir dürfen diese Annahme aber doch
immer nur als eine wahrscheinliche aufstellen, weil sie nicht
direct von den Aerzten mit in den Kreis ihrer Beobachtungen gezogen worden ist. Derartige Congestivzustände
des Gehirns zählen aber besonders zu den Schädlichkeiten,
die als Ursache von Seelenstörungen anerkannt werden.

Bei der nun vorzunehmenden Betrachtung seiner Seelenkräfte, wie sie sich bis zum Eintritt in die von ihm vorgenommenen Gesetzesübertretungen gestaltet haben, geben
uns die Acten eine reichlichere Ausbeute. Das Seelenleben
eines Menschen wird erkennbar an seinen Mienen, (Blick)
Geberden, (Haltung) Handlungen und Worten; während die
Triebfeder der drei zuerst genannten Aeusserungen vorzugsweise im Gemüthe wurzelt, müssen die Worte als Ausflüsse

der Intelligenz erachtet werden. Wir erfahren nun über
den p. *L.*, dass sein Gesichtsausdruck wegen unheimlichen
Umherrollens seiner Augen oft finster, zuweilen misstrauisch
und etwas verlegen, zuweilen heiter ist. Seine Haltung ist
schlaff, seine Bewegungen sind unbeholfen, sein Gang ist
wiegend, mit starkem Schleudern der Arme verbunden, seine
Sprache begleitet er mit lebhaften Geberden und Gesten
unter unmittelbaren und unvermittelten Uebergängen aus
einer zornigen in eine heitere Stimmung. Ueber sein Benehmen (Handlungen) erfahren wir, dass er schon in seinem
10. Lebensjahre die Aufmerksamkeit seines Lehrers *J.* auf
sich gezogen hat. Derselbe sagt von ihm aus: „Er sass oft
ruhig,.plötzlich stand er auf, fuhr mit den Händen in die
Haare, verzerrte das Gesicht und wenn er gereizt wurde,
schlug er um sich, bediente sich auch des Messers. Diese
Fälle kamen sehr häufig vor, so dass ich schon damals die
Ueberzeugung gewonnen, dass sein geistiger Zustand periodisch gestört sei.“ Dem Superintendenten *L.* ist er beim
Confirmandenunterricht durch sein exaltirtes, zornmüthiges
Wesen aufgefallen, später hat der p. *L.* ihn und den Küster,
die beide ausgegangen um einem Kranken das Abendmahl
zu reichen, auf der Strasse tanzend und springend umkreist
und .dabei allerhand Possen gemacht, z. B. seine Mütze in
die Luft oder in den Rinnstein geworfen u. dergl. Er soll
hierbei nicht betrunken gewesen sein. *G.* hält den Angeklagten auch im nüchternen Zustande für nicht ganz richtig
im Kopfe, er soll oft gut arbeiten, bisweilen aber auch ganz
still sitzen und auf keine Frage antworten. Er soll hoch-
müthig und eitel sein; wenn er einen guten Rock hat, stellt
er sich lange vor den Spiegel, färbt sich Haare, Augenbrauen u. s. w. schwarz, nimmt beim Ausgehen ein Taschentuch in die Hand, sieht sich auf der Strasse um, ob er
auch bemerkt werde, geht Niemandem aus dem Wege und

erwiedert keinen Gruss. — Aehnlich beurtheilt ihn der p.
T. und sagt derselbe noch speciell über ihn aus, dass er,
wenn er etwas getrunken hat, bei seinen Strassenumzügen
eine Flasche nimmt, an dieselbe ein Tuch als Fahne bindet
und nun Hurrah rufend durch die Strassen geht. Der Zeuge
H. urtheilt gerade so über den p. *L.*, wie die Zeugen *G.*
und *T.* Der p. *L.* selbst sagt von sich aus, dass er in
seinem Leben sehr viel in Zank und Streit verwickelt gewesen und sehr häufig Schläge bekommen habe.

In Bezug auf sein Erkenntnissvermögen erfahren wir
zunächst wieder durch den Lehrer *J.*, dass er in der Schule
gute Fähigkeiten an den Tag gelegt habe. Dieselben müssen aber entschieden rückgängig geworden sein, denn seine
Kenntnisse erstrecken sich in den spätern Jahren nur auf
Lesen und Schreiben, auf die Kenntniss der 10 Gebote, des
Vaterunsers und einiger Gesänge. Mit seinem Rechnen
steht es schwach. Sicher ist, dass er nicht im Stande gewesen ist, sich eine selbstständige, bürgerliche Stellung im
Leben zu erringen, sowie, dass er mit 36 Jahren im Winter
hindurch schon dem Armenhause überwiesen werden muss.
Am charakteristischsten äussert sich sein Erkenntnissvermögen in der Beurtheilung derjenigen seiner Handlungen,
die ihn mit der Strassenjugend, der Polizei und den Ge-
richten in Conflict gebracht haben. Wenn er als Geck auf
der Strasse erscheint, wenn er das Urtheil der Strassenjugend durch Handlungen herausfordert, die man einem Kinde
als Uebermuth auslegen kann, die aber bei einem Erwachsenen den entschiedenen Charakter der Narrheit offenbaren,
so ist er seiner Anschauung nach hierbei immer im Rechte,
er sieht nicht ein, dass er Sitte und Gebräuche verhöhnt,
dass er seine männliche Würde schamlos preisgiebt und
dass Hohn und Strafe die nothwendigen Folgen seiner Handlungen sein müssen. In diesem Urtheil zeigt er, dass ihm

das Verständniss seines derartigen Thuns vollständig fehlt,
sowie, dass seine Klagen über vorenthaltenes Recht unbegründete sind. Sein Denkvermögen ist so schwach, dass
es seine abnormen Gefühle weder beherrschen, noch ihre
Ausbrüche unterdrücken und richtig beurtheilen kann.

Fassen wir das Resultat der bisherigen Untersuchungen
zusammen, so ergiebt sich, dass der Angeklagte von seiner
frühen Jugend an, an einer Prädisposition zur psychischen
Erkrankung gelitten hat und dass diese Prädisposition wahrscheinlich durch körperliche Zustände genährt und unterhalten worden ist. Sie tritt schon vor seiner Entwickelungsperiode in einem bedeutenden Missverhältniss der Empfindungszustände seines Gemüthes zu seinem Erkenntnissvermögen hervor und sind Schule und Erziehung nicht im
Stande gewesen, letzteres so zu heben und zu kräftigen,
dass es den Einwirkungen des Gemüthes den gesunden,
normalen Widerstand entgegenzusetzen und die auftauchenden Gefühle zu beschränken oder zu unterdrücken vermocht
hätte. Eine Ausgleichung seiner beiden Seelenkräfte selbst
auch nur bis zu einer scheinbaren, trügerischen Norm hin
scheint dauernd niemals erreicht worden zu sein, die Kluft
zwischen beiden ist im Gegentheil im Laufe seiner Jahre
nur stärker und immer stärker geworden. Während seine
Gemüthserregungen, wie aus seinen zahllosen Wirrnissen,
Streitigkeiten und Schlägereien hervorgeht, oft in derselben
Weise und nach derselben Richtung hin wiedergekehrt sind
und aus ihrer Dauer und Wiederholung neue Nahrung und
Stärkung gewonnen haben, ist sein Erkenntnissvermögen
immer schwächer und energieloser geworden, und endlich
bis auf den Punkt gesunken, wo er die Rechtfertigung seines Lebens in dem Treiben eines Narren findet. Wie sehr
sein Verhalten aus einem Gusse ist, hierfür sprechen noch
die Bemerkungen der Aerzte in X. über seinen Blick und

über die plötzlichen Uebergänge seiner Stimmung aus dem
Traurigen in das Heitere, aus dem Kleinmuth in den Uebermuth; wir nehmen um so weniger an, dass diese Aeusserungen seines Seelenlebens durch seine Lage im Gefängniss
bedingt worden sind, weil die Zeugenaussagen die Anklänge
derselben in frühern Zeiten genügend hervorheben.

Die bisherigen Betrachtungen über den p. L. beziehen
sich auf sein Seelenleben, wie es vor den gegen die Frauen
verübten Excessen sich nach und nach gestaltet hat. Das
Missverhältniss zwischen Gemüth und Geist ist schon hier
so weit gediehen, dass man es als ein krankes bezeichnen
könnte, wir stehen aber von dieser Bezeichnung ab, theils
weil sie mit Rücksicht auf den Zeitabschnitt nicht in unserer Aufgabe liegt, theils weil wir bis hierher Gegengrün-
den gerecht werden dürfen, wir constatiren daher nur, dass
das Seelenleben des p. L. bis zu dem so eben angegebenen Zeitpunkte hinter der Norm zurückgeblieben ist und
zwar in einem Grade, der als so krankhaft bezeichnet werden
muss, dass dasselbe unmittelbar vor seinem vollendeten
Bruche steht.

Ehe wir bis zur Beurtheilung des Angeklagten bei Verübung der oben genannten Excesse vorgehen, müssen wir
noch zwei Punkte hervorheben, die das bisher gewonnene
Resultat unterstützen. Wir meinen die Berücksichtigung
der äussern Lebensverhältnisse des Angeklagten und die
Bedeutung, die seine Trunksucht gewinnt. Es darf als sicher angenommen werden, dass Neigung zum Trunk, ein
vagabondirendes Leben, schlechte Nahrung und schlechte
Gesellschaft, Nächtigen unter freiem Himmel, Zank und Streit
in einem hohen Grade äussere Gelegenheitsursachen zur
Herbeiführung von Seelenleiden bilden. Da der p. L. nun
nicht sowohl einer einzelnen dieser Gelegenheitsursachen,
auch nicht vorübergehend, sondern vielfach der Gesammt-

summe derselben ausgesetzt gewesen ist und zwar mit einer,
von der Norm abweichenden, eine Prädisposition zu einem
Seelenleiden offenbarenden Organisation, so legen wir Werth
darauf, dass diese Umstände aufgezeichnet worden sind und
finden in ihnen Aufklärung und Grund zum Uebergang und
Fortschritt seiner abnormen Seelenrichtung in ein wirkli-
ches Seelenleiden. —

Seine Neigung zum Trunk wird von einer doppelten
Geltung sein müssen, einmal als Gelegenheitsursache zur
Verschlimmerung seines krankhaften Gemüthszustandes (s.
oben) und dann als Mittel zur Beurtheilung seiner geistigen
Organisation. *L.* verübt die ihm zur Last gelegten Handlungen sowohl im nüchternen, als auch in einem durch
einen unbedeutenden Genuss von Branntwein angeregten
Zustande. Nur von letzterem soll hier die Rede sein, und
nicht vom Zustande einer vollen Betrunkenheit. Die Zeugen zum Theil, die Aerzte in X., besonders aber *L.* selbst
nun scheinen in dem Glauben befangen zu sein, dass ein
unbedeutender Genuss von Branntwein schon einen ganz
andern Menschen aus ihm mache, und dass er nur oder
vorzugsweise in diesem Zustande sich zu Handlungen fort-
reissen lasse, die zu begehn er in einem ganz nüchternen
Zustande Anstand nehmen würde. Diese Anschauung von
der Wirkung eines geringen Branntweingenusses auf den
p. *L.* ist indess nicht richtig, derselbe erhöht nur insofern
die Summe des organischen Lebens überhaupt und der psychischen Functionen insbesondere, als er sie klarer, flüssi-
ger, rascher und rücksichtsloser macht, als der Kluge klüger
und der Dumme dümmer wird. Ganz diese Wirkung übt
der Branntwein in kleinen Quantitäten auch auf den Angeklagten aus, er legt seine natürliche geistige Organisation
offen und in wunderbarer Durchsichtigkeit hin und zeigt
ohne Schale den Kern seines Seelenlebens, der, wie oben

ausgeführt, in einer krankhaften Unterdrückung seines Erkenntnissvermögens durch seine Gefühle besteht.

Wenn man die Eingangs dieses Süperarbitriums geschilderten Handlungen des p. *L.*, die Grund zu seiner Anklage gegeben haben, für sich allein, selbst ohne alle Kenntniss seiner frühern Lebensverhältnisse und ihrer eben vorgenommenen Deutung, einfach logisch prüft und beurtheilt, so scheint es, als ob das Gegebene, das sich von selbst Verstehende bei ihm die Geisteskrankheit, das zu Beweisende dagegen seine Geistesgesundheit sei. Eine gewöhnliche, landesübliche Durchbläuung des Hintern ist wahrlich weder ein sonntägliches, noch ein in weiten Kreisen Furcht und Schrecken erregendes Ereigniss. Wenn aber ein fremder Mann an ehrbaren Frauen und Mädchen, die durch ihre Jahre über diese Züchtigungsmethode schon hinaus sind, letztere an ihnen vornimmt und zwar nicht, wie gebräuchlich in häuslicher Umgebung, sondern öffentlich in den Strassen der Stadt, auf Landwegen und Chausseen, an Personen, die er nicht einmal kennt, die ihn vielleicht nie gesehen, nicht beleidigt und nicht gereizt haben, wenn dies massenweise, ernsthaft, derbe, vollständig rücksichtslos und paroxysmenartig betrieben wird, so ist dies weder eine tragische, noch komische, weder eine einen gesunden Humor, noch eine naturwüchsige Rache enthaltende, sondern eine plumpe, allein nach Fusel und dem Narrenhause riechende Handlungsweise, die sofort für sich allein schon den Eindruck einer Seelenstörung des Schuldigen herbeiführt und an die Wissenschaft gebieterisch die Forderung des Beweises hierfür stellt.

Krankhafte Reizbarkeit der Empfindungsorgane, abnormes Uebergewicht des Gemüths über die Intelligenz, Vernachlässigung der letztern und andauernde Wiederholungen derselben Reizungszustände des erstern waren bis zum Jahre

1860 hin, bis wohin sich *L.* die Geltung eines Narren und
eines zornmüthigen Menschen in der öffentlichen Meinung
erworben hatte, die Grundzüge seines Seelenlebens. Dass
dieselben in einer hervorragenden Eitelkeit eine weitere
Ergänzung finden, dürfen wir ebenso sehr aus seinem, die
öffentliche Aufmerksamkeit beschäftigenden und herausfor-
dernden Treiben, wie auch aus den Aussagen des Zeugen
G. entnehmen. Er wusste sich in diesem Treiben vollständig in seinem Rechte, Publicum und Behörden waren gegen
ihn im Unrechte. Er war der schuldlos Verletzte, Verhöhnte
und Beleidigte, statt Beifall erndtete er Spott und Verach-
tung, statt Lohn nur Schläge und Strafe. Er beschloss
Wiedervergeltung und Rache und übt er dieselbe seit dem
Jahre 1860 in einer ganz seinen Seelenkräften entsprechenden, ihre Natur bezeichnenden Weise. Da eine Handlung
für sich nicht ausreicht, dem Rechte gegenüber ein Seelenleiden zu constatiren, so werden wir den Beweis für dasselbe aus der Stellung zu entwickeln haben, die er mit
seinen Verstandeskräften zu derselben einnimmt.

Das Benehmen des Angeklagten in den Gefängnissen
zu X. und Y. schliesst den Verdacht einer Simulation der
Beschaffenheit seiner Seelenkräfte aus. Die X.er Aerzte
beweisen dies ausdrücklich und genügend. Ueber die Natur
seines Gedächtnisses dagegen, sowie der einzelnen Fähigkeiten seiner Intelligenz, als Aufmerksamkeit, Urtheils- und
Begriffsvermögen, findet unter den begutachtenden Aerzten
eine gemeinsame Anschauung nicht statt. Professor *R.* hält
sein Gedächtniss für nicht schwächer, als man es hier zu
Lande bei den meisten Menschen niederer Stände findet.
Da der p. *R.* für dies Urtheil keine weiteren Beweise anführt,
wohl aber die DDr. *S.* und *W.* durch eine Menge von Be-
lägen das Gegentheil, nämlich eine deutliche Schwäche seines Gedächtnisses erweisen, so müssen auch wir constati-

ren, dass dies Seelenvermögen bei ihm im Verfall begriffen
ist, namentlich mit Rücksicht auf Ereignisse seiner letzten
Lebensjahre. Dieselbe Bewandniss hat es mit seiner Fähigkeit, seinen Gedanken dauernd eine bestimmte Richtung
geben zu können, mit seiner Aufmerksamkeit; er weiss,
wie die DDr. *S.* und *W.* hervorheben, dieselbe nicht, während er spricht, bei dem Punkte festzuhalten, um den es
sich gerade handelt. Ueber sein Begriffs- und Urtheilsvermögen äussert sich der Professor *R.* kurz dahin, dass er
ein seinen Verhältnissen entsprechendes Verständniss seiner
Fragen und Auseinandersetzungen an den Tag gelegt habe
und dass er etwas Verkehrtes in seinem Urtheilsvermögen
nicht habe auffinden können. Ganz entgegengesetzt urtheilen hierüber wieder die DDr. *S.* und *W.*; die dasselbe für
schwach und mangelhaft halten und müssen auch wir dieser
Anschauung beitreten, weil sie eine Fülle von Thatsachen
vorführen, die dieselbe erweisen. Es gehören hierher seine
Anschauungen über das Schwurgericht, über die Curatel,
über den Schuster *G.* in G. und über die Verfolgungen,
denen er schuldlos ausgesetzt ist.

Wir ersehen aus dieser Charakterisirung der einzelnen
Verstandeskräfte des Angeklagten, die seinen Aeusserungen
über Verhältnisse entnommen ist, welche mit dem Gegenstande seiner Anklage entweder gar nicht oder nur lose
in Verbindung stehen, dass dieselben schwach, rückgängig,
zerfallend sind und haben wir uns hierin mehr von dem
Urtheile der X.er Aerzte, die für ihre Behauptungen Beläge
anführen, als von dem des Professor *R.*, der seine Wahrnehmungen hierüber ohne diese hinstellt, leiten lassen müssen. Das einzig Auffallende, was der p. *R.* an dem Angeklagten wahrgenommen hat, ist eine gewisse Hast und
leichte Erregbarkeit, die sich bei einigen bestimmten Ge-
sprächsgegenständen zeigte, und ferner eine gewisse Weit-

schweifigkeit und ein leichtes Ueberspringen von einem Gegenstande zum andern. Der Professor R. kommt daher
auch zu dem Resultat, dass L. weder im allgemeinen, noch
mit Rücksicht auf die in Frage stehenden Misshandlungen
für unzurechnungsfähig zu erachten sei, dass er letztere
vielmehr im selbstbewussten Zustande und mit Ueberlegung
ausgeführt habe und motivirt er dies Gutachten kurz dadurch, dass der Angeklagte Bewusstsein davon habe, dass
er die Misshandlungen verübt und wie er sie ausgeführt,
dass er dieselben in einer nach natürlichem Recht gewiss
vernünftigen Weise begründet, dass er weiss, dass sie strafbar waren und dass er Besserung verspricht. Wir bemerken hiergegen, dass es eine Menge kranker Seelenzustände
giebt, die eine Erinnerung an eine begangene Missethat in
vollster Klarheit über alle einzelnen Umstände der That
bewahren; das Bewusstsein dieser vollführten Handlungen
beweist daher weder seine Geisteskrankheit noch seine Geistesgesundheit. Wir halten es ferner für nicht gerechtfertigt, wenn der Professor R. behauptet, dass L. seine Vergehungen in einer nach natürlichem Rechte gewiss vernünftigen Weise begründet habe. Wir würden darin die
Geltendmachung eines natürlichen Rechtes erblicken dürfen, wenn L. Personen, von denen er mit Bestimmtheit
weiss, dass sie ihn beleidigt haben, entweder auf der Stelle
oder gelegentlich züchtigte, die massenweise Misshandlung
von Menschen dagegen, die er vielleicht nicht einmal vorher gesehen, die ihn sicher nie beleidigt haben, als ein
natürliches Recht für sich in Anspruch nehmen zu wollen,
bloss weil sie möglicherweise mit in dem Haufen derjenigen gewesen, die ihn einmal verhöhnt, verträgt sich weder
mit der gesunden Vernunft, noch mit der Moral, noch mit
der Sitte und dem Recht. Wir wenden ferner gegen das
Gutachten des Professor R. noch ein, dass L. zwar weiss,

dass er wegen seiner Vergehungen bestraft werden wird
und dass er diese Strafe fürchtet, ein klares Bewusstsein
von der Strafbarkeit derselben besitzt er dagegen nicht
und kann ihm dies vom Professor *R.* gerade am wenigsten
zugemuthet werden, weil er seine Handlungen ja in einer
nach natürlichem Rechte gewiss vernünftigen Weise zu begründen verstehen soll. Eine Handlung aber, zu der sich
Jemand in seinem Innern berechtigt glaubt, von der er die
Ueberzeugung ihrer subjectiven Gesetzlichkeit und Wahrheit
in sich trägt, schliesst selbstverständlich das Bewusstsein
ihrer Strafbarkeit aus. Was endlich das von dem Professor
R. als Zeichen seiner Geistesgesundheit angeführte Verspre-
chen des Angeklagten, sich bessern zu wollen, anbetrifft, so
verweisen wir darauf, dass derselbe nach seiner Entlassung
aus dem Gefängniss in 'Y. an einem Abende in X. schon
wieder drei Frauen in der von ihm gewohnten Manier ge-
züchtigt hat. Der Professor *R.* hat nicht bewiesen, dass
L. geistesgesund und zurechnungsfähig ist.

Die Stellung, die der p. *L.* mit seinem Erkenntnissvermögen zu den von ihm begangenen Misshandlungen einnimmt, lässt sich den ausführlichen Aufzeichnungen der
DDr. *S.* und *W.* nach folgendermaassen zusammenfassen:
er behauptet bisweilen, gar keine Erinnerung an die ihm
zur Last gelegten Vergehungen zu haben, bisweilen giebt
er·einige Einzelheiten derselben an, aber jedesmal andere,
einander öfters widersprechende, so dass es den Anschein
gewinnt, seine Erinnerung sei keine ganz klare. Die Misshandlungen sind angeblich meistens nur von ihm verübt
worden, weil er immer zuerst geschlagen oder beschimpft
worden ist. Bisweilen entschuldigt er sich wieder dahin,
dass die Menschen sich vielmehr gegen ihn vergangen
hätten, als er gegen sie, dass er Niemand gemordet oder
genothzüchtigt habe und dass das Schlagen in den 10 Ge-

boten nicht verboten sei, bisweilen schiebt er seine Vergehungen auf Trunkenheit. Im Zustande der Ruhe soll er
nach einigem Widerstreben zugegeben haben, dass er Unrecht gethan habe und daher strafbar sei, an andern Orten
dagegen heisst es wieder, dass er trotz aller Vorhaltungen
die Behauptung aufrecht erhalten habe, die von ihm Gemiss-
handelten würden wohl nicht unschuldig gewesen sein, sie
würden auch wohl schon einmal dabei gewesen sein, er
habe in seinem Leben schon 99 mal mehr Schläge erhalten,
als ausgetheilt und bei jeder Gelegenheit, bei Schlägereien
oder andern Scandalen sei er statt der Schuldigen bestraft
worden. Wenn er darauf aufmerksam gemacht worden ist,
dass er durch sein Benehmen Veranlassung zu seinen Verfolgungen gegeben habe, so begriff er dies Verhältniss zwar,
im nächsten Augenblicke scheint er es aber schon wieder
vergessen zu haben. Ebenso hat er über Recht und Unrecht
kein ganz klares, normales Verständniss; er hält seine Vergehungen für sehr unerhebliche, für wahre Kleinigkeiten
gegen alles Unrecht, was er schon erlitten hat; er unter-
lässt es nie, beides gegeneinander abzuwägen, als wenn
er sagen wollte, das Unrecht, welches ich gethan habe, ist
überreichlich durch das, was mir geschehen ist, aufgewogen
und gesühnt. Er äussert auch keine Reue, wohl aber zuweilen einige Sorge vor der zu erwartenden Strafe. In X.
sowohl wie in Y. hat er dringend verlangt, dass ihm ein
Vertheidiger beigegeben werde, er sei nicht im Stande sich
zu vertheidigen, er sei schwachsinnig, einen schwachsinnigen Menschen könne das Gericht eigentlich gar nicht verurtheilen, er glaube, das leide der König von Preussen gar
nicht. Vom Gerichte sei er immer unschuldig verurtheilt
worden, er verlange daher ein Schwurgericht. Bei letzterem
müsse ihm ein Vertheidiger gestellt werden, ausserdem
müssten noch 6 von den Geschwornen für ihn sprechen.

Wenn er diesmal nur erst wieder frei sei, wolle er seine Vergehungen auch gewiss nicht wiederholen. Es sei hierzu aber durchaus nothwendig, dass er unter Curatel gestellt werde, d. h. dass man ihn einem Meister übergebe, der ihn genau beaufsichtige. Wenn dies nicht geschehe, könne er auch nicht sicher für sich einstehen.

Dies ist das ganze reichhaltige, aber immerhin bieg-same Material, mit dem die uns vom K. Kreisgericht vor-gelegte Frage ihrer Beantwortung entgegengeführt werden muss. Der von uns dieser Frage gegenüber eingenommene Standpunkt ist nicht der rein psychologische, wie er von den begutachtenden Aerzten mehr oder minder hartnäckig festgehalten worden ist, sondern der ärztlich-psychologische. Das Benehmen des p. *L.* während jener Handlungen, die Zweifel in seine Zurechnungsfähigkeit veranlasst haben, ist jeder ärztlichen Beobachtung entrückt gewesen, die Stellung, die er im Gefängnisse eingenommen, ist in der Regel keine so scharf ausgesprochene, mit jeder anerkannten Wahrheit im Widerspruch stehende, dass sie sofort als eine an sich kranke erkannt werden könnte, sie bewegt sich entschieden viel mehr und offener in albernen theoretischen Anschauun-gen und Aeusserungen, über Formen, Gebräuche und Sitte, also auf Gebieten, die dem subjectiven Ermessen einen grossen Spielraum überlassen und einer mannigfachen, selbst wandelbaren Deutung fähig sind, als in klaren Wahnvor-stellungen. Diese Anschauungen des p. *L.* sind für die begutachtenden Aerzte allein die maassgebenden geworden. Hätten sie auf das körperliche Befinden des Angeklagten, auf seine unleugbare Prädisposition zu einer Seelenstörung, auf seine Lebensweise und die Schädlichkeiten, denen er dauernd ausgesetzt gewesen ist, auf seine Narrheiten und ihr organisches Wachsthum das genügende, den reellen Verhältnissen entsprechende Gewicht gelegt, so würden sie

wahrscheinlich zu andern und sicheren Resultaten gelangt
sein. Es ist aber noch ein zweiter Umstand von ihnen
ausser Acht gelassen worden. *L.* nämlich hat sich sowohl
in den Gefängnissen zu X. als auch zu Y. viele Mühe gegeben, als ein geistesgesunder Mensch zu erscheinen, trotz
seiner wiederholten Erklärungen, er sei nur schwach im
Kopfe. Es giebt nun unleugbar ebenso wie im gesunden
Seelenleben auch Schwankungen im kranken und tritt unzweifelhaft bei dem Angeklagten während seines Aufenthalts
in den Gefängnissen vielfach das Bestreben hervor, seine
subjectiv ihm gesetzlich erscheinenden Vergehungen möglichst mit denjenigen Anschauungen in Uebereinstimmung
zu bringen, die von der Sitte und dem Gesetze als allgemein anerkannte und richtige aufgefasst worden sind. Er
weiss, dass Andere seine Ueberzeugung von dem Werthe
seiner Handlungen nicht allein nicht theilen, sondern dieselben sogar verfolgen und unter Umständen strafen, überdies befindet er sich in einer Lage, wo er gar nicht im
Stande ist, für seine Ueberzeugung einstehen zu können.
Diese Kenntniss seines Zustandes, die mit einer Seelenstörung sehr häufig vereinbart gefunden wird, hat der p. *L.*
ebenfalls an den Tag gelegt und ist dieselbe sogar für den
Professor *R.*, mit Rücksicht auf den Widerspruch, den der
Angeklagte durch Wiederholung seiner gewöhnlichen Misshandlungen nach seiner Entlassung aus dem Gefängnisse in
Y. gegen diese Erkenntniss offenbart, Veranlassung gewor-
den, in seinem Ergänzungs-Gutachten vom 19. November
pr. zu erklären, es solle von ihm nicht gesagt sein, dass
Zustände vorübergehender Unzurechnungsfähigkeit bei dem
Angeklagten nicht bereits vorhanden gewesen wären. Der
Professor *R.* erkennt in diesem Ausspruche an, dass *L.* in
seinem Leben Zuständen unterworfen sein mag, in denen
er mit zwingender Nothwendigkeit Handlungen begeht, die

auf ein unfreies und unzurechnungsfähiges Seelenleben hin-
deuten, er verkennt diesen Zustand aber in seiner dauernden Sicherheit, weil er den Schwankungen des kranken
Seelenlebens keine Rechnung trägt und weil er die im Ge-
fängnissleben von dem Angeklagten an den Tag gelegte
Kenntniss seines Seelenzustandes mit der mühsam unter-
drückten und verborgen gehaltenen Ueberzeugung verwech-
selt und letztere übersieht.

Die von dem p. *L.* oft und mannigfach offenbarten
Narrheiten bilden den Uebergangspunkt aus seiner Prädisposition zu einem Seelenleiden zu dem wirklich entwickelten. Seine Narrheiten, hervorgegangen aus der Sucht, die
öffentliche Aufmerksamkeit auf sich zu ziehen, von sich
reden zu machen, (wie sehr dies Moment seiner Stimmung
selbst im Gefängniss noch vorgeherrscht hat, entnehmen
wir einer Aeusserung des Pastors *G.*, wonach *L.* in der
Kirche so laut singt, dass er die ganze Gemeinde überschreit) haben seinem Leben zwar zur Befriedigung gedient,
aber auch gleichzeitig die Differenz zwischen seinen individuellen Vorstellungen und den gewöhnlichen zu einer so
scharf hervortretenden gemacht, dass er mit Rücksicht auf
die Natur derselben und die Art ihrer Aeusserung nothwendig mit dem Publicum in Conflict gebracht werden
musste; seiner mangelnden Einsicht nach war er bei diesem
Conflicte in seinem Rechte, das Unrecht auf Seiten des Pu-
blicums. Nach dem Grundsatze, dass je mehr die Vorstellungen und Urtheile an Klarheit und Energie verlieren,
desto ungebundener und heftiger die Triebe und Affecte hervortreten, wurde *L.*, mit Rücksicht auf sein schon in früher
Jugend auf bedenklicher Höhe sich bewegendes Seelenleben,
nach Feststellung seines Standpunktes zum Publicum, zu
weiteren Handlungen fortgetrieben, die, da sie eine Steigerung enthalten sollten und er den Bruch mit der Sitte schon

vollzogen hatte, nur noch das Gesetz treffen konnten. Bei
diesem Schritte gegen das enger, als die Sitte gefasste Gesetz in seinen Misshandlungen weiblicher Personen ist er
nicht mehr Herr seiner freien Selbstbestimmung gewesen;
die Stufe seines Erkenntnissvermögens, das wir schon als
ein schwaches, im Verfall begriffenes und endlich nach so
vielen Jahren und einem solchen Leben mit in den Kreis
seines kranken Gemüthes hineingerissenes zum Theil oben
kennen gelernt haben, erweist dies folgendermaassen: *L.*
ist nicht einmal mehr im Stande einen Ueberblick über die
Folgen zu gewinnen, die seine Züchtigungen für die von
ihnen Betroffenen gewinnen können. Seiner Anschauung
nach sind sie wahre Kleinigkeiten und übersieht er daher
ganz, dass der Ueberfall einer Frau auf der Strasse im
Dunkeln durch Schreck viel tiefer und verderblicher eingreifende Folgen nach sich ziehen kann, als die von ihm
nur beabsichtigte Durchbläuung des Hintern zu thun vermag. Er klemmt ferner den Kopf oder Hals der von ihm
zu misshandelnden Person so fest mit seinen Beinen zusammen, dass sie sich weder zu bewegen noch zu schreien
vermag und übersieht hierbei wieder, dass Erstickung hierdurch herbeigeführt werden kann.

Die begutachtenden Aerzte behaupten, dass *L.* Einsicht
in das Unrecht dieser von ihm verübten Handlungen an
den Tag gelegt, die Xer Aerzte mit der Einschränkung,
dass er dieselbe nur in einem besonders ruhigen Zustande
und nach eindringlichen Ermahnungen geäussert habe. Wir
können dies als ein Factum zugeben, wenngleich nach sorgfältiger Berücksichtigung der von den Xer Aerzten angegebenen Aeusserungen des Angeklagten es zweifelhaft erscheint, wir sehen aber hierin eben nur eine durch seinen
Aufenthalt im Gefängniss herbeigeführte Schwankung in
seinem Seelenleben, die ihn fähig machte zwar Einsicht

und Kenntniss von der Beschaffenheit seines ungesetzlichen Betragens, aber noch keineswegs die Ueberzeugung, er sei mit demselben nicht im Rechte gewesen, zu gewinnen. Wie sehr er diese Ueberzeugung von seinem Rechte zu den Misshandlungen festhält, folgt aus der Angabe der Xer Aerzte, dass er es nie unterlassen habe, die ihm widerfahrenen und die von ihm ausgeübten Misshandlungen mit einander zu vergleichen und hieraus seine Berechtigung zu denselben allen Ernstes herzuleiten, ferner aus dem stets wiederholten Verlangen, dass ihm ein Vertheidiger beigegeben und seine Anklage von einem Schwurgericht verhandelt werden müsse, ein Verlangen, mit dem er gleichzeitig seine Ueberzeugung ausspricht, er sei bisher unschuldiger Weise von dem über ihn erkennenden Gerichte verurtheilt worden; aus den Motiven, die er zur Erläuterung seiner Misshandlungen aus den 10 Geboten und ihrem Vergleich mit schweren Verbrechen herleitet, sie erscheinen ihm so unbedeutend, so sehr innerhalb des gerade ihm zustehenden Rechtes zu liegen, dass im Grunde gar kein Aufhebens von ihnen zu machen ist; ferner aus seinem Wunsche ihn nach seiner Befreiung einem Meister zu übergeben, der seine Beaufsichtigung übernähme und sein Leben bestimme, wenn dies nicht geschähe, stehe er nicht dafür, dass er zu den Misshandlungen zurückkehren werde. Diese letztere Aeusserung ist, selbst ohne die Erwägung, dass sie das mangelnde Bewusstsein von dem Werthe der freien Selbstbestimmung des Menschen ausspricht, besonders charakteristisch, indem sie Einsicht in seine Unfreiheit, in sein einer Naturnothwendigkeit und nicht seinem freien Ermessen anheimgestelltes Handeln gewährt. Wie wenig seine Ueberzeugung von seinem Rechte zu den Misshandlungen durch die von ihm immerhin im Gefängniss an den Tag gelegte Kenntniss derselben gebrochen worden ist, zeigen endlich ihre nach seiner Entlassung aus letzterem erneuerten Wiederholungen. L. hält sich auch keineswegs für strafbar, wenngleich er fürchtet bestraft zu werden. Es folgt dies aus der nie von ihm aufgegebenen Entschuldigung und Vertheidigung seiner Handlungsweise und aus dem soeben angegebenen Verlangen nicht von dem ihm zuständigen Gerichte, sondern von einem Schwurgerichte abgeurtheilt zu werden.

Diese dem ganzen innern und äussern Lebensgange des p. L. entnommenen Erwägungen haben uns zu der Annahme bestimmen müssen, dass er in seinen Missbandlungen widerrechtliche Erscheinungen hervorruft, die er als solche nicht erkennen kann, dass er sich zu dem von ihm begangenen Unrecht für berechtigt erachtet. Er ist daher ein Mensch, der nicht im Stande ist, die Folgen seiner Handlungen überlegen zu können, d. h. er ist nach dem Landrecht blödsinnig. Erst die Wirkung seines Blödsinns ist seine Unzurechnungsfähigkeit.

Die uns vorgelegte Frage beantworten wir daher dahin, dass L. bei Begehung der ihm in den Anklagen vom 26. Januar pr. und 23. October pr. zur Last gelegten strafbaren Handlungen unzurechnungsfähig gewesen und überhaupt für unzurechnungsfähig zu halten ist.

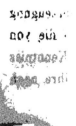

7.

Kleinere Mittheilungen.

___

I. Mordversuch eines Gymnasiasten gegen seinen Lehrer.

Psychologisches Gutachten von Dr. Morgenstern in Eisleben.

Es war am 21. Mai 18 . . als die in den Annalen
der Pädagogik unerhörte That geschah, dass ein Schüler
seinen allgemein beliebten und wegen seiner Milde bekannten Lehrer in der eingestandenen Absicht, ihn zu tödten,
mit dem Dolche angriff, ihm mannigfaltige, theilweise
lebensgefährliche Wunden zufügte und sich selbst nach dieser That mit einem Terzerol das Leben zu nehmen versuchte.

Das K. Kreis-Gericht zu *N.* stellte daher mit Recht
nach dieser in der Geschichte nie dagewesenen That die
Frage auf: Ist ein solcher Mensch für zurechnungsfähig zu
erachten? — Mir ist der Auftrag zu Theil geworden, diese
Frage zu beantworten.

War also der p. *E.* im Augenblick des Mordversuchs
für zurechnungsfähig zu erachten und wie ist die That psychologisch zu erklären? Das sind die Fragen, die wir
scharf in's Auge zu fassen haben und nach deren gründ-
licher Beantwortung es uns vollständig klar sein muss,
dass der p. *E.* unzweifelhaft zurechnungsfähig gewesen und
noch ist.

Werfen wir daher zunächst einen Blick auf die äussere Erscheinung, sowie auf das frühere Leben, wie es sich aus den Acten ergiebt; betrachten wir dann sein Benehmen vor, während und nach der That und endlich die Motive, die ihn zu derselben bewogen haben.

Der p. *E.* ist am 10. Juni 1842 geboren, ist also jetzt 17 Jahre alt; besitzt eine seinem Alter angemessene, kräftige, wohlgenährte Figur. Das Gesicht ist gerundet, nicht unangenehm, mit offenem, freiem, fast frechem Blick; die Physiognomie zeigt, bei anscheinender Offenheit weder Tücke noch Hinterlist; sie ist eben eine jugendliche Physiognomie, die noch keinen bestimmt ausgeprägten Character trägt, deren Stirn das Kainszeichen noch fehlt. Sie zeigt, ich kann keinen andern Ausdruck gebrauchen, eine gewisse Bonhommie, die mit Frechheit sehr wohl verträglich ist. Er ist stets gesund gewesen, hat nur im 7. Jahre die Masern überstanden und hin und wieder über leichte Kopfschmerzen geklagt, wie dies in der Evolutionsperiode nichts Seltenes ist. Seine geistigen Fähigkeiten waren im Allgemeinen gut entwickelt, wie dies seine Zeugnisse und sein Sitz in der Secunda des Gymnasiums beweisen und wie es auch seine Lehrer aussprechen; doch zeigte sich vielfach Mangel an geistiger Energie, gepaart mit einem Hange zur Genusssucht und Sinnlichkeit, der sich in auffallender Weise in der Neigung zu geistigen Getränken und zum andern Geschlechte aussprach. Er hatte sich dadurch auch bei seinen Mitschülern den Namen „Schnaps-*E.*" erworben und war wegen liederlichen Umgangs von Schulpforta entfernt. Diese Neigungen mögen allerdings auch die Schuld der geistigen Schlaffheit getragen haben. Dabei fehlte ihm jeder innere, moralische und religiöse Halt; vielmehr gaben ihm seine frühern und spätern Lehrer das Zeugniss, dass er stets unempfänglich war für die ewigen

Wahrheiten des Christenthums, die den Menschen über die mannigfachen Leiden des irdischen Lebens erheben. Ja, er wird geradezu des Indifferentismus und des Unglaubens in religiösen Dingen, sogar der Verspottung des Abendmahls beschuldigt.

Gegen seine Mitschüler scheint *E.* im Ganzen Gutmüthigkeit, bis auf gewisse Schülerstreiche, gezeigt zu haben; wenigstens documentiren seine letzten Briefe eine gewisse Anhänglichkeit an seine Freunde.

Da er in religiöser Beziehung eine so niedere Stufe einnahm, so wird auch jedenfalls die Achtung und Verehrung gegen seine Lehrer eine sehr geringe gewesen sein. Das Schreiben an den Professor *H.* wenigstens zeigt eine gründliche Malice.

Unter obigen Verhältnissen, bei seinem Hange zur Genusssucht, seiner Neigung zur Schlaffheit, seinem geringen Eifer für die Wissenschaften mochte ihm allerdings die glänzende Aussenseite des Soldatenlebens als das Ziel erssheinen, welches alle seine mehr oder weniger entwickelten Leidenschaften befriedigen konnte. Er fasste daher den Entschluss, sich dem Soldatenstande zu widmen und auf Avancement zu dienen.

So nahen wir uns der unglückseligen Katastrophe. Prof. *D.* trifft ihn in einem Bierhause und macht ihm Vorhalt über sein ungebührliches Benehmen bei einem frühern Vorfall. Er verspricht ihm jedoch Verschwiegenheit und Straflosigkeit, wenn *E.* sich bemühe, in den Lehrstunden theilnehmender zu sein und theilt den Vorfall nur privatim dem Director mit. *E.* fasst also noch keinen Hass und Groll gegen *D.* bis zum 20. Mai, wo der Professor *H.* ihm wohlverdiente Vorwürfe wegen der mangelhaften Präparation ertheilt.

Er vermuthet nun sofort, dass diese Vorwürfe die

Folgen der Mittheilungen *D*'s über jenen unziemlichen Vorfall seien und nun fängt er an, den Racheplan gegen den vermeintlichen Urheber zu brüten, der sein vorgesetztes Lebensziel, sein geträumtes irdisches Glück, durch ein demnächst zu erwartendes schlechtes Attest bei der Militairbehörde zerstören wird. Deshalb verzweifelt er nicht blos an seinem Lehrer, und zwar an dem, den er für den Verräther hält, sondern auch an sich und beschliesst, Beide zu vernichten. So erkauft er sich ein Terzerol mit dem dazu nöthigen Pulver und Blei, noch am ·20., und verschafft sich einen Dolch, vermag desselben Abends der General - Probe der Schöpfung in dem Musikverein mit reger Aufmerksamkeit beizuwohnen, lässt noch einige renommistische Aeusserungen über sein demnächst gegen seine Lehrer zu erwartendes Auftreten fallen und legt sich zu Bett, noch einmal seine Lage und sein Vorhaben überdenkend. Der Entschluss reift in der Nacht; die Idee eines schlechten Attestes, welches *D*. veranlasst haben soll, treibt seine Wuth immer bestimmter gegen diesen. Der finstere Geist kommt mit schwarzen Fittigen immer mehr über seine Seele; der Mordplan wird beschlossen. So sagt er seinen Eltern und seiner Hauswirthin schriftlich Lebewohl am Morgen des verhängnissvollen Tages und schreibt in sein Stammbuch, welches er einem Mitschüler als letztes Vermächtniss schenkt: „Heute erstach ich den Dr. *D*. mit einem Dolche und erschoss mich dann." Darauf frühstückt er und geht zur Schule. Unglückseliger Weise steigert sich seine gereizte Stimmung durch einige tadelnde Worte des Prof. *H*., und nun ist das Schicksal *D*'s entschieden, weil er diesen für die Ursache auch dieser beleidigenden Aeusserungen hält. Doch nun welch' hämisches und heimtückisches Gebahren! Um 11 Uhr in seine Wohnung gekommen, überlegt er, dass es leichter sein würde, sein Vorhaben auszuführen, wenn er dem *D.*, der sehr kurzsichtig, ein Schreiben überreichte, und so schreibt er den Uriasbrief, um das Auge des Lehrers während der beabsichtigten That von sich abzuwenden. Dann tritt ein Augenblick Entmuthigung ein und um diese zu bannen, trinkt er zwei Schnäpse, die er noch bezahlt. Hierauf lässt er sich dem nichts ahnenden *D.* melden, findet diesen sitzend, überreicht den Brief, den dieser dicht vor die Augen nimmt, und dann sticht er mit der Mordwaffe, allerdings nicht mit der abgefeimten Sicherheit eines gedungenen Banditen, sondern mit der zaghaften Schüchternheit des ängstlichen Neulings, von hinten auf sein Opfer los. Dies entflieht noch zur rechten Zeit, nachdem es sieben, theilweise lebensgefährliche Dolchstiche davon getragen und nun wendet er, nachdem er sein blutiges Werk beendet glaubt, die Hand gegen sein Leben, indem er das mit einem Rehposten geladene Terzerol in den Mund abfeuert. So finde ich ihn anscheinend besinnungslos und erst nach kräftigem Rütteln erhebt er sich.

Als ich ihm nach einer halben Stunde im Gefängnisse Vorstellungen über sein Doppelverbrechen machte, welches er sehr gut kannte (denn er hatte seinen Eltern geschrieben: „wer sich nicht das Leben giebt, darf es sich nicht nehmen"), antwortete er mir gefasst und ruhig, leugnete jede Reue, ja versicherte mich, dass er sehr gut verstehe, mit Schiessgewehr umzugehen, dass es also nicht an ihm liege, wenn er seinen Zweck nicht erreicht habe.

Dies in Kurzem der Hergang der Sache, so weit er zu unserm Zwecke nothwendig. Rollen wir nun den Vorhang von diesem Nachtgemälde in die Höhe und werfen wir einen Blick in diese traurige Gemüthswelt, die schon in so früher Jugend von dem Pesthauch unserer heutigen gesellschaftlichen Zustände berührt und zerstört ist.

Wenn wir die Folgerichtigkeit zwischen Gedanken und
Handlung als den Maassstab für die Zurechnungsfähigkeit
oder Unzurechnungsfähigkeit eines Individuum annehmen
müssen, wer vermöchte dann in der Ausführung des Verbrechens die Handlung eines unfreien Menschen zu entdecken? Vielmehr müssen wir die Ruhe und Ueberlegung
in den Vorbereitungen und in der Ausführung, diese Ruhe,
mit der er sich die Waffen verschafft, mit der er noch am
Vorabend Vergnügungslokale besucht, des Morgens noch
zwei Schnäpschen zur Stärkung trinkt, ehe er zum blutigen Werke schreitet, als den Ausfluss eines wohl überlegten Racheplans anerkennen. Nur in dem letzten entscheidenden Momente fehlt dem jugendlichen Verbrecher,
wie so oft in seinen früheren Lebensstunden, auch hier die
nöthige Energie, so dass er seinem Opfer nicht den Todes-
streich beizubringen vermag; doch auch dem ergrauten
Bösewicht pflegt in einem solchen Moment wohl die Hand
zu zittern.

Aber muss es nicht auffallen, dass ein Jüngling, erst
in die Blüthe der Jahre eintretend, trotz der bestimmten
Aussicht auf Strafe, so wenig Lust am Leben besitzt, dass
er sich selbst desselben zu berauben sucht? Selbst der
Anfänger im Verbrechen sucht Hoffnung in der Flucht,
fürchtet vor Allem den Verlust des Lebens, dieser süssen
Gewohnheit des Daseins, und trägt statt dessen lieber jahre-
und lebenslange Kerkerhaft.

Der leichtbeschwingten, heissblütigen Jugend ist das
Leben ein noch zu junger Freund, dessen Werth es noch
nicht zu schätzen weiss; es ist ihr ein sprudelnder Quell,
der unerschöpflich scheint. Dem langsam und bedächtig
wandelnden Alter ist das Leben ein Freund, um dessen
kostbaren Besitz es mühsam gerungen hat; es weiss, wie
viel es gekostet, es geizt mit der spärlich rinnenden Stunde,

davon jede für ihn die letzte im Strome der Ewigkeit sein
kann. Und dazu kommt die Stimmung unseres Jahrhunderts, wo die Leidenschaften nicht zur Veredlung des ewig
Wahren, Schönen und Guten, dessen Saame in so reichem
Maasse im Menschenherzen ausgestreut ist, sondern zur Ver-
götterung des Egoismus verwendet werden. Wir leben im
Zeitalter des Egoismus. Doch das sind die allgemeinen und
unausbleiblichen Folgen einer zerfahrenen und blasirten
Zeitströmung, der es am innern Halt fehlt, weil es ihr an
wahrer Religiosität und Herzensbildung gebricht, die deshalb in ihrer unbeschreiblichen Hohlheit ihren ganzen Genuss nur in Lebens- und Sinnesgenuss sucht. Aber gerade
eine solche Generation erschöpft ihre Kräfte am schnellsten
durch Zersplitterung derselben, statt an Concentration zu
denken, und so tritt naturgemäss durch Erschöpfung und
Ueberreizung des Nervensystems an die Stelle des freudi-
gen Jugendmuthes, des frischen Kraftgefühls unverletzter
Jungfräulichkeit jenes verderbliche Haschen und Jagen nach
Sinnengenuss, jene Gleichgültigkeit gegen das Leben, jener
auffallende Lebensüberdruss, die wir an so vielen jugendlichen Individuen unserer Zeit in Mord und Selbstmord
bewundern und bedauern müssen. Und so geht es *E.* und
so vielen Anderen, die das Leben, noch ehe sie es genossen und als köstliches Geschenk zu schätzen gelernt, als
ein Kinderspiel wegwerfen.

Betrachten wir nun zunächst die Motive, welche den
p. *E.* zum Mordanfall gegen seinen Lehrer reizten.

Dasjenige Gefühl, welches ihn zunächst getrieben haben
mag, ohne dass er sich über die tiefer liegende Ursache
klar wurde, liegt wohl auf der Hand; es ist dasjenige, das
jeden Naturmenschen empören kann, das den raffinirten
Europäer zu den entsetzlichsten Ausschreitungen fortreisst.
Es ist ein tiefmenschliches Gefühl, der Wunsch nach

Wiedervergeltung für eingebildete oder wirklich erduldete
Beleidigung, ich meine die Rache. Und gerade dieses Gefühl wird am meisten beherrscht durch die Wahrheiten und
den innersten Kern des Christenthums, der sich in der
Liebe und in der Wahrheit bethätigt. Wie hätte aber dieses bei *E.* wirksam sein können, in dessen Herzen nicht
das Christenthum seine Wurzeln geschlagen, sondern das
von Sinnenlust erfüllt war, das aber eben deshalb eine um
so sicherere Beute der verderblichsten und zerstörendsten
Leidenschaften wurde? — Einem solchen durch Leidenschaften und durch erhitzende Getränke aufgeregten Gemüthe musste die Rache sehr nahe liegen; aber dasjenige
Motiv, welches vor allen Dingen dies Gefühl weckte, an-
fachte und zur lodernden Flamme und zündenden That
emportrieb, war verkehrter, falscher Ehrgeiz. Er wollte,
ein zweiter Möros,[1]) in eingebildeter Ueberschätzung seiner
Leistungen, in renommistischer Aufgeblasenheit, den Dr. *D.*
für immer mit einem gewissen Eclat unschädlich machen;
„er wollte, wie er selbst sagte, ihm zeigen, dass er künf-
tighin keinen Schüler um sein Glück bringe“. Er sah sich
mit demselben Dünkel, mit dem er sich im Geist in der
schimmernden Uniform sah, als den Retter, Befreier und

---

1) Noch eines characteristischen Zuges muss ich erwähnen, der
ein eigenthümliches Streiflicht auf sein Selbstgefühl wirft. Er hielt
sich für eine sehr wichtige, auserwählte Persönlichkeit und so war er
sehr eifrig in der Aufzeichnung seiner eigenen vermeintlichen Hel-
denthaten. Ein Zeugniss dessen ist das oben angeführte Stamm-
buchblatt, sowie eine Hostie, die er beim Abendmahl aus dem Munde
genommen und mit dem entsprechenden Datum bezeichnet hat. So
ruft er einem Mitschüler beim Weggange zu: „Heute Nachmittag
könnt Ihr für mich ein *Tedeum* singen‘“ Dergleichen Persönlichkei-
ten, die sich für vom Schicksal pradestinirte halten, wie ein berühm-
ter Mann der Neuzeit, pflegen gern dem Aberglauben zu huldigen
und an gewisse Tage und Vorbedeutungen zu glauben. So hält *E.*
den Freitag für einen besonders bedeutungsvollen.

Märtyrer des Gymnasiums. Deshalb wandte er sich gerade gegen 'den, der angeblich diese Träume einer goldenen, glänzenden Zukunft durch ein schlechtes Attest zerstören wollte, einer Zukunft, die er sich wohl mit rosigen Farben ausmalen mochte, weil sie anscheinend mit wenig Arbeit viel Glanz verbindet.

Also vor allen Dingen dieser halt- und gedankenlose Unglaube, der keine wahre Energie und Characterfestigkeit giebt, der vielmehr nur Eitelkeit und Sinnenlust gebiert, falsche Ehrsucht und gekränkte Eigenliebe, wahrscheinlich genährt durch die Lectüre der neuern seichten Romane, und endlich das ungezähmte Gefühl der Rachelust — das waren und sind die Motive zu der unerhörten That des Mordversuchs eines Schülers gegen seinen Lehrer.

Wer möchte nun wohl nach der Darlegung des obigen Thatbestandes und der Entwickelung der Motive zur Ausführung der That an der vollständigen Zurechnungsfähigkeit des p. E. zweifeln? Wenn wir auch mit ihm und mit seiner Jugend Mitleid fühlen können, weil er ein gut Theil der Schuld des Jahrhunderts mitträgt, so kann er sich doch der vollen Schuld nicht entziehen. Ein Jeder steht in seinem Jahrhundert, keiner vermag sich aus diesem Verbande zu lösen, denn wir selbst sind das Jahrhundert.

Obiges Gutachten nehme ich auf den von mir generell geleisteten Sachverständigen-Eid.[1])

---

1) Der p. E. wurde, nachdem die Frage wegen Mordversuchs von den Geschworenen mit 7 gegen 5 Stimmen bejaht worden war, von dem Gerichtshof zu Halle wegen versuchten Todtschlags zu 10 Jahren Zuchthaus und eben so langer Stellung unter Polizei-Aufsicht verurtheilt.

2. Sodomie mit einer Stute.

Neues, diagnostisches Beweismittel.

Vom Dr. Katter in Zehdenick.

Am 8. d. M. Nachmittags wurde ich in dem Marsch-
quartier T. bei P. von dem Herrn Hauptmann *S.* aufgefordert, ihn in das Quartier des Unterofficiers *G.*, welcher der
fleischlichen Vermischung mit einem Thiere (Sodomie) ver-
dächtigt sei, zu begleiten und an Ort und Stelle Ermittelungen zur etwaigen Feststellung des Thatbestandes anzu-
stellen. — Die gerichtsärztliche Forschung nach objectiven
Beweismitteln, so selten eine solche zu dem gewünschten
Ziele führt, wird sich in derartigen Fällen wesentlich nach
zwei Richtungen zu erstrecken haben, und zwar wie im vorliegenden auf den Angeschuldigten selbst, sodann aber auch
auf das passive Werkzeug der That, das betreffende Thier.
In letzterer Hinsicht wurde als Untersuchungsobject eine
Rappstute bezeichnet, in deren Stall der Angeschuldigte
zweimal im Verlauf einer Stunde unter verdächtigen Umständen, sowie ohne genügende Motivirung seinerseits vorgefunden worden sein soll und zwar das letzte Mal (vor
etwa einer Stunde) von dem Besitzer des Pferdes, Bauer
M., welcher beim plötzlichen Eintreten in den Stall nach
seiner Aussage bemerkt haben will, wie *G.* von dem Pferde
erschreckt wegsprang, sich von ihm ab- und nach der
Wand wendete und seine Hosen zuknöpfte. Hiernach will
M. bei der Besichtigung seiner Stute an deren Geschlechtstheilen diejenigen, auch dem Laien auffallenden Erscheinungen wahrgenommen haben, welche bei dem noch in demselben Stall stehenden, wie es schien sehr ruhigen, hübschen,
aber ziemlich kleinen Thiere jetzt folgenden Befund darboten: An den Geschlechtstheilen zeigten sich nämlich die
Schamlefzen und der Scheideneingang auch der oberfläch-

lichen Betrachtung erheblich geschwollen, die den letzteren
auskleidende Schleimhaut liess an mehreren (3—4) Stellen
seichte 1½—2 Linien lange blutige Einrisse wahrnehmen.
An der rechten Schamlefze bemerkte man einige kleine,
mit halbgeronnenem Blute bedeckte scharf geränderte Hautabschilferungen, wie von Nägelabkratzungen herrührend.
Aus den besonders an dem untern Schamwinkel feuchten
Genitalien konnte man ein sparsames, schleimiges, röthlich
gefärbtes Secret ausdrücken und wurde letzteres mit einem
reinen leinenen Lappen aufgefangen und abgewischt, um,
wie weiter bemerkt werden wird, asservirt zu werden. Die
weitere Besichtigung des Thieres liess durchaus nichts Abnormes und insonderheit nichts, was mit dem an ihm etwa
verübten Fleischesvergehen in Zusammenhang zu bringen
gewesen wäre, auffinden. Auf Befragen sagte der Bauer
M. aus, dass seine Stute vor einigen Monaten vom Hengste
gedeckt worden sei, und dass dieselbe irgend welche Krank-
heitssymptome oder Erscheinungen wie die oben erwähnten, bis zum heutigen Tage nicht dargeboten habe. —

Hiernach wurde mir *G.* zur Untersuchung vorgestellt,
und war hierbei zunächst in psychologischer Beziehung auffallend, dass der Angeschuldigte, ohne mit dem Gegenstande der Anklage bekannt gemacht worden zu
sein, sich in sichtlicher ängstlicher Erregung befand, die
sich durch hochgeröthetes, schweissbedecktes Gesicht und
dessen Mienenspiel, durch Zittern der Hände und Tremuli-
ren der Stimme beim Sprechen documentirte, — es war
ferner auffallend, dass *G.*, von dem Herrn Hauptmann *S.*
mir „zur Untersuchung" übergeben, und nachdem ich ihn
etwas bei Seite geführt, ohne irgend eine Aufforderung dazu erhalten zu haben, sofort daran ging — seine Genitalien behufs der Untersuchung zu entblössen! An letzteren ergab diese nunmehr folgendes: Das Glied erschien

von normaler Grösse und Beschaffenheit, die zur Hälfte von
der Vorhaut bedeckte Eichel war fast trocken, nirgends an
derselben, ebenso wenig wie an den übrigen Theilen des
Gliedes eine Hautabschilferung oder sonstige Verletzung zu
entdecken. Die Harnröhrenmündung zeigte sich beim sanf-
ten Auseinanderzerren ihrer Lippen feucht, indess liess sich
aus derselben kein Secret ausdrücken. Die Vorhaut (welche
sich ziemlich leicht zurückziehen und dadurch die Eichel
entblössen liess) an ihrem äusseren, mit der Oberhaut über-
kleideten Blatte, ebenso auch die Hautbedeckungen des
Gliedes waren hier und da kaum merklich mit einer, wie
verwischten, durch trockenes Abreiben nicht zu entfernen-
den schmutzigröthlichen Färbung versehen. Beim straffen
Zurückziehen der Vorhaut endlich boten sich der genaueren
Betrachtung, eingeklemmt in die Uebergangsfalte zwischen
Vorhaut und Eichel 5—6 feine, schwarze, etwa 3 Linien
lange Härchen, welche sorgfältig aufgesammelt und in eine
Papierhülse eingekapselt wurden. Auf diesen Befund aufmerksam gemacht, versuchte der Angeschuldigte denselben
durch Wischen mit den Fingern zu entfernen, und hieran
sofort verhindert, erklärte er, dass er am Abend vorher
mit einer Frauensperson den Coitus vollzogen habe. Was
die weitere Untersuchung des Angeschuldigten anlangt, so
verdient hier noch hervorgehoben zu werden, dass derselbe
von kräftigem Körperbau und durchaus gesund erschien.
Das Schamhaar, sowie der übrige Haarwuchs ist von brau-
ner Farbe. An den Händen, an denen sich keinerlei
Schmutz- oder sonstige Flecke zeigen, sondern die im Gegentheil sehr rein erscheinen, sind die Nägel nicht ganz
kurz gehalten, sondern erreichen beinahe die Spitzen der
Finger. Die leinenen Beinkleider endlich, mit denen der
Angeschuldigte þekleidet war, zeigten sich vorn in der Nähe
des sogenannten Schlitzes, ebenso wie der vordere untere

Theil des Hemdes schmutzigröthlich befleckt. Nachdem
hiermit die Ermittelung des zur Beurtheilung des Falles
wichtigen Thatsächlichen an der Person *G.* als beendet angesehen werden musste, wurde hierauf schliesslich noch von
mir eine Parthie Härchen von dem Hintertheil der erwähnten Rappstute durch leichtes Ueberstreichen mit der Hand
entfernt, aufgesammelt und gleichfalls in einer Papierkapsel
verschlossen; letztere, sowie diejenige, worin die an dem
Gliede des p. *G.* aufgefundenen Härchen enthalten waren,
wurden, jede gesondert, versiegelt und genau bezeichnet
und in derselben Weise auch der oben erwähnte Leinwand-
lappen verschlossen. Das Ganze wurde dem Herrn Hauptmann *S.* auf dessen Anordnung zugestellt, um der *Species
facti* über den Angeschuldigten beigefügt zu werden.

Wenn mir hiernach oblag, die auf die geschilderte
Weise gewonnenen Befunde einer wissenschaftlichen Würdigung zu unterwerfen, so hatte ich zunächst zu bedauern,
dass ich zur Zeit in der Ermangelung eines mir zu Gebote
stehenden Mikroscops eines diagnostischen Hülfsmittels beraubt war, wie es zur vollen practischen Verwerthung der
oben bezeichneten *corpora delicti,* namentlich zur Auffindung
von Saamenfäden, durchaus erforderlich scheint. Allein abgesehen hiervon lieferten dennoch, wie ich glaube, die anderweit erhobenen Befunde genügende Anhaltspunkte zur
Beurtheilung des Falles. Hierher gehörten

1) die starke entzündliche Schwellung, die röthliche,
d. h. blutiggefärbte Absonderung der Genitalien der Stute,
besonders aber die Einrisse der Schleimhaut des Scheiden-
eingangs und die Hautabschilferungen an der rechten Schamlefze. Aus der Aussage des Besitzers des Pferdes geht hervor, dass dasselbe vor einigen Monaten vom Hengste gedeckt, also tragend war; unter solchen Umständen ist also
an ein „Rossen" der Stute, ein Zustand, welcher einiger-

maassen ähnliche entzündliche Erscheinungen wie der obigen an den Genitalien hervorrufen könnte, nicht zu denken,
ebenso wenig aber an das plötzliche Auftreten oder längere
wenn auch von dem Besitzer nicht bemerkte Bestehen einer
spontanen Krankheit, wie z. B. der Beschälkrankheit, welche
sich durch einen in mehrfacher Beziehung von dem vorliegenden verschiedenen Symptomencomplex gekennzeichnet
hätte. Für beide Fälle würden überdies die erwähnten frischen, zum Theil noch mit halbgeronnenem Blute bedeckten
kleinen Schleimhautverletzungen durchaus unerklärlich bleiben, vielmehr deuten dieselben entschieden auf eine vor
Kurzem verübte starke mechanische Insultation der
betreffenden Theile. Wenn es nun ferner bei dem Grössen-
verhältniss der beiderseitigen Genitalien auch nicht eben
wahrscheinlich erscheint, dass die erwähnten abnormen Befunde an den Geschlechtstheilen der Stute durch gewaltsame
Insulte mittelst des erigirten männlichen Gliedes des Angeschuldigten hervorgebracht worden seien, so werden dieselben doch ungezwungen auf irgend welche manuelle Angriffe Seitens *G.*, wahrscheinlich hervorgerufen durch die
einigermaassen schwierige Situation bei der Ausführung seines Vorhabens zu beziehen sein. Die Besichtigung der Fin-
gernägel des Angeschuldigten hat ergeben, dass dieselben
ganz geeignet waren, jene Abschilferungen an der Schamlefze, anscheinend „von Nägelabkratzungen" herrührend, zu
bewirken.

2) Was den Befund von schmutzigröthlichen Flecken,
an dem Vordertheil der Hose und des Hemdes, sowie Spuren ebensolcher an der Oberhaut des Gliedes des Angeklagten betrifft, so konnte derselbe nicht leicht geschickter oder
vielmehr glücklicher die Beweiskraft dieses Befundes ver-
dunkeln, als durch die, allerdings zunächst gegen ein anderes Indicium gerichtete Angabe, dass er am Abend vorher

(in derselben Bekleidung, wie er später hinzufügte) mit
einer Frauensperson den Coitus vollzogen habe. Hiernach
musste die Möglichkeit einer Entstehung jener Flecke durch
Menstrualblut etc. jenes weiblichen Individuums immerhin
angenommen werden, denn ich füge hinzu, dass es dem
Angeschuldigten wahrscheinlich in der That nicht schwer
gewesen sein würde, die Richtigkeit seiner Angabe nachzuweisen, da der vorhergehende Abend, als der letzte für
das Bataillon von einem mehrwöchentlichen Abschiede von
der Garnisonstadt nicht eben selten in dieser Weise cele-
brirt zu werden pflegt. Die Prüfung jener Flecke also auf
Blutspuren würde bei der bisher allgemein anerkannten
grossen Schwierigkeit, Menschenblut von dem Blut unserer
grösseren Säugethiere sicher zu unterscheiden, keinen wesentlichen Erfolg geliefert haben und wurde auch aus diesem Grunde von der nähern Untersuchung der betreffenden
Beinkleider etc. ärztlicherseits Abstand genommen. Gleichwohl ist es schwierig, sich bei dem übrigen Thatbestande
der Vermuthung zu entschlagen, dass die erwähnten Flecke
mit der vorgefundenen röthlichen Absonderung der Genitalien der Stute in ursächlichen Zusammenhang zu bringen
sind und dürfte der erwähnte Befund deshalb mindestens
der adjutorischen Beweiskraft nicht entbehren.

3) Dass die unter diesen Umständen auffallend reinen
Hände des Angeschuldigten einen durchaus negativen Befund boten und auch nur schwache Spuren der ad 3. erwähnten Flecke auf der Oberhaut des Gliedes des Angeschuldigten, ebenso ferner an letzterem keinerlei Zeichen
eines kürzlich erfolgten Saamenergusses gefunden wurden,
darf nicht befremden, wenn man bedenkt, dass G. es sich
wahrscheinlich angelegen sein liess, derartige Zeichen durch
Abwaschen und Abtrocknen baldigst zu beseitigen.

4) Das wesentlichste Belastungsmoment für den Ange-

klagten finde ich endlich in der Entdeckung einer Anzahl
kleiner, schwarzer Härchen an einem nicht leicht zugäng-
lichen Theile seines Gliedes, nämlich in der nur durch
straffes Zurückziehen der Vorhaut (z. B. bei starker Erection)
auszugleichenden Falte zwischen letzterer und der Eichel.
Es ist einleuchtend, dass nur durch innige Berührung der
entblössten Eichel mit einer Fläche, welche die erwähnten
Härchen verhältnissmässig leicht abstreifen liess, letztere an
ihren Fundort gelangt sein konnten und es wird sich nunmehr nur die Frage aufdrängen, ob dieselben, wie der Angeschuldigte vermuthen lassen will, von den Genitalien einer
Frauensperson abstammen, oder auch von dem eignen Körper des *G.* zufällig dahin gelangt sind, oder ob dieselben
endlich nicht vielmehr für Härchen aus der Umgegend der
Geschlechtstheile des Pferdes, welches der Angeschuldigte
gemissbraucht haben soll, angesprochen werden müssen. —
Jedes thierische und auch menschliche Haar besteht wesentlich aus drei Theilen: einer Wurzel, mit welcher es in
der Haut, resp. in dem sogenannten Harnbalge befestigt ist,
einem mittleren mehr oder weniger langgestreckten Theile,
dem Schaft, und einer Spitze. Verschiedenheiten ergeben
sich der Hauptsache nach aus der Farbe, der Dicke, der
Länge, der Form des Schaftes, dem schlichten oder ge-
kräuselten Verlauf und aus dem Verhältniss der einzelnen
Theile zu einander. Die Kopfhaare des Menschen (*in specie*
Europäers) haben beispielsweise einen langgestreckten cylindrischen, die Bart- und Schamhaare einen gleichfalls
langgestreckten aber mehr oder weniger plattgedrückten,
die Wimper- und Brauenhaare einen cylindrischen, aber
verhältnissmässig kurzen und dicken Schaft, der in eine
langausgezogene Spitze endigt. — Die mir vorliegenden
Haare nun, welche am Penis des Angeklagten gefunden
wurden, zeigen folgende Eigenthümlichkeiten: Sie sind

sämmtlich von der nahezu gleichen Länge von etwa drei
Linien, das Wurzelende ist dünn, ziemlich lang; der Schaft
sehr kurz und verhältnissmässig dick, cylindrisch; die Spitze
lang ausgezogen, dünn; die Farbe, mit Ausnahme der heller
gefärbten Wurzel, tiefschwarz. Hieraus geht nun hervor:
a) dass dieselben nicht von den Genitalien einer Frauensperson wie *G.* glauben lassen will, herrühren können, da
menschliche Schamhaare die oben geschilderten, hiervon
durchaus abweichenden Eigenthümlichkeiten und überdies
durchschnittlich eine bei Weitem beträchtlichere Länge haben. Hieraus erhellt zugleich b) dass die Härchen nicht
Schamhaare des *G.* selbst, die ausserdem eine braune Farbe
haben, sein können; c) es können dieselben aber auch nicht
Bruchtheile solcher oder anderer längerer (z. B. Haupt-)
Haare sein, da die vorliegenden Härchen alle Theile eines
vollständigen Haargebildes erkennen lassen; d) auch mit
kurzen Haaren anderer Körpertheile des *G.*, z. B. mit Wim-
per- oder Brauenhaaren lassen sich die vorliegenden vermöge ihrer Farbe und überhaupt ihres Totalhabitus nicht
identificiren; e) dagegen zeigen dieselben in allen ihren
Eigenschaften die grösste Aehnlichkeit mit denjenigen Härchen, welche von mir in der Absicht späterer genauer Vergleichung von dem Hintertheil und der Umgegend der Genitalien der bezeichneten Rappstute durch leichtes Streichen
mit der Hand entfernt und aufgesammelt worden sind.
Diese Aehnlichkeit ist so bedeutend, dass ein Härchen der
einen Sorte mit einem solchen der anderen zusammengelegt
und unter einer scharfen Loupe betrachtet zum Verwechseln
gleich erscheint, und beide in Nichts von einander zu unterscheiden sind.

 5) Es bedarf nach dem Vorstehenden nicht des Hin-
blicks auf Beweismomente, die nicht ausschliesslich vor das
medicinische Forum gehören, wie das Verhalten des An-

geschuldigten bei der ärztlichen Untersuchung, seine phy-
sische und psychische Aufregung, das unaufgeforderte Prä-
sentiren seiner Genitalien (da er wohl wusste, um was es
sich handelte), endlich das offenbar nur aus einem Schuld-
bewusstsein hervorgehende Bestreben, die ihn verdächtigen-
den Härchen, sowie er auf diesen Befund aufmerksam gemacht wurde, zu entfernen u. s. f. — Alles dessen bedurfte
es, wie gesagt, für mich nicht, um schliesslich mein Gutachten dahin abgeben zu können:

> „dass *G.* sich der widernatürlichen Unzucht (Sodomie)
> mit der Rappstute des Bauer *M.* wirklich schuldig ge-
> macht habe."

3. Fall von Dipsomanie.

Mitgetheilt von Professor Liman in Berlin.

Die Zweifel über das Vorkommen dieses vielbestritte-
nen Krankheitszustandes haben heut zu Tage nur noch einen
untergeordneten forensischen Werth, weil der §. 22 des früheren Strafgesetzbuches, nach welchem „dem, der sich selbst
vorsätzlich oder vermittelst eines groben Versehens, es sei
durch Trunk oder auf andere Art, in Umstände versetzt hat,
wo das Vermögen frei zu handeln aufgehoben, oder einge-
schränkt ist, das unter solchen Umständen begangene Verbrechen nach Verhältniss dieser seiner Verschuldung zugerechnet werden sollte," durch das gegenwärtige Strafgesetz
aufgehoben ist und hienach der Rausch eines Trunksüchti-
gen in Bezug auf seine Zurechnungsfähigkeit, wie der Rausch
überhaupt zu bemessen ist. Nichtsdestoweniger behält aber
dieser Zustand ein Interesse für den Richter, welcher die
Schuldfrage zu erwägen und zu beurtheilen hat. Abgesehen
von dem forensischen, bietet aber die Krankheit ein hohes
pathologisches Interesse, und dürfte die folgende Mittheilung,

aus dem eigenen Munde eines gebildeten gegen sein Unglück
mit aller Kraft ankämpfenden Mannes, nicht ohne Werth
für die Antiologie und den Verlauf der Trunksucht sein.

„Ew. Wohlgeb. forderten mich auf, Ihnen eine kurze
Beschreibung meines Lebens und meiner Krankheit, sowie
des Erfolges meiner Nordsee-Badekur einzusenden, welchem
Verlangen ich zu entsprechen versuche.

Meine anliegende *descriptio vitae et morbi* ist freilich
nicht eben ganz kurz gerathen, da ich den regelmässigen
Gang meiner vielen Krankheitsanfälle darstellen wollte.

Natürlich bin ich von Herzen bereit, alle von Ew. Hochwohlgeboren etwa an mich zu stellenden speciellen Fragen
schleunigst und nach bestem Wissen zu beantworten und
spreche nur noch die ebenso dringende, als ganz ergebenste
Bitte wiederholt aus, Ew. Hochwohlgeboren wollen mich
unglücklichen Kranken nicht verlassen, sondern mir Rath
und Hilfe in meinem ernsten Kampfe gegen die schreckliche Krankheit gütigst ertheilen etc."

Ich bin am .. ten April 18 .. in G. geboren. Mein
Vater starb am Nervenfieber; er soll von gesunder, starker
Körperconstitution gewesen sein.

Als ich etwa zwei Jahre alt war, verheirathete sich
meine Mutter wieder. Mein Stiefvater zeigte sich bald als
roher, gewaltthätiger Mensch, der meine Mutter und mich
entsetzlich misshandelte. Die gegen mich von ihm verübten
Misshandlungen waren unzählbar und im höchsten Grade
brutal. Ich war hierdurch so furchtsam geworden, dass ich
mich jedesmal verkroch, sobald ich den Schritt dieses abscheulichen Stiefvaters hörte und dann immer fast convul-
sivisch am ganzen Körper zitterte. Nach der Scheidung
meiner Mutter von diesem abscheulichen Manne begann für
mich ein ruhiges, stilles Leben. Ich war ein sehr begabtes
Kind, so dass ich schon in einem Alter von vier Jahren

ganz gut lesen und ganze Gesangbuchslieder aus dem Gedächtnisse hersagen konnte. Durch so frühzeitiges und über-
triebenes Lernen wurde ich aber so nervös reizbar, dass
ich auf Anordnung des Arztes Jahrelang kein Buch ansehen
sollte. Dies Verbot wurde bis etwa zu meinem 9. Jahre
aufrecht erhalten, dann aber aufgehoben, und nun stürzte
ich mich mit einem wahren Heisshunger auf das Lernen
und die Wissenschaften, so dass ich schon im Alter von
15½ Jahren in Prima sass, obgleich ich während dieser Periode mehrere schwere und sehr langwierige Krankheiten
zu bestehen hatte. Als ich 16 Jahre alt war, starb meine
gute Mutter an der Brustwassersucht. Da ich keine Geschwister hatte und keiner meiner Verwandten in G. wohnte,
wo ich das Gymnasium besuchte, der sich eingehend um
mein sittliches Verhalten bekümmern konnte, so wurde es
einigen leichtsinnigen Mitschülern nicht schwer, mich zu
allerhand tollen Streichen, insbesondere zu vielem Biertrin-
ken, Liebschaften u. dergl. zu verführen.

Als Student cultivirte ich diese Leidenschaften in hohem
Grade und war in der Studentenwelt bald als tüchtiger
Corpsbursch, Schläger und als einer der stärksten Biertrin-
ker unter den deutschen Studenten förmlich berühmt. Ich
habe während meiner langen Studienzeit wohl an jedem
Abend für wenigstens einen Thaler Bier getrunken, in Berlin auch viel obligaten Kümmel u. dergl. zu dem fast ausschliesslich dort von mir getrunkenen Weissbier; in Jena
trank ich z. B. einmal 44 Seidel schwerstes Rosenbier an
einem Abend, in Halle 67 Passgläser Lagerbier, in Berlin
17 Flaschen Weissbier mit Kümmel, Rum u. dergl. Ich
wurde fast nie betrunken und konnte trotz dem vielen Trinken fast niemals mich erbrechen. Ich habe auch der *Venus
vulgivaga* mich sehr oft hingegeben und mehrere Mercurial-
kuren durchgemacht. Bei alledem war ich nach Beendi-

gung meiner Studienzeit gesund und sehr wohl genährt;
auch das anhaltendste Arbeiten behufs meines ersten juristischen Examens — ich habe sechs Wochen lang jede Nacht
nur 2 bis 3 Stunden geschlafen und die ganze übrige Zeit
eifrigst studirt — hatte mich kaum nennenswerth angegriffen. Später habe ich mich hier, wo ich angestellt war, verheirathet und begann, mich in eine glückliche stille Häus-
lichkeit einzuleben, als die Märzrevolution von 1848 eintrat.
Ich verfolgte natürlich die allgemeine Entwickelung der po-
litischen Dinge mit gespanntester Aufmerksamkeit, betheiー
ligte mich aber auch hier an den oft stürmischen Volksver-
sammlungen, Petitionsausschüssen u. dergl., wurde fast einstimmig in den Landtag, zum Stadtverordneten etc. gewählt
und kam nun aus den heftigsten Aufregungen der verschiedensten Art gar nicht mehr heraus, die mir sogar Nachts
den Schlaf raubten. Jetzt trat, was ich früher nur im Uebermuth, spielend genossen, als ein Bedürfniss auf: ich bedurfte
oft geistiger Getränke, um die zuweilen eintretende Abspan-
nung zu beseitigen. Ich erkannte die Gefahr nicht, häufiger
und immer häufiger griff ich zur Flasche, und als ich endlich aus dem verderblichen Taumel erwachte, war es zu spät.
Ich unterdrückte nun zwar für gewöhnlich den grossen Hang
zu geistigen Getränken energisch und beharrlich, in Perioden von 6 bis 8 Wochen brach aber, meistens in Folge
äusserer Umstände, einer Reise z. B., einer etwas lange
dauernden Abendgesellschaft, eines Festessens u. s. w., die
unterdrückte Sucht nach Spirituosen um so stärker und un-
widersteblicher durch, und ich war dann ein willenloser
Spielball der Begierde.

Anfangs verliefen diese Trinkperioden so, dass ich
einige Tage lang sehr viel Bier trank, dann Wein und zuletzt Branntwein; zuletzt steigerte sich das Bedürfniss dergestalt, dass ich nur sehr wenig Bier und sehr viel Brannt-

wein, endlich ausschliesslich Branntwein trank. Solche
Trinkperioden dauerten je von 8 bis 14 Tagen, dann wi-
derstanden mir plötzlich alle Spirituosen, ich legte mich
ins Bett, ass gar nichts und trank sehr, sehr viel Wasser,
wohl einen Eimer voll jeden Tag. Das dauerte 3 bis 4 Tage,
während welcher Zeit ich eine schreckliche innere Unruhe
und Furcht vor etwas Unbekanntem empfand, zuletzt stellte
sich sanftes Transspiriren ein, das wohl 24 Stunden und
länger währte. Während der Dauer dieses jedesmaligen
langwierigen Heilungsprocesses konnte ich nicht im mindesten schlafen, weder bei Nacht, noch am Tage, und habe
oft 5 bis 6 Tage und Nächte ununterbrochen hintereinander
gelesen. Zu jeder Arbeit war ich unfähig, alle Arbeit war
mir zuwider, während ich sonst gern, viel und schnell arbeite; ich wollte keinen Menschen sehen, am wenigsten die,
die mir sonst die liebsten Freunde waren. Mein einziges
Bedürfen reducirte sich auf gute, möglichst geistreiche Lectüre und auf ständlich einen grossen Krug voll frischen
Wassers. Spirituosa während dieser Heilungsperioden zu
trinken, wäre mir geradezu unmöglich gewesen. Mein Urin,
den ich reichlich lassen musste, und, wenn auch im geringeren Grade, der Schweiss hatten einen penetranten an
Spirituosa stark erinnernden Geruch; der Urin sah braun
oder dunkelroth aus. Mein sonst sehr guter und regel-
mässiger Stuhlgang stockte ganz.

Nachdem ich endlich wieder aufgestanden war, fühlte
ich mich anfangs sehr schwach, wurde aber, bei dem Genusse leichter Speisen, in 2 bis 3 Tagen wieder wunderbar
kräftig, so dass ich halbe Tage lang spazieren gehen konnte,
und fühlte mich jedesmal nach solcher Periode bei Weitem
wohler, als vor dem Eintritte des periodischen Trinkens;
auch meine geistige Kraft war wieder frisch und ungebrochen
vorhanden: ich konnte mit grösster Leichtigkeit arbeiten

und in einigen Tagen alle aufgelaufenen Reste bewältigen.
Nur der Stuhlgang war nicht in Ordnung, und ich musste
meistens kalte Wasserclystire anwenden, um Leibesöffnung
zu erhalten; ich schlief auch regelmässig nur 2 bis 3 Stunden in jeder Nacht, und doch war ich Morgens immer frisch.
Das dauerte etwa acht Tage lang nach dem Wiederaufste-
hen, dann bekam ich starken Durchfall mit heftigen Leibschmerzen, einen oder zwei Tage lang, worauf der Stuhlgang sofort wieder normal war und ich wieder meinen gewöhnlichen Schlaf hatte. Dies war der stete Verlauf aller
jener vielen Krisen bis auf den heutigen Tag, nur verliefen
sie in den letzten Jahren etwas schneller.

Was meine sonstigen Verhältnisse angeht, so bin ich
glücklich verheirathet, habe vier liebe gute Kinder, bin viel
beschäftigt und habe mein Auskommen, wenn ich auch nicht
im Ueberfluss lebe. Ich bin in der Regel mässig nnd an-
spruchslos im Essen und Trinken und in den sonstigen Le-
bensbedürfnissen; nur jene periodische Trunksucht hat mich
fast zur Verzweiflung gebracht, so dass ich mir schon einmal das Leben allen Ernstes nehmen wollte, da kein Arzt
mir helfen konnte und alle meine schwere Krankheit nicht
erkannten, sondern Leichtsinn oder wohl gar Gefallen am
Trunke vermutheten, obgleich sie, wenigstens einige, meinen
sonst so sehr nüchternen Lebenswandel kannten. Mein
Temperament ist ruhig-heiter und mein Körper im Ganzen
gesund; nur ist die Leber schon seit vielen Jahren angeschwollen, ohne dass ich Schmerzen davon habe, zuweilen
litt ich an Zahnweh und öfters an Schlaflosigkeit.

Gegen meine Krankheit brauchte ich eine Kaltwasserkur
mit sehr gutem Erfolge. Mein Nervensystem war sehr ge-
stärkt, und so war ich bei meiner starken Willenskraft im
Stande, das Uebel circa drei Jahre lang von mir fern zu
halten. Hätte ich den Rath des dortigen Arztes befolgt,

nach 3 Jahren und dann nach 5 Jahren noch einmal eine
Kaltwasserkur zu gebrauchen, ich glaube, dass das Uebel
gehoben gewesen wäre. Aber ich scheute die Kosten und
die lange Abwesenheit von meiner Familie und von meinen
Geschäften und unterliess jene Wiederholungen der Kur.
Das Leiden hat sich denn auch richtig wieder eingefunden,
doch in geringerem Grade, als früher, und in längeren Zwischenräumen, so dass halbe Jahre vergingen, ehe es wieder
zum Ausbruche kam, doch stellten sich oft grosse Unruhe
und Appetit auf Spirituosen in kurzen Zeiträumen ein, die
den Perioden der früheren Trunksucht entsprachen; mein
Wille war aber, wie gesagt, meistens stark genug, dass das
Leiden nicht zum Ausbruche kam — doch fühlte ich mich
dann immer einige Tage lang matt und wie zerschlagen in
allen Gliedern.

Im September dieses Jahres gebrauchte ich ein Nord-
seebad mit sehr gutem Erfolge zur Stärkung meines Nervensystems und als Präservativ gegen meine Krankheit, der
ich zum Theil auf der Hinreise zum letzten Male erlag,
zum Theil war aber diese Krankheit ein starkes gastrisches
Fieber; vorher hatte ich vor einem Jahre den letzten ernst-
lichen Krankheitsanfall gehabt. Ein Trieb zum Genusse
spirituöser Getränke hat sich seit dem Seebade noch nicht
wieder bemerklich gemacht; ich bin aber auch sehr vor-
sichtig, gehe in keine Gesellschaft, trinke gar keinen Wein
oder schweres Bier oder gar Branntwein und nehme mich
auch vor allzu anhaltendem Arbeiten noch immer möglichst
in Acht. Ich sehe, wie meine Angehörigen und meine
Freunde sagen, sehr wohl aus, viel wohler, als vor dem
Gebrauche des Seebades, und fühle mich auch sehr wohl.

Gebe nun Gott, dass meine entsetzliche, mein ganzes
Lebensglück vernichtende Krankheit nicht wiederkehre!"

4. Vier Vergiftungsfälle durch Arsenik.

Mitgetheilt vom Kreis-Physikus Dr. Otto in Rudolstadt.

Erster bis dritter Fall.

Am 27. Januar 1845 wurde ich eiligst zu einer hiesigen Familie gerufen, welche, aus einem alten Manne und dessen zwei erwachsenen Kindern bestehend, Abends ein paar Stunden vorher eine Mehlsuppe gegessen und nach deren Genusse bedeutendes Uebelsein gespürt hatte. Ich fand diese drei Personen in folgendem Zustande: Bleiches Gesicht, blaue Lippen, grosse Mattigkeit und Schwäche, Kopfweh, Schwindel, Zittern, Uebelkeit mit starkem Würgen und sehr heftige Schmerzen in der Magengegend. Ausser diesen Erscheinungen bot das Befinden des Alten insbesondere noch folgende Symptome dar: eiskalte Hände; sehr kleiner und zusammengezogener, fadenförmiger, kaum fühlbarer Puls; Kurzathmigkeit, furchtbare Angst, Unruhe und Sinnestäuschungen. Diese Reihe von Erscheinungen setzte eine stattgefundene Vergiftung ausser Zweifel und zwar stellte sich dieselbe, nach der vorliegenden Symptomengruppe, deutlich als acute Arsenikvergiftung dar, deren Annahme vollends durch einstimmige Aussage der Erkrankten: „dass sie aus Unvorsichtigkeit Rattengift gegessen hätten", bestätigt wurde. Dieselben hatten nämlich Abends gemeinschaftlich eine Mehlsuppe gegessen, zu welcher statt des wahren Mehles drei Esslöffel voll Giftmehl („Rattengift") genommen worden waren, welches der Alte zur Vertilgung der Ratten aufbewahrt und zwar auf einen Teller geschüttet, den er aus grenzenloser Unbesonnenheit in eine Mulde, in der sich wahres Mehl befand, gesetzt hatte. Nachdem ich den Zustand der drei Erkrankten untersucht und deren Angabe über die Entstehung ihres

Leißens vernommen, reichte ich denselben sogleich das
Eisenoxydhydrat und zwar in gehörig starken Gaben, so
dass sie alsbald hierauf und zwar zu wiederholten Malen
heftig erbrachen. Der Zustand des Alten bot indess eine
sehr ungünstige Prognose dar, indem von Stunde zu Stunde
die Kurzathmigkeit und Angst, sowie die grosse Schwäche
desselben so zunahm, dass der baldige Eintritt seines
Todes durch Lähmung des centralen Nervensystems zu befürchten stand. Er starb nach Mitternacht um 3 Uhr;
während seine beiden zugleich mit ihm erkrankten Kinder,
welche von kräftigerer Constitution waren, durch das dargereichte Antidot gerettet wurden.

Die am 28. Januar von dem damaligen Physikus geschehene Obduction des alten Mannes ergab Folgendes:
Das *Scrotum* rosenroth gefärbt. Die Lungen mit Blut überfüllt. Im Herzbeutel einige Löffel voll seröser Flüssigkeit.
Die *Aorta* eine bedeutende Masse dickflüssigen Blutes enthaltend. Im linken Herzventrikel geronnenes Blut. Die
Schleimhaut der Speiseröhre in der Nähe der *Cardia* bläu-
lich gefärbt. Die Magenschleimhaut an der obern Curvatur, 2 Zoll von der *Cardia* entfernt, einige schwarzblaue
sugillirte Flecken zeigend; in der Nähe des *Pylorus* injicirt.
Die grossen Blutgefässe des Unterleibes eine geringe Quantität schwarzrothen flüssigen Blutes enthaltend.

Die chemische Untersuchung des Mageninhaltes ergab
nicht die geringste Spur von Arsenik. Leider sind damals
die parenchymatösen Organe resp. Leber, Milz, Nieren und
Lungen einer chemischen Untersuchung nicht unterworfen
worden. —

Vierter Fall.

Des unweit Böhlen, einem Dorfe des thüringer Waldes, wohnhaften Mühlen-Besitzers *R.* zweite Ehefrau, 38 Jahre alt, kräftigen Körperbaues, kinderlos, aber glücklich und zufrieden lebend, nahm in der Nacht am 25. März 1859, da sie, wie es beim Eintritte ihrer Catamenien zu geschehen pflegte, etwas aufgeregt sich fühlte, einen Löffel voll von einem weisslichen, in einem alten Schränkchen neben Lorbeerblättern und verschiedenen andern Kräutern aufbewahrten Pulver, in der Meinung, dass dasselbe „*Cremor tartari*" sei. Alsbald hierauf empfand sie Neigung zum Erbrechen und wurde sehr unruhig. Sie erbrach sich mehrmals heftig und hatte gleichzeitig dünne Darmentleerungen. Da dieser Zustand sich nach Mitternacht verschlimmerte, liess ihr unterdessen aus dem Schlafe erweckter Ehemann früh Morgens einen Arzt herbeirufen, welcher aus den Krankheitserscheinungen, namentlich dem heftigen Erbrechen und Durchfalle, eine Vergiftung erkannte und einige Arzneien verordnete. Nachdem das bisher heftige Erbrechen nachgelassen, liess die Kranke, welche jetzt sehr oft zu trinken verlangte, grosse Mattigkeit und Schwäche, in welcher sie mit Mühe und nur schwer verständlich eine Antwort zu geben vermochte, wahrnehmen. Ihre Kräfte sanken mehr und mehr, so dass sie am 26. März, Vormittags halb 10 Uhr, circa 11 Stunden nach genommenem Pulver, entschlief.

Die am 28. März stattgehabte Obduction ergab im Wesentlichen Folgendes: Der Körper musculös und wohlgenährt. Am Rücken, den Extremitäten und am Unterleibe ziemlich ausgebreitete Todtenflecken. Leichenstarre. Die Augen eingesunken; die Hornhaut trübe, weich und eindrückbar. Die Pupillen erweitert. — Die Rippenpleura

theilweise injicirt. Der untere Lappen beider Lungenflügel
dunkelblaurothfarbig und beim Einschnitt nicht nur eine
dichtere Consistenz seines Gewebes, sondern auch einen
viel grössern Blutreichthum als gewöhnlich zeigend. Die
äussere vordere Fläche des Herzbeutels hellrosenroth gefärbt; dieselbe Färbung jedoch intensiver an der innern
Fläche desselben. Der Herzbeutel eine circa 2 Unzen betragende Quantität einer blutröthlichen serösen Flüssigkeit
enthaltend. In beiden Herzventrikeln schwarzrothes und
dickflüssiges Blut, welches in dem linken sich theilweise
geronnen zeigte, und circa 2 Unzen, 1 Unze mehr als in
der rechten Herzkammer, betrug. Die halbmondförmigen
Klappen injicirt. Die sehnige Ausbreitung der Warzen-
muskeln grünlich. Das *Endocardium* des linken Herzven-
trikels stark geröthet, injicirt. Unterhalb der Mitralklappe,
an derselben theilweise angelöthet, ein circa 4 Zoll langes,
festes, faserstoffiges, zweiästig bis zum Grunde der Herzkammer sich erstreckendes, cylinderförmiges, circa 4 Linien
im Durchmesser haltendes Gebilde (*thrombus*). Die abstei-
gende *Aorta* ein dickflüssiges und schwarzrothes Blut enthaltend. Die untere Hohlader mit einem schwarzbraun-
rothen und dickflüssigen Blute angefüllt. Der Bauchfell-
überzug des Magens rosenroth gefärbt. Die Magenschleimhaut mit einem röthlichweissgrauen Breie bedeckt, der bei
näherer Untersuchung unter der Loupe glänzend weisse
Körner, die besonders zahlreich in den Falten der Schleimhaut eingebettet lagen, wahrnehmen liess. An der vordern
Wand der kleinen Curvatur die Schleimhaut streifig pur-
purroth gefleckt. Dieselbe Röthe in noch intensiverem Grade
im ganzen Umkreise der Pförtnerschleimhaut bis zur grossen Curvatur, wo eine weisslichgraue, circa 1 Linie dicke
Membran von der Grösse eines Quadratzolles die Schleimhaut bedeckte. Die Darmschleimhaut von normaler Be-

schaffenheit. Die Leber, Milz und Nieren von normaler Consistenz und Farbe. — Die weiche Hirnhaut injicirt, das Hirn selbst normal.

Die gerichtlich-chemische Untersuchung des Mageninhaltes bestätigte das Dasein der arsenigen Säure.

---

5. Die Photographie und die gerichtliche Medicin.

Von Dr. W. Sander in Berlin.

Die Photographie ist bisher mit der gerichtlichen Medicin nur durch die zunehmende Anzahl der Vergiftungen mit Cyankalium, welches in Verbindung mit einer geringen Menge salpetersauren Silberoxyds als Fixationsmittel angewendet wird, in eine wenig erfreuliche Berührung gekommen. So nahe es lag, die zur Feststellung des Thatbestandes wichtigen Objecte, welche im Laufe der Zeit einer Veränderung unterliegen, auf photographischem Wege bildlich darzustellen und so zu Demonstrationen vor Richtern oder Geschworenen verwendbar zu machen, so ist doch meines Wissens ein solcher Versuch noch nicht gemacht worden. Nur zu Unterrichtszwecken ist von dem Lehrer der gerichlichen Medicin in Strassburg, Prof. *Tourdes*, „die Photographie mit Erfolg dazu angewendet worden, um das Bild seltener und interessanter Studien zu erhalten" (der Unterricht der gerichtl. Med. bei der medic. Facultät in Strassburg, von *Tourdes*; übers. von *Lion* in: Deutsche Zeitschr. für die Staatsarzneik., Bd. 22, S. 313. 1864.) Es scheint mir daher von nicht geringem Interesse zu sein, in dieser Zeitschrift darauf hinzuweisen, dass nunmehr von juristischer Seite her die Benutzung der Photographie beim Strafverfahren in einer so umfassenden und eindringlichen Weise empfohlen wird, dass auch die gerichtliche Medicin davon in mancher Hinsicht betroffen wird.

In einem Aufsatze nämlich, welcher in *Goltdammer's* Archiv für Preuss. Strafrecht (Oct. 1864. S. 660—671) unter dem Titel: „Die Benutzung der Photographie für das Verfahren in Strafsachen" erschienen ist, führt der Geh. Justizrath Hr. *Odebrecht* eine ganze Reihe von Fällen an, in welchen die Anwendung photographischer Abbildungen von unbestreitbar hohem Werthe sein würde. Auch wird gezeigt, dass gerade bei der Photographie Kosten und Umständlichkeit des Verfahrens nicht bedeutend sind und gegenüber den dadurch erzielten Vortheilen nicht in Betracht kommen würden. Es sei mir gestattet, mit Uebergehung der rein juristischen Materien (wie Feststellung der Identität u. dgl.), einige Gegenstände zu besprechen, welche auch das Gebiet der gerichtlichen Medicin berühren.

In den so zahlreichen Fällen, wo unbekannte Leichen gefunden werden, würde eine photographische Abbildung derselben oft von wesentlichem Nutzen sein. Es kommt zwar ausnahmsweise vor, dass ein Körper so auffällige und seltene Merkmale hat, dass ihre Beschreibung im Obductions-Protocolle noch nach langer Zeit die Identificirung durch Verwandte ermöglicht (Tätowirungen u. dgl.) Aber in den meisten Fällen sind solche Kennzeichen nicht vorhanden, und es ist einleuchtend, dass die Körpergrösse, die so schwierige und leicht täuschende Abschätzung des Alters, die Farbe der Haare und Augen u. dgl. eine Wiedererkennung vermisster Personen aus dem Gedächtnisse oft nicht ermöglichen. Welche Nachtheile die Unkenntniss der Persönlichkeit einer aufgefundenen Leiche für die Untersuchung bei etwa vorhandenen Verbrechen und in civilrechtlichen Verhältnissen mit sich führt, kann ich hier, unter Hinweisung auf den citirten Aufsatz übergehen. Für alle Fälle dieser Art würde eine photographische Abbildung ein ausreichendes und sicheres Hilfsmittel sein. Selbst bei Leichen welche durch längeres Verweilen im Wasser oder in anderer Weise entstellt sind, wird immer noch eine Abbildung nach ihrer Natur und körperlichen Haltung mehr Erkennungzeichen gewähren, als die blosse Beschreibung im Protocolle, und es könnte vielleicht, bei weit vorgeschrittener Verwesung, der photographischen Aufnahme passend das Verfahren vorausgeschickt werden, welches *Richardson* zur Herstellung des Antlitzes bis zur Wiedererkennung in einem Falle anwendete, wenn sich auch sonst der Erfolg desselben bewähren sollte. (Vgl. *Lancet* 1863, No. 20. und Medicin. Centralblatt 1863, No. 30.)

Es ist allgemein bekannt, wie häufig die Stellung der Leichen, ihre Lage zur Umgebung, diese letztere selbst und ähnliche Verhältnisse bei der Beurtheilung gerichtsärztlicher Fragen, namentlich bei der von der eigenen oder fremden Schuld zu berücksichtigen sind. Dass in solchen Fällen durch eine Abbildung nicht nur die Beurtheilung erleichtert werden wird,

sondern auch die unmittelbare Anschauung ein leichteres Verständniss für das schriftliche Gutachten und den mündlichen
Vortrag im Schwurgerichtssaale ergeben wird, dürfte wohl einleuchtend sein. Ebenso liegt es auf der Hand, dass sich für
eine solche Abbildung die Photographie am Besten eignen würde.
Eine Zeichnung ist umständlicher und erfordert nicht nur mehr
Zeit, sondern auch einen gewissen Grad von Geschicklichkeit;
sie steht ferner in Betreff der Leichtigkeit ihrer Vervielfältigung
der Photographie bei Weitem nach. Der bedeutendste Nachtheil einer Zeichnung ist aber der, dass sie stets eine mehr
oder weniger subjective Färbung hat: ein Jeder zeichnet nur
das, was ihm von Bedeutung für den Thatbestand zu sein
scheint; er lässt Dinge weg, die ihm irrelevant erscheinen.
Was von der Zeichnung gesagt ist, gilt in noch höherem Grade
von einer Beschreibung durch Worte. Die Photographie hingegen liefert ein treues, objectives Bild des aufgenommenen
Gegenstandes in allen seinen Einzelnheiten. Es ist nun aber
einerseits bekannt, dass häufig ein scheinbar unwichtiges Moment später von Wichtigkeit wird, wie es andererseits natürlich
ist, dass ein geübter Beobachter die Wichtigkeit eines Gegenstandes herausfindet, welchen ein ungeübter als unbedeutend
aus den Augen lässt So kann die Photographie ein Mittel werden, durch welches den höheren technischen Instanzen wenigstens ein Theil des Thatbestandes bis zu einem gewissen Grade
in seiner Objectivität, unabhängig von der mehr oder weniger
geschickten Persönlichkeit des ersten Gerichtsarztes oder des
die Untersuchung leitenden Justizbeamten erhalten würde.
Wenn schon jetzt nicht selten der Fall vorkommt, dass eine
den Akten entnommene, vorher übersehene Thatsache eine bis
dahin zweifelhafte Frage entscheidet oder die scheinbar schon
gelöste anders als bisher angenommen erscheinen lässt, so würde
dies dann mit Hülfe der Photographie noch häufiger sein.

Von Befunden an Lebenden will ich namentlich noch die
Verletzungen anführen, welche bis zur Zeit der Verhandlung in
vielfacher Weise (durch Operationen oder andre chirurgische
Eingriffe, sowie durch die Heilung) sich verändern. Bei einer
nicht geringen Anzahl derselben wird, wenn sie einer photographischen Aufnahme zugänglich sind, die Abbildung anschaulicher
sein als jede Beschreibung und das Verständniss des ärztlichen
Vortrages wesentlich erleichtern. — Indem ich auf andre Fälle,
in welchen die Photographie noch mit Vortheil angewendet

werden kann, nicht näher eingehe, da sie sich bei einem prak-
tischen Versuche bald von selbst ergeben werden, will ich nur
noch bemerken, dass die Technik des photographischen Verfahrens kaum Schwierigkeiten machen würde, und dass auch die
Kosten nicht erheblich sein würden, wenn das von *Odebrecht*
vorgeschlagene (an diesem Orte einer näheren Erörterung nicht
bedürfende) Arrangement in Betreff des anzuwendenden Perso-
sonals eingeführt würde.

8.

Amtliche Verfügungen.

I. Betreffend den Debit von Geheimmitteln.

Die mit der Bekanntmachung vom 29. Juli 1857 (Gesetz-Sammlung S. 651) publicirten Verzeichnisse enthalten nicht bloss diejenigen Präparate, sondern auch unter A. diejenigen Arzneiformen, mit welchen nur die Apotheker handeln dürfen. Unter die letzten fallen alle Electuaria, Elixiria, Emplastra, Linimenta, Mixturae, Pilulae, Pulveres medicinales, Sapones medicinales mixti, Species medicinales, Syrupi medicinales, Tincturae, Unguenta und Vina medicinalia, mithin so ziemlich alle Formen, unter denen Geheimmittel ausgeboten zu werden pflegen. Der §. 345 des Strafgesetzbuchs aber stellt die Zubereitung und den Handel mit solchen Arzneien nicht bloss unter Strafe, sondern verordnet im letzten Alinea auch die Konfiskation der Arzneien. Es kommt also, um wirksam einzuschreiten, nur darauf an, zunächst überzeugend festzustellen, dass ein Geheimmittel, gegen dessen Debit vorgegangen werden soll, unter die Bekanntmachung vom 29. Juli 1857 fällt, und ein Verkauf wirklich stattgefunden hat, sodann darauf, unter Vorlegung des Resultats dieser Feststellung und auf Grund der durch die öffentliche Verkaufs-Anzeige konstatirten Existenz eines verbotenen Arzneibestandes die Staatsanwaltschaft zu einer, unter Zuziehung des Kreisphysikus zu veranstaltenden unvermutheten Revision des betreffenden kaufmännischen Geschäfts, sowie zur Beschlagnahme des vorgefundenen, verbotenen Arzneivorraths zu disponiren, und alsdann neben der Bestrafung die gerichtliche Konfiskation der letztern beantragen zu lassen. Wird dieses Verfahren, wie es bereits anderwärts geschehen ist, einige Male mit Erfolg durchgeführt, so lässt sich erwarten, dass es gelingen werde, dem mit dem Debit von Geheimmitteln getriebenen Unwesen, soweit es überhaupt möglich, zu steuern.

Der Königlichen Regierung überlasse ich, hiernach das Geeignete für ihren Bezirk anzuordnen.

Berlin, den 1. April 1864.

Der Minister der geistlichen etc. Angelegenheiten.

II. Betreffend die Ertheilung der Erlaubniss zur Errichtung von Anstalten für Bereitung künstlicher Mineralwässer.

Die Wahrnehmung, dass die Anträge auf Ertheilung der Erlaubniss zur Errichtung von Anstalten für Bereitung künstlicher Mineralwasser von Seiten der Behörden nicht überall eine gleichmässige Behandlung erfahren haben, hat uns Anlass gegeben, die Frage einer erneuten Prüfung zu unterwerfen, ob auf Anstalten dieser Art die Vorschriften des Gesetzes betreffend die Errichtung gewerblicher Anlagen vom 1. Juli 1863 — Ges. S. S. 749 — zur Anwendung zu bringen seien. Diese Frage ist zu verneinen. Wenngleich in den Fabriken zur Darstellung künstlicher Mineralwasser chemische Operationen vorgenommen werden, so sind sie doch den „chemischen Fabriken" im Sinne des §. 1 des genannten Gesetzes nicht beizuzählen, weil sie nicht zu denjenigen Anlagen gehören, welche durch die örtliche Lage oder die Beschaffenheit der Betriebsstätte für die Besitzer oder Bewohner der benachbarten Grundstücke, oder für das Publikum überhaupt erhebliche Nachtheile, Gefahren oder Belästigungen herbeiführen können (§. 26 zu 1 der allgemeinen Gewerbe-Ordnung vom 17. Jan. 1845).

Es fehlt daher bei diesen Fabriken an der, zur Einleitung des Koncessions-Verfahrens nach dem Gesetze vom 1. Juli 1861 nothwendigen Voraussetzung, und es ist daher für die Zukunft von der Einleitung dieses Verfahrens abzusehen. Indem wir alle dieser Entscheidung entgegenstehenden früheren Erlasse hiermit ausser Kraft setzen, bemerken wir, dass hinsichtlich der persönlichen Qualification derjenigen Personen, welche künstliche Mineralwasser gewerbsweise fabriziren wollen, die Bestimmungen der Verfügung vom 23. November 1844 (Ministerial-Blatt für die innere Verwaltung Seite 312) und des Circular-Erlasses vom 8. Februar 1854 (Ministerial-Blatt für die innere Verwaltung Seite 23) auch ferner zu beachten sind.

Berlin, den 30. October 1864.

Der Minister für Handel, Gewerbe und öffentliche Arbeiten	Der Minister der geistlichen, Unterrichts- und Medic.-Angelegenheiten
gez. Graf *von Itzenplitz.*	*von Mühler.*

An sämmtliche Königliche Regierungen und an das Königliche Polizei-Präsidium hierselbst.

III. Betreffend die Aufnahme von Irren in Heil-, Pflege- und Bewahr-Anstalten.

Da die Bestimmungen, welche hinsichtlich der Aufnahme von Irren in Heil-, Pflege- und Bewahr-Anstalten ergangen, vielfach noch immer unberücksichtigt bleiben, so sehen wir uns veranlasst, im Nach-

stehenden eine übersichtliche Zusammenstellung derselben zur Nach-
achtung der betheiligten Behörden und Privaten zu veröffentlichen.

Vorschriften über die Aufnahme von Irren in Heil-, Pflege-
und Bewahr-Anstalten:

I. Für die Vorsteher der öffentlichen und Privat-Heil-,
Pflege- und Bewahr-Anstalten für Irre.

1) Die Aufnahme eines Individuums wegen Geisteskrankheit darf
nur erfolgen auf schriftliche Anordnung oder mit schriftlicher
Erlaubniss der Polizei-Behörde des Wohnortes der anfzuneh-
menden Person.

2) Sofort nach erfolgter Aufnahme ist dem Ober-Prokurator beim
Landesgericht zu Aachen und ausserdem, wenn die aufgenommene Person einem anderen Gerichtsbezirke angehört, dem
Ober-Prokurator dieses Bezirkes, bez. dem betreffenden Kreis-
gericht hiervon Anzeige zu machen unter abschriftlicher Mittheilung der zu 1. gedachten polizeilichen Requisition. Die
Empfangsbescheinigung, welche der Königliche Ober-Prokurator
zu Aachen nach erhaltener Anzeige den Anstalten zukommen
lassen wird, ist zum Beweis rechtzeitig erfolgter Anmeldung
zu asserviren.

3) Auch der Polizei-Behörde des Wohnortes des Irren ist dessen
Aufnahme ohne Verzug anzuzeigen.

4) Diese Vorschriften sind zu beachten bei der Aufnahme einer
jeden geisteskranken Person, folglich auch dann, wenn der Aufgenommene noch minderjährig ist, unter väterlicher oder ehe-
licher Gewalt steht, dem Auslande angehört, bereits interdizirt
ist, oder vorübergehend auf kurze Zeit in der Anstalt verbleiben soll.

5) In den Monaten Januar und Juli jeden Jahres ist dem Königlichen Ober-Prokurator zu Aachen ein tabellarisches Verzeich-
niss aller wegen Geisteskrankheit in der Anstalt detinirten
Personen in chronologischer Reihenfolge einzureichen und darin
anzugeben:

  a) Namen, Alter, Stand und Wohnort der Geisteskranken,

  b) der Tag der Aufnahme in die Anstalt,

  c) das Datum des Interdictions-Urtheiles hinsichtlich der bereits interdizirten Irren,

  d) hinsichtlich der nicht interdizirten dagegen, ob der Einleitung des Interdiktions-Verfahrens etwas entgegenstehe,
  z. B. Aussicht auf Genesung oder Hoffnung auf baldige
  Besserung in dem Grade, dass der Kranke entlassen werden könne.

II. Für die Ortspolizei-Behörden.

1) Die Erlaubniss zur Aufnahme einer Person in eine Heil-, Pflege- oder Bewahr-Anstalt für Irre darf nur ertheilt werden auf Grund eines, den Anforderungen der ministeriellen Bestimmung vom 20. Januar 1853 (Amtsblatt S. 274) entsprechenden, von dem Kreisphysikus oder einem sonstigen zuverlässigen promovirten Arzte abgegebenen schriftlichen Gutachtens, dass der Geisteskranke an einer heilbaren oder unheilbaren Geisteskrankheit leide, und dass und weshalb es nöthig oder angemessen erscheine, dass er dieser Krankheit wegen.in eine Irren-Heil- bez. Irren-Bewahr-Anstalt gebracht werde. Ausserdem hat die Polizei-Behörde selbst auch, bevor sie die Aufnahme gestattet, in geeigneter Weise die Wahrheit der zum Beweis einer Geisteskrankheit behaupteten Thatsachen festzustellen und hierauf unter Berücksichtigung des Ergebnisses dieser Ermittelungen und der ärztlichen Untersuchung zu prüfen und selbstständig zu befinden, ob der Geisteskranke seines eigenen Wohles wegen oder im Interesse der öffentlichen Sicherheit, der Sittlichkeit, überhaupt der öffentlichen Ordnung in seiner Freiheit zu beschränken sei.

Ebenso ist zu verfahren, wenn Jemand wegen Geisteskrankheit in anderer, als durch Detention in einer Irren-Anstalt, in der freien Bestimmung über seine Person dauernd oder auch nur vorübergehend behindert werden soll.

Wenn die Gefährlichkeit einer plötzlich auftretenden Geisteskrankheit es nöthig erscheinen lässt, dass der Kranke ohne Verzug eingesperrt werde, so bedarf es hierzu der vorgängigen Untersuchung und Begutachtung durch einen Arzt nicht, die Polizei-Behörde hat sich jedoch, bevor sie die vorläufige Verwahrung anordnet, unmittelbar selbst von dem gefahrdrohenden Geisteszustand des Kranken zu überzeugen und alsbald nach erfolgter Einsperrung das erforderliche ärztliche Gutachten nachträglich einzuholen und die Zeugen der die Geisteskrankheit offenbarenden Thatsachen, soweit solches nicht schon vorher geschehen, zu Protokoll zu vernehmen.

2) Den Aufnahme-Verfügungen sind die ärztlichen Gutachten und die aufgenommenen Verhandlungen abschriftlich beizufügen.

3) Die Ortspolizei-Behörden haben nach erlangter Kenntniss, dass eine ihrem Amtsbezirk angehörige Person in eine Irren Anstalt aufgenommen worden oder in anderer Weise wegen Geisteskrankheit in der Freiheit beschränkt sei, solches sofort dem Königlichen Ober-Prokurator zu melden. Dieser Anzeige sind die ärztlichen Gutachten und die in Gemässheit der obigen Bestimmung aufgenommenen Verhandlungen, sowie eine Darstellung der früheren Lebensverhältnisse des Geisteskranken

beizufügen. Auch ist dem Königlichen Ober-Prokurator zu berichten, ob und event. wann und durch welches Gericht bereits auf Interdiktion erkannt ist, oder, sofern solches noch nicht geschehen, ob und event. aus welchen Gründen die baldige Einleitung des Interdiktions-Verfahrens wünschenswerth erscheint. Gleichzeitig ist auch, wenn ein vom Arzte für heilbar erachteter Geisteskranker gleichwohl in eine Verwahr-Anstalt gebracht worden sein sollte, der Grund des unterbliebenen Heilversuches anzugeben.

Eine Abschrift oder ein Abdruck vorstehender Bestimmungen soll dem Register, welches jede Irren-Anstalt über die Aufnahme der Irren zu führen hat, vorgeheftet bleiben.

Aachen, den 30. September 1864.

Königl. Regierung, Abtheilung des Innern.

IV. Betreffend die Enthaltsamkeits-Vereine.

In einzelnen Jahresberichten der Enthaltsamkeitsvereine unseres Verwaltungsbezirkes wird darüber Klage geführt, dass die Theilnahme, welche sich die Bestrebungen dieser Vereine vor einigen Jahren in so reger Weise zugewandt hat, zu erschlaffen beginne, und dass dieses sich zeige durch die Zunahme der Trunksucht in einzelnen Gegenden und durch die Abnahme der jährlichen Beitrittserklärungen. In diesem letzteren Umstande liegt die Bestätigung einer Thatsache, welche selbst dem oberflächlichsten Beobachter nicht entgangen sein kann.

Dass die allgemeine Theilnahme für die Bestrebungen der Enthaltsamkeitsvereine sich verringert hat, ist eine, auch anderweit wahrgenommene Erscheinung. Die Enthaltsamkeitsbewegung, welche vor etwa 12 Jahren in den Kreisen unseres Verwaltungsbezirkes begann, hat den Reiz der Neuheit verloren, sie war in ihrem Anfange zu heftig, als dass sie in späteren Jahren sich noch vermehren konnte. Wir glauben daher auch nicht, dass durch Erlasse der Behörden die ursprüngliche Theilnahme wieder aufgeweckt werden könnte; aber wir sind der Ueberzeugung, dass wenigstens die gewonnenen Erfolge gesichert werden können. Denn die Bedingungen, unter welchen sich die Enthaltsamkeitsbewegung entwickelt hat, sind, im Ganzen genommen, auch jetzt noch vorhanden. Noch immer lebt in der Mitte der Bevölkerungen das allgemeine Bewusstsein von der Grösse des Uebels, dem entgegengewirkt werden soll. Noch immer können Kirche und Schule, ihrem natürlichen Berufe gemäss, sich zum Mittelpunkte der Bestrebungen machen, welche die Enthaltsamkeitsvereine verfolgen.

Auf diesen letztern Punkt namentlich haben wir unser Augenmerk gerichtet. Wir wissen zwar, dass die Herren Geistlichen beider Confessionen auch in den letzten Jahren sich die Förderung der

Enthaltsamkeitsvereine haben angelegen sein lassen; aber wir glauben, dass sie in ihrer Eigenschaft als Kreis- und Lokal-Schul-Inspectoren auf die ihnen untergebenen Lehrer nach dieser Richtung hin, nicht denjenigen Einfluss ausgeübt haben, den sie hätten ausüben können. Denn wenn auch einzelne Landschullehrer mit aufopfernder Thätigkeit in den Enthaltsamkeitsvereinen, wie wir gerne anerkennen, gewirkt haben, so zeigen doch die Mitglieder-Verzeichnisse, dass eine sehr grosse Anzahl von Lehrern den Vereinen ganz fremd geblieben sind, während auf diesem Felde gerade sich für sie die Gelegenheit zu einer gemeinnützigen öffentlichen Thätigkeit bietet, welche dem Berufe des Volksschullehrers auf das Vollständigste entspricht.

Wir sind übrigens nicht der Ansicht, dass Seitens der Herren Kreis- und Lokal-Schul-Inspectoren auf die untergebenen Lehrer ein Einfluss auszuüben sein wird, welcher auch nur entfernt einem Zwange ähnlich sieht; eine derartige gezwungene Theilnahme würde den Enthaltsamkeitsvereinen selbst am wenigsten förderlich sein; wir werden aber den Lehrern, welche in hervorragender Weise sich an den Enthaltsamkeitsvereinen betheiligen und deren Zwecke fördern, unsere Anerkennung nicht versagen.

Wir geben uns der Hoffnung hin, dass es nur dieses Anstosses bedarf, um die Bestrebungen der Herren Geistlichen beider Confessionen nach der angegebenen Richtung hin durch das Entgegenkommen der ihnen untergebenen Lehrer selbst zu erleichtern.

Danzig, den 17. Juni 1864.

Königl. Regierung, Abtheilung des Innern.

9.

Kritischer Anzeiger.

I.

Praktisches Handbuch der gerichtlichen Medicin nach eig-
nen Erfahrungen bearbeitet von *Johann Ludwig Casper*.
In zwei Bänden. Mit einem Atlas von 10 colorirten
Tafeln. Vierte umgearbeitete und vermehrte Auflage.
Erster Band (Biologischer Theil — S. XXX. und 624).
Zweiter Band (Thanatologischer Theil — S. XXIV. und
914). Berlin 1864. Verlag von August Hirschwald.

Eine schmerzliche Schicksalsfügung hat es dem verewigten Be-
gründer dieser Vierteljahrsschrift nicht vergönnt, das Erscheinen
der vierten Auflage seines grossen Werkes, an der er mit Eifer und
Fleiss gearbeitet hatte, zu erleben. Wenn dieselbe jetzt dennoch
mit der gewohnten Correctheit uns vorliegt, so danken wir es der
treuen Sorgfalt, mit welcher der langjährige Freund und Schüler
des Dahingeschiedenen, Hr. Prof. *Liman*, den noch nicht abge-
druckten Theil des schon vollendeten Manuscripts für die Aus-
gabe vorbereitet hat. Wie alle früheren Auflagen des in Rede
stehenden Werkes gibt die vorliegende Kunde davon, dass *Casper*
sich zu keiner Zeit damit begnügte, auf den gewonnenen Lor-
beeren zu ruhen, sondern dass er mit Strenge darauf bedacht
war, den Unvollkommenheiten seiner Schöpfung nachzuspüren
und sie auszugleichen, Fehlendes zu ergänzen und aus seinen
immer neu sich häufenden Erfahrungs-Materialien Entscheiden-
des und Belehrendes dem schönen Bau hinzuzufügen, den er errichtet hatte. So sehen wir auch diese Auflage wiederum durch
eine bedeutende Anzahl von Zusätzen erweitert, welche sie als
eine „umgearbeitete und vermehrte" mit vollem Rechte charakterisiren und die 80 neue Fälle, um welche die Casuistik ge-
wachsen ist, bilden zu dem gesammelten thatsächlichen Mate-
riale eine wahrhafte und nicht genug anzuerkennende Bereiche-
rung. Dass der Verewigte aber nicht bloss dem Selbsterlebten
Wichtigkeit genug zuschrieb, um es in dieser Weise zu verwer-
then, sondern dass er aufmerksam die Fortschritte der Wissenschaft auf dem speciell von ihm cultivirten Gebiete sowohl wie
in den verwandten Disciplinen verfolgte und sie in den Kreis

seiner Darstellung zog, dafür gibt die vorliegende Auflage an vielen Stellen die überzeugendsten Beispiele. Auch den Forderungen sachverständiger Kritik gegenüber verschloss sich *Casper* nicht im Gefühle der erreichten Erfolge, vielmehr suchte er, was er als berechtigt anerkannte, zu erfüllen, nicht achtend der Opfer an Zeit und Mühe, die ihm dadurch auferlegt wurden. Einen Beweis dafür gibt die Sorgfalt, mit welcher in gegenwärtiger Auflage die Gesetzgebung aller deutschen Staaten berücksichtigt worden ist, so dass das Buch jetzt für alle deutschen Gerichtsärzte eine ungleich höhere Brauchbarkeit gewonnen hat.

Möge die neue Auflage Allen die aus ihr Belehrung schöpfen werden, auch das Gefühl dankbarer Erinnerung an den einflössen, der in den Annalen deutscher Wissenschaft mit diesem Werke sich einen unvergänglichen Ehrenplatz erworben.

II.

Medicinische Jahrbücher für das Herzogthum Nassau. Aus Auftrag der Herzoglichen Landesregierung, herausgegeben von Dr. *J. B. v. Franque*, Ober-Medicinalrath etc. und Dr. *W. Fritze*, Geheimen Rath etc. Einundzwanzigstes Heft. Wiesbaden 1864. C. W. Kreidel. (G. 8. S. 428).

Die medicinischen Jahrbücher für das Herzogthum Nassau haben sich seit einer geraumen Reihe von Jahren in verdienstlichster Weise bemüht, eine grosse Menge schätzbarer Materialien für die Gesundheitspflege und die medicinische Statistik zusammenzutragen und zwar mit derjenigen Genauigkeit und Zuverlässigkeit, durch welche amtliche Publicationen vor Allem sich zu charakterisiren verpflichtet sind. Auch das vorliegende Heft zeichnet sich durch diese Bestrebung aus und verdient ebensowohl wegen der Auswahl des Materials als wegen der theilweise mit bedeutender Mühe verknüpften Zusammenstellung und Bearbeitung desselben die grösste Anerkennung. Ein kurzer Hinblick auf den Inhalt dieses Heftes mag dieses allgemeine Urtheil rechtfertigen.

1. Aerztlicher Bericht über die Armen-Badeanstalt zu Ems vom Jahre 1855 bis einschliesslich 1862 vom Medicinal-Assistenten Dr. *Orth* in Bad Ems. Der Bericht, der in seinem Eingange eine Schilderung der betreffenden Anstalt enthält, schliesst sich an den früher von *Döring* für die Jahre 1822 bis 1837 erstatteten an. Von 1855 bis 1862 wurden in der Anstalt 1485 Kranke behandelt, darunter 549 Ausländer; einen sehr grossen Theil der Kranken bildeten Nervenleidende (15 Fälle wurden als Spiralirritation (?) bezeichnet; bei einem Falle hysterischer Lähmung wird eine grosse Empfänglichkeit gegen animalischen Magnetismus (!) vermuthet); ferner chronische Er-

krankungen der Athemorgane (darunter auch 306 Tuberculöse)
eine nicht geringe Anzahl von Fällen chronischer Pharyngitis
und von Magenkatarrh; 98 Fälle von Leiden der weiblichen
Geschlechtsorgane. Aus jeder Krankheitsgruppe wird eine Anzahl von Krankengeschichten mitgetheilt, deren einzelne recht
instructiv sind und für die Kenntniss vom Heilgebiete der Emser
Thermen schätzenswerthe Beiträge liefern. Wünschenswerth wäre
die Zusammenstellung der Kurerfolge in tabellarischer Form und
nach den einzelnen Krankheitsgruppen gewesen.

2. Bemerkungen üer die Verhältnisse der fleischlichen
Verbrechen in dem Kriminalbezirk Dillenburg von Ober-Medicinalrath Dr. *Müller*. Es findet sich hier eine nicht unbedeutende Anzahl von Fällen von Fruchtabtreibung, Kindesmord,
Nothzucht und Unzucht zusammengestellt, deren einige forensisch
interessante Details bieten und die zur Sittengeschichte des
Herzogthums Nassau einen erheblichen Beitrag liefern Die bei-
gegebene Tabelle enthält nicht bloss die statistische Zusammenstellung der hier gelieferten Casuistik, sondern auch eine Vergleichung mit den im Wiesbadener Kriminalbezirk vorgekommenen Verbrechen ähnlicher Kategorie.

3. Beobachtungen über den Croup (häutige Bräune, *Angina
membranacea*). Von Dr. *J. B. v. Franque*. Eine mit sehr vielem
Fleisse gearbeitete Zusammenstellung sämmtlicher in Nassau innerhalb 40 Jahre (1821—1862) in den Sanitätsberichten der
einzelnen Aemter angemerkten Fälle von Croup, die sich auf die
erhebliche Zahl von 7275 belaufen, worunter 2107 tödtlich en-
digende. Das anscheinend nicht ungünstige Lethalitätsverhält-
niss dürfte sich jedoch dadurch modificiren, dass eine nicht
unerhebliche Zahl von catarrhalischen Laryngitides (sogenannter
Pseudocroup) mit in Rechnung gebracht worden ist, was bei
der Verschiedenartigkeit des zusammengestellten Materials nicht
zu umgehen war. Auf diesem Grunde beruht wohl auch die
sichere und erfolgreiche Therapie, deren sich einige Referenten
rühmen. Dessenungeachtet liefert aber diese Arbeit einen sehr
wichtigen epidemiologischen Beitrag und dürfte bei der gegenwärtig ventilirten Frage über das Verhältniss zwischen Croup
und Diphtheritis die grösste Berücksichtigung verdienen, da die
beobachteten Croup-Epidemien fast sämmtlich auf Diphtheritis
hinzuweisen scheinen, letztere auch in mehreren Referaten schon
ausdrücklich genannt wird.

4. Betrachtungen über Hundswuth. Von Dr. *J. B. v. Franque*.
Die Geschichte der seit 1862 in Nassau fast bis zur wirklichen
Epizootie gesteigerten Frequenz dieser Krankheit wird genau und
mit Rücksicht auf die einzelnen Fälle, die Verbreitungsmomente
etc. berichtet. Die Sectionsergebnisse an wuthkranken Hunden
und andern Thieren haben sehr bedeutendes veterinärärztliches
Interesse. Leider hat die in Rede stehende Epizootie auch zur
Infection mehrerer Menschen Anlass gegeben, deren Krankheits-
geschichten und Obductionsberichte mit detaillirter Ausführlich-
keit berichtet werden. Die in den Schlussbemerkungen aufge-

führten Vorsichtsmaassregeln gegen Verbreitung der Hundswuth
sind durchaus praktisch, nur hätten wir gewünscht, dass der
allgemeinen Einführung der Maulkörbé ein grösserer Werth beigelegt worden wäre, als Verf. es thut.

III.

Die Apotheke. Schutz oder Freiheit. Zweiter Theil. Von
Dr. *Franz Brefeld*, Königl. Geheimen Medicinal- und
Regierungs-Rathe in Breslau. Breslau 1865. Eduard
Trewendt. (8. S. 113).

Den Ausführungen, mittelst deren der Verf. im vorigen Jahre
die unabweisbare Nothwendigkeit einer gänzlichen Umgestal-
tung unseres Apothekenwesens zu beweisen versuchte, schliesst
sich das vorliegende Heft an, insofern es, ohne gerade neue Ar-
gumente beizubringen, die Einwürfe gegnerischer Schriften zu
entkräften bestrebt ist. Die Weise, in welcher dies geschieht, ist
zwar nicht eine durchaus maassvolle zu nennende, ja streift oft in
das Gebiet bitterer Polemik hinüber; es ist dies jedoch leicht begreiflich, wenn man die Natur der gegen Hrn. *B.* geltend gemachten
Beweisgründe ins Auge fasst, die sich ebenfalls vielfach auf per-
sönliche Angriffe statt auf sachliche Widerlegung stützten. —
Wem es darum zu thun ist, den ganzen Standpunkt kennen zu
lernen, auf dem sich gegenwärtig die in Rede stehende Frage
befindet, sie von beiden Ansichtspunkten aus in schärfsten Um-
rissen beleuchtet zu sehen, dem können wir *Brefeld's* Replik als
ein leichtes Orientirungsmittel anempfehlen.

Inserat.

Deutschen Aerzten bietet sich im Freistaat Paraguay Gelegenheit
als Staatsärzte Anstellung zu finden. Die Stellung derselben scheint
pekuniär vortheilhaft zu sein. Das Fixum beträgt 1250 Paraguay-
Thaler (deren Werth etwa gleich den Preussischen Thalern ist), daneben freie Wohnung, freier Diener, die erforderlichen Pferde und
freien Unterhalt derselben, auch noch 20 Thlr. monatlich Entschädi-
gung für Kost. Dabei ist eine meistentheils nicht unergiebige Privat-
praxis gestattet und der Aufenthalt in diesem naturhistorisch inter-
essanten Lande giebt Gelegenheit zu umfassenden naturwissenschaft-
lichen Studien.

Die Königliche Mission für die Plata-Staaten in Asuncion ertheilt
auf Begehr speciellere Nachricht.

Gedruckt bei Julius Sittenfeld in Berlin.

10

Die Behandlung geisteskranker Verbrecher vom medicinal-polizeilichen Standpunkt.

Nebst einer kritischen Zusammenstellung
der in Nord-Amerika, Grossbritannien und den Staaten des europäischen Continents hierüber geltenden gesetzlichen Bestimmungen.

Von

Dr. Theodor Simon,

z. Z. Assistenzarzt der Irren-Anstalt des allgemeinen Krankenhauses zu Hamburg.

---

1. Vereinigte Staaten von Nord-Amerika.

Aus den vereinigten Staaten Amerika's liegen mir nur aus dem Staate Massachusetts genauere Nachrichten vor. Die Irrengesetzgebung, wie die Sorge für die Geisteskranken im Allgemeinen, und somit auch für die geisteskranken Verbrecher, liegt in den Händen der Legislatur eines jeden Einzelstaates, und die folgenden Angaben, welche aus den Blaubüchern der gesetzgebenden Versammlungen von Massachusetts ausgezogen sind, gelten in ihren Details nur für den erwähnten Staat, doch scheinen im Grossen und Ganzen die Verhältnisse bei den anderen Staaten ziemlich ähnliche zu sein.

Die Irrengesetzgebung des Staates Massachusetts findet sich in einem Actenstücke, das den Titel führt: *„Laws of the commonwealth of Massachusetts relating to the State Lunatic Hospital"*, und als Beilage zum 19. Bericht der

Curatoren des Staats-Irrenhauses von Worcester (December 1851) dem Senate vorgelegt ist.

Die neueste Amendirung bildet ein Gesetz (*chapter 223 acts of 1862*) „*an act concerning state lunatic hospitals and insane and idiotic persons*“, abgedruckt im „*Thirtieth annual report of the trustees of the State Lunatic Hospital at Worcester*“ (October) 1862.

Die erwähnten Gesetze verleihen den Gerichtshöfen das Recht, diejenigen Personen, die wegen Geisteskrankheit von den Geschworenen freigesprochen sind, dem Irrenhause zu überweisen, wenn sie den Frieden und die Sicherheit der andern gefährden.

Wie lange solche Patienten dort zurückgehalten werden sollen — ob bis zu ihrer Heilung oder bis zu erfolgter Beruhigung — ob die Curatoren (*trustees*) sie aus eigener Machtvollkommenheit entlassen oder dem Gouverneur darüber Bericht erstatten müssen — alle diese Fragen finden sich in den betreffenden *Laids* nicht beantwortet.

Wenn ein Verbrecher geisteskrank geworden, so lag früher die Entscheidung, ob er geisteskrank sei und ob er zu seiner Heilung in eine Irren-Anstalt kommen solle, in den Händen einer richterlichen Person, des *Judge of probate* der Grafschaft Hielt dieser es für nöthig, so ordnete er die Uebersiedelung in das Staats-Irrenhaus an — andernfalls hielt man ihn im Gefängniss bis die Strafzeit um war.

Einen grossen Fortschritt in dieser Hinsicht bildet die Schöpfung einer eigenen „Commission zur Untersuchung geisteskranker Sträflinge im Staatsgefängniss“ (*commission for examining insane convicts in the state prison*), welche aus dem Gefängnissarzt, als Obmann, und den dirigirenden Aerzten der beiden damals in Massachusetts existirenden grossen Irren-Anstalten (der Staatsanstalt und des Mc. Leans-Asyle) besteht.

Die in der Anstalt zugebrachte Zeit sollte den Verurtheilten auf ihre Strafzeit eingerechnet werden und sie nach erfolgter Heilung in das Gefängniss zurückkehren.

Durch diese Einrichtung kommen neben den administrativen auch medicinische Gründe zur Geltung, während früher offenbar die Entscheidung nur nach Maassgabe der durch die Kranken bewirkten Störungen gefällt wurde.

So kommt also eine Anzahl Verbrecher zwischen die übrigen Geisteskranken (*mingled indiscriminately with the inmates of our hospitals*) und wird hier unter dem Namen der „*criminal lunatics*" geführt. Zu dieser Kategorie werden aber auch die Geisteskranken gerechnet, welche, eines Verbrechens angeklagt, von den Geschworenen wegen Geistesstörung freigesprochen worden sind. Die Gerechtigkeit oder Nützlichkeit dieser Maassregel zu beurtheilen, ist hier nicht der Ort; wir haben hier nur zu constatiren, dass, wenn die Berichte von den *criminal lunatics* reden, sie nicht bloss die im Laufe ihrer Haft geisteskrank gewordenen Verbrecher meinen.

Die Hospitalverwaltung sträubt sich gegen die Aufnahme der *criminal lunatics* mit allen Kräften; sie sieht in ihnen eine grosse Last. „Das Hospital ist ein Zufluchtsort für die Unglücklichen, kein Platz zur Einkerkerung von Verbrechern", erklären die Curatoren von Worcester schon in ihrem 22. Bericht, und in ihrem 30. Bericht sprechen sie sich ausführlich über die ihnen auferlegte Verpflichtung aus. An die Spitze ihrer Betrachtungen stellen sie den gewichtigen Satz: die Erfahrung von 30 Jahren, die Ansicht aller Curatoren, Oberärzte und Beamte komme darin überein, dass es unpolitisch und falsch sei, Verbrecher mit Schuldlosen in dieselben Räume zu bringen.

Niemand wird behaupten, dass ein Gefängniss ein geeigneter Aufenthalt für einen Geisteskranken sei. Umgekehrt ist ein für die Kranken aus der bürgerlichen Gesellschaft eingerichtetes Asyl kein Ort für Verbrecher. Der geisteskranke Verbrecher wird besser im Gefängniss zurückbehalten, als dass er in das Hospital kommt. Dort bleibt er schlimmsten Falls länger krank oder wird unheilbar, während er hier die Heilung von tugendhaften Leuten hindert, und bewirkt, dass mehrere derselben für immer in der Nacht der Geisteskrankheit verkommen.

Die Motivirung dieser Behauptung wird folgendermaassen gegeben: „Die Kranken sind zum Theil höchst empfindlich und reagiren auf die äusseren Eindrücke übermässig stark. In anständigen Familien aufgewachsen, haben sie gelernt, das Laster zu verabscheuen, schlechte Gesellschaft, schmutzige oder irreligiöse Redewendungen zu meiden.

Wer will es verantworten, solche Leute mit Verbrechern zusammenzubringen, sie an einem Tische essen, in einem Zimmer wohnen zu lassen mit dem Auswurf von Lasterhöhlen, mit Züchtlingen, die ein Vergnügen darin finden, das sittliche Gefühl ihrer Nebenmenschen zu verletzen und mit ihrer eigenen Verderbtheit zu prahlen.

Es giebt Fälle, in denen die Wahrscheinlichkeit der Genesung so unsicher ist, wo die Aussichten auf geistiges Leben oder Tod sich dermaassen die Wage halten, dass der geringfügigste Umstand genügt, um das Zünglein auf die Seite der Unheilbarkeit ausschlagen zu lassen."

Und da solch' ein störender Umstand — und noch dazu kein geringfügiger — die fortwährende Beleidigung des Gefühls durch solche Sträflinge ist, so bewirkt deren Gegenwart in der Anstalt, dass jährlich eine Anzahl achtbarer Leute unheilbar werden, während zugleich allen

Kranken durch die erforderlichen Sicherheitsmaassregeln der Aufenthalt uncomfortable gemacht wird. Die Sträflinge erfordern aber auch unausgesetzte Bewachung. Aus dem Gefängniss eingeliefert und nach ihrer Heilung wieder für die Haft bestimmt, suchen sie ihr einziges Heil in der Flucht. Sie kennen alle Kniffe und Schliche, die zu Fluchtversuchen nöthig sind. Da sie an Heuchelei und Verstellung gewöhnt sind, kann man ihnen auch bei dem anscheinend vorzüglichsten Verhalten nicht trauen, sondern muss sie in Haus und Hof, in Bad und Schlafsaal, in der Kirche, wie im Speisezimmer, ängstlich bewachen.

Dies bringt aber doppelten Nachtheil: einmal muss das Wachtpersonal überhaupt vermehrt werden, andererseits muss dasselbe seine Aufmerksamkeit auf die Verbrecher concentriren und dadurch wird den anständigen Kranken der Nutzen entzogen, den sie vom Wartpersonal haben.

Ist dies schon für gewöhnlich der Fall, wie vielmehr, wenn es einem Verbrecher gelingt, zu entfliehen. Dann muss jeder nicht geradezu unentbehrliche Wärter zur Verfolgung ausgesendet werden. Der Telegraph verbreitet die Nachricht nach allen Seiten, Sheriff und Constabler müssen in Bewegung gesetzt — und bezahlt werden. Im October 1862 befanden sich 10 männliche *criminal lunatics* in Worcester, von denen jeder Einzelne Fluchtversuche gemacht. Die dadurch verursachten Kosten sind bedeutend: 2 kosteten je 25 Doll., 2 je 20 Doll., die baaren Auslagen bei einem Verbrecher, der sich 4 Tage verborgen hielt, beliefen sich, wie die Vorsteher mit einem unverkennbaren Gefühl der Befriedigung hervorhoben — sogar auf $76\frac{3}{4}$ Doll.

Während Anfangs das Asyl zu Worcester als einzige Staatsanstalt alle Sträflinge bei sich vereinigte, vertheilte sich mit der Gründung neuer Staatsasyle die Last auf mehrere. Allein die einzige Folge dieser Maassregel war, dass sich die Klagen vermehrten.

So beschweren sich die Curatoren des im April 1854 eröffneten Asyles von Taunton schon in ihrem zweiten Bericht,[1]) dass ihnen im Laufe des Jahres 3 Patienten aus dem Staatsgefängniss und 3 aus dem Zuchthause eingeliefert seien, worunter 2 Mörder. „Wäre es nicht besser, sie in ihren Gefängnissen zu belassen, wo sicher und bequem für sie Sorge getragen werden kann, als dass sie, in die Asyle gebracht, einen steten Stein des Anstosses für die Unglücklichen bilden, die — obschon ihrer Vernunft beraubt — doch instinktiv Rohheit und Verbrechen hassen?"

Und noch entschiedener erklären sie sich für die Unterbringung geisteskranker Verbrecher im Gefängniss in ihrem 3. Berichte. „Wenn ein Mann von Fieber, Dyssenterie oder Schwindsucht befallen wird, während er die ihm von dem Gesetze zuerkannte Strafe verbüsst, nimmt man ihn nicht aus den Mauern des Gefängnisses, und für gewöhnlich sollte man das auch nicht, wenn er wahnsinnig wird."

Im October 1857 waren 10 Sträflinge in der Anstalt zu Taunton. Der eine derselben machte einen Mordanfall auf einen Wärter, um zu entrinnen. Ein zweiter war ein weit und breit gefürchteter Brandstifter, der stetig unter ganz besondern Sicherheitsmaassregeln aufbewahrt werden musste.

Alle werden aus einem Grunde fortgeschickt, weil man sie in den Gefängnissen fürchtet, nicht weil man glaubt, dass sie in der Anstalt geheilt werden können. Nur die gefährlichen Geisteskranken sendet man aus den

---

1) *Second annual report of the trustees of the state lunatic hospital at Taunton Decbr.* 1855.

Gefängnissen in die Asyle. Fast durchweg sind es unheilbare Fälle.

Seit Eröffnung der Anstalt ist kein einziger Kranker, der aus dem Staatsgefängniss gekommen, und nur 2 aus den Corrections- und Spinnhäusern (*jails*) Gesandte geheilt worden.

Diese Klagen fanden endlich Gehör und im folgenden Bericht wird es dankbar anerkannt, dass aus den Gefängnissen keine Personen mehr gesandt worden sind, „um den heilsamen Einfluss der segensreichen Anstalt durch ihre Gegenwart zu beflecken und durch ihre Handlungen zu stören.

Seitdem blieb Taunton von der Zusendung der *criminal lunatics* verschont.

Im Jahre 1854 wurde von der Landesvertretung ein Ausschuss niedergesetzt zu dem Zwecke, die Verhältnisse der Geisteskranken im ganzen Umfang des Staats Massachusetts nach allen Richtungen hin zu prüfen und Aenderungsvorschläge zu machen.

Dieser Bericht, mit der Nr. 144. der Blaubücher bezeichnet, die unter dem Titel: „*Report on insanity and idiocy in Massachusetts, by the commission in lunacy under resolve of the legislature of 1854*" (Boston, Staatsdruckerei 1855) dem Drucke übergeben wurde, behandelt auch die Frage der *criminal lunatics.*

Die Commission erklärt sich entschieden dagegen, dass die in den Gefängnissen geisteskrank Gewordenen in denselben Räumen und untermischt mit schuldlosen Patienten behandelt werden.

Die für diese Trennung angeführten Gründe sind die schon in den Hospitalberichten erwähnten: die Beleidigung des sittlichen Gefühls der Kranken, die Neigung der *criminal lunatics* zur Flucht und die dadurch nothwendigen Vorsichtsmaassregeln, welche nicht nur den Comfort der schuldlosen Kranken, sondern auch die Aussicht auf Heilung derselben verringern.

Die Commission ist der Ansicht, dass nicht genug *criminal lunatics* in Massachusetts vorhanden seien, um die Gründung einer eigenen Anstalt für diese zu rechtfertigen. Sie schlagen daher einen andern Ausweg vor, der charakteristisch ist für die *Natives*-Amerikaner.

Die *State-paupers*, d. h. die nicht den einzelnen Communen, sondern dem ganzen Staate zur Last fallenden Armen, sind fast alle Einwanderer. Unter diesen fanden sich 1854: 737 Geisteskranke, wovon 573 Nichtamerikaner.

Für diese Staatsarmen schlägt die Commission eine besondere Irren-Anstalt vor, weil sie doch ganz andere Sitten, Neigungen und Sympathien hätten, als die „Eingebornen", und mit der neu zu errichtenden Anstalt sollen „feste und angemessene Räume" für die geisteskranken Verbrecher verbunden werden.

Da dies nicht ausgeführt worden ist, so beantragten im Jahre 1862 die *trustees* von Worcester, mit dem Staate New-York einen Contract zu schliessen, Behufs Aufnahme der geisteskranken Verbrecher in die Verbrecher-Irren-Anstalt von Auburn.

Im Staate New-York nämlich hatten sich die Verhältnisse ziemlich ähnlich gestaltet, allein die sich herausstellenden Uebelstände hatten zu einer radikalen Verbesserung geführt.

Die grosse Staats-Irrenanstalt von Utica war durch ein Gesetz (chap. 324 der Gesetze von 1846) verpflichtet, alle geisteskranken Sträflinge (*insane convicts*) aufzunehmen und auf Staatskosten, so lange sie wahnsinnig blieben, zu verpflegen.

In Folge dieses Gesetzes wurden im Verwaltungsjahr

1851 (1. Decbr. 1850 bis 1. Novbr. 1851) 10 Verbrecher aufgenommen, von denen 7 aus dem Gefängniss zu Auburn. Am Ende des Jahres fanden sich 33 Verbrecher in der Anstalt, von denen 9 aus Sing-Sing, 7 aus Auburn und 1 aus Clinton — den 3 grossen Staats-Zellengefängnissen — kamen.

Im Jahre 1852 waren unter 340 neü Aufgenommenen 9 Verbrecher, von denen 8 bei ihrer Aufnahme sogleich als wahrscheinlich unheilbar bezeichnet wurden. Am Ende des Jahres waren 35 Bestand, von denen je 10 aus Auburn und Sing-Sing.

Im nächsten Jahre betrug die Aufnahme 13, trotzdem war der Bestand am Ende des Jahres nur 34. Da die Entlassungen nach anderen statistischen Schematen geordnet sind, ist nicht ersichtlich, wohin die übrigen 14 Verbrecher gekommen sind. Dass sie alle geheilt seien, erscheint nach der oben angeführten Notiz des 10. *Report* sehr unwahrscheinlich, obschon unter den 13 des Jahres 1853 sich 6 befinden, deren Krankheit weniger als 1 Jahr dauerte.

In der mir vorliegenden Sammlung fehlt leider der 12. Bericht über das Verwaltungsjahr 1854, der sich ausführlich mit den durch die Anwesenheit der *criminal lunatics* verursachten Beschwerden beschäftigt, und den Erfolg hatte, dass am 13. April 1855 ein Gesetz durchging, wonach die Inspectoren der Gefängnisse in einem der Staatsgefängnisse die nothwendigen und passenden Einrichtungen für die sichere Aufbewahrung und passende Behandlung der bis dahin in den Staats-Irrenanstalten befindlichen *criminal lunatics*, so wie für diejenigen Züchtlinge, welche von einer Geisteskrankheit in der Art ergriffen seien, dass sie für die Gefängniss-Disciplin ungeeignet seien, *(for all*

such prisoners as should thereafter become so far insane, as
to render them improper subjects of prison discipline).

Der Erfolg dieses Gesetzes war ein eigenthümlicher.
Die Inspectoren der Gefängnisse benachrichtigten das Staats-
Asyl, dass sie die geeigneten Maassregeln nicht treffen
könnten und daher die im *State Lunatic Asylum* vorhandenen Verbrecher dort verbleiben müssten. Sie würden aber
keine mehr nach Utica senden, und im Laufe des Jahres
1855 wurden auch wirklich keine geschickt. Da nun, nach
dem Bericht der Inspectoren selbst, noch keine passenden
Einrichtungen getroffen waren, hat man die frischen Fälle
offenbar einfach in den Gefängnissen belassen. Noch im
folgenden Jahre blieb der Zustand unverändert, da die Inspectoren der Gefängnisse den vom Gesetze an sie gestellten Anforderungen nicht nachkamen. Endlich im Jahre
1857 wurde mit Eifer an die Ausführung des Planes gegangen. Ein neben dem Gefängniss von Auburn gelegenes
Stück Landes (*lot*) wurde für die Anstalt bestimmt und die
gesetzgebende Versammlung bewilligte 20,000 Doll. für die
Errichtung der Gebäude.

Zugleich wurde dabei die Bestimmung getroffen, dass
die neue Anstalt der Gefängniss-Direction entzogen und
einer eigenen Verwaltung übergeben werden sollte.

Bei dieser Gelegenheit wird ein Ueberblick gegeben
über die von 1846—54 in Utica verpflegten 67 geisteskranken Verbrecher, die aus den Strafanstalten eingeliefert
worden sind.

Die sehr interressanten aus den verschiedenen Berichten zusammengestellten Tabellen zeigen:
I. Die Form der Geisteskrankheit:

	geheilt.	gestorben.
acute Manie 1	—	1
chronische Manie 5	—	—
periodische Manie........... 1	1	1
Manie in Paroxysmen........ 1	—	—

		geheilt.	gestorben.
Melancholia	1	1	—
Dementia	41	3	9
allgemeine Paralyse	2	—	2
Schwachsinn (*imbecility*)	1	—	—
Simulation	14	—	—
	67	5	13

Männer 64.
Frauen 3.

6 Fälle von Dementia waren mit epileptischen Anfällen verbunden, die schon vor der Verübung des Vergehens sich eingestellt hatten.

32 kehrten ins Gefängniss zurück oder entliefen, darunter 7 Simulanten, berüchtigte Einbrecher, die in den ersten Tagen ihrer Einlieferung entflohen.

II. Die Verbrechen, derenwegen sie verurtheilt waren:

Mord	1
Todschlag	3
Mordbrennerei	3
Gewaltsamer Angriff	7
Erstechen	1
Verstümmeln	1
Meuterei	1
Räuberei	2
Urkunden-Fälschung (*forgery*)	2
Nachdruck[1]) (*counterfeiting*)	1
Meineid	1
Einbruch	16
Grosser Diebstahl	24

III. Verbrechen der Simulanten:

Erstechen	1
Einbruch	5
Grosser Diebstahl	8
	14

IV. Simulirte Formen der Geisteskrankheit:

Manie	3
Dementia	11
	14

Ausser diesen vom Gefängniss in die Irren-Anstalt versetzten geisteskranken Verbrechern wurden im Laufe von 15 Jahren 86 Individuen als „verbrecherische und gefährliche Geisteskranke" dem Asyle überliefert.

---

1) Vermuthlich von Papiergeld.

Die Formen der Krankheit waren:

		davon Mörder.	Brandstifter.
acute Mania	12	2	2
subacute Manie	3	1	—
chronische Manie	14	4	2
periodische Manie	8	—	—
Manie in Paroxysmen	4	—	—
Puerperalmanie	1	—	1
Dementia	26	10	4
Dementia mit Epilepsie	2	2	—
Manie	2	—	2
allgemeine Paralyse	1	—	—
fingirter Wahnsinn	12 {10 Dementia / 2 Mania}	2	—
nicht geisteskrank	2	—	2
imbecil	4	1	1
	86	22	14

Mörder. Brandstifter.
19 Männer, 11 Männer,
3 Frauen. 3 Frauen.

Zieht man von diesen 86 die 18 der letzten 3 Kategorien ab, so verbleiben 68 „criminal and dangerous lunatics." Von diesen wurden

entlassen { geheilt 21
gebessert 4
ungebessert 7
gestorben 10
Verblieben am 30. Novembbr 1857 . . . 26
——
68

Die von den 18 nicht geisteskranken begangenen Verbrechen waren:

Raub 3
Mord 1
Versuchter Mord 1
Fälschung 3
Brandstiftung 3
Grosser Diebstahl 6
Bigamie 1

Im Jahre 1858 wurde die Verbrecher-Irren-Anstalt zu Auburn unter dem Titel „State Criminal Lunatic Asylum" eröffnet und aus den Berichten Utica's schwindet die Rubrik der criminals. Nur im Jahre 1858 wurden noch 4 aufgenommen (1 Demens, 1 Imbiciler und 2 Simulanten, die entflohen).

Leider hören gerade bei dieser entscheidenden Wendung der uns beschäftigenden Frage meine Quellen auf. Ueber die Grösse, die Einrichtungen, die Krankenzahl von Auburn fehlen mir alle Nachrichten.

Aus den übrigen Staaten finde ich nur ein Paar vereinzelte Notizen, welche ich hier anschliesse:

Im Staatshospital von Pennsylvanien zu Hamburg wurden 1858 sieben Patienten aus Strafanstalten aufgenommen.

Die *Trustees* (Curatoren) sprechen sich entschieden gegen diese Versetzungen aus, da sie wegen des den Gefangenen anhaftenden Brandmals der Schande, wegen ihrer Gefährlichkeit und ikrer Geschicklichkeit im Ausbrechen gleich lästig seien. „Fälle dieser Art sind fast sicher, dass ihre Fluchtversuche gelingen, während ihre Wiederherstellung eine grosse Seltenheit ist. — — Eigene Einrichtungen müssen für Aufbewahrung und Behandlung solcher Fälle innerhalb der Gefängnisse getroffen werden, oder es müsste — wie in New-York — ein eigenes Gebäude ausschliesslich zu diesem Zweck bestimmt, in unmittelbarer Nachbarschaft eines Zuchthauses errichtet werden, wohin alle geeigneten Fälle gesendet und bis zu ihrer Wiederherstellung zurückbehalten werden.“

In ganz ähnlichen Ausdrücken erklärten sich zur selben Zeit die Vorsteher und Beamten des *Southern Ohio Lunatic Asylum* für die Behandlung der geisteskranken Verbrecher im Gefängniss.

In Folge dieser Berichte hat die Legislatur von Pennsylvania die Errichtung einer Verbrecher-Irren-Anstalt beschlossen. Rhode-Island bevollmächtigte seinen Gouverneur „für die gesonderte Behandlung solcher Kranken nach eige-

nem Ermessen zu sorgen", und Connecticut errichtete zu
Weathersfield, in Verbindung mit der Staats-Anstalt, ein zu
diesem Zwecke gewidmetes Gebäude, das jedoch 1862 noch
nicht benutzt wurde.

2. Schottland.

Um die Verhältnisse des schottischen Irrenwesens allseitig zu prüfen, wurde am 3. April 1855 eine Commission
niedergesetzt, deren höchst ausführlicher Bericht den V. Band
des Blaubuches von 1857 bildete. [1])

Durch die Untersuchungen der Commission selbst, wie
durch die in dem Bericht enthaltenen Aussagen aller betheiligten Beamten, erhalten wir ein sehr vollständiges
Bild des Zustandes der schottischen geisteskranken Verbrecher.

In Grossbritannien wiederholt sich die Thatsache,
welche wir schon in den amerikanischen Berichten angeführt fanden: dass als *criminal lunatics* sowohl die Geisteskranken, welche als solche ein Verbrechen begangen, als
auch die Verbrecher, welche im Laufe der Strafzeit geisteskrank geworden, bezeichnet werden.

Die schottische Commission unterscheidet sich von der
englischen, deren Ansichten wir später zu besprechen haben, dadurch in höchst vortheilhafter Weise, dass sie dieses Zusammenwerfen zweier grundverschiedener Kategorien
kritisirt und schonungslos verurtheilt. Wir treffen auf die
dem Leser brittischer Berichte nur selten vorkommende
Bemerkung, dass diejenigen, welche im Zustande von Gei-

---

1) „*Scottish Lunacy Commission. Report by her Majesty's commissioners appointed to inquire into the state of lunatic asylums in
Scotland.* Edinburgh 1857.

steskrankheit ein Verbrechen begehen, Kranke und keine Verbrecher sind.

Während die englische Commission sich schaudernd abwendet von denen, die das Blut ihrer Nebenmenschen vergossen, macht die schottische mit Recht darauf aufmerksam, dass es nur eine Frage der äussern Umstände sei, ob ein Kranker ein Verbrechen begehe oder nicht, und dass man dies nicht ihm, sondern denen zur Last legen müsse, die mit seiner Obhut betraut, statt ihn dem sichern Gewahrsam des Asyls anzuvertrauen, ihn frei herumgehen liessen und häufig die augenscheinlichsten Zeichen eines drohenden maniakalischen Paroxysmus nicht beachteten.

Ob ein Patient als *criminal lunatic* zu betrachten sei oder nicht, hängt nicht von der Art der Krankheit, nicht von der Art der von ihm begangenen Handlung ab. Dies letztere an und für sich stempelt ihn nur zu einem *dangerous lunatic*, den der Sheriff nach 4 und 5 *Victoria cap. 60*[1]) auf ärztliches Attest in sicheren Gewahrsam bringen kann „bis er geheilt oder bis Garantie für eine sichere Aufbewahrung gegeben ist.“

Werden aber wegen irgend einer strafbaren Handlung gerichtliche Schritte gegen den Betreffenden eingeleitet, und stellt es sich erst hierbei oder bei der gerichtlichen Verhandlung selbst durch das Verdict der Jury heraus, dass er geisteskrank sei, so gehört der Kranke in die Kategorie der *criminal lunatics*. Nach 2 und 3 *Victoria cap. 42* ist für diese Kranken die zuständige Behörde der *General Board of directors of Prison*, der 1839 gegründet, durch das Gesetz die Macht bekam, solche Kranke, statt in einem Gefängniss, in den Asylen unterzubringen, was in den folgenden Jahren auch gewöhnlich geschah.

---

1) Die englischen Gesetze werden nach dem Regenten benannt. Die vor dem Namen stehenden Zahlen bedeuten die Regierungsjahre, die dahinter stehende die Nummer (*caput*) des Gesetzes.

Erst durch ein späteres Gesetz, 7 und 8 *Victoria cap. 34*, kamen auch die im Gefängniss geisteskrank gewordenen Verbrecher in die Kategorie der *criminal lunatics*.

Die Uebersendung der *criminal lunatics* in die Asyle veranlasste aber so viel Klagen von Seiten der Verwaltungen dieser Anstalten, dass der *General Board* sich entschloss, die *criminal lunatics* in dem Gefängniss zu Perth, dem schottischen Centralgefängniss, zu vereinigen.

In diese Abtheilung wurden aufgenommen solche, die

1) wegen Geisteskrankheit für gerichtliche Untersuchung ungeeignet befunden wurden;

2) die bei der Untersuchung geisteskrank befunden wurden;

3) die bei der Untersuchung als „zur Zeit der That geisteskrank" befunden wurden;

4) Gefangene, die während ihrer Strafzeit geisteskrank geworden sind. Die ersten 3 Kategorien werden auf Anordnung des Gerichtshofes oder des Sheriffs eingeliefert; die der 4. Kategorie kann in dringenden Fällen der Arzt des Centralgefängnisses sofort in die *lunatic wards* (die Räume für die Geisteskranken) legen. Die Verlegung muss gebilligt werden durch eine von den fünf Directoren unterschriebene Ordre.

Ist der betreffende Sträfling nicht in dem *Central Prison*, sondern in einem Ortsgefängniss, so wird Bericht über ihn an den *General Board* eingesandt und er auf dessen Ordre nach Perth gebracht, wenn die noch zu überstehende Strafzeit mehr als drei Monate beträgt; ist die Strafzeit kürzer, so lässt man den Kranken im Gefängniss oder sendet ihn in ein Asyl. Es kommt zuweilen vor, dass wenn die Gefängniss-Direction Kranke in ein Asyl senden will, die Asylverwaltung die Aufnahme verweigert — dann bleiben die Kranken einfach im Gefängniss.

Nach diesen Principien wird die Aufnahme in die Verbrecher-Irrenstation des schottischen Centralgefängnisses zu Perth bestimmt.

Die Einrichtung dieser Station wird 1855 folgendermaassen geschildert:

Das Gefängniss selbst liegt in unmittelbarer Nachbarschaft der Stadt Perth. Die Irrenstation befindet sich in einem getrennten Gebäude, das ursprünglich für die französischen Kriegsgefangenen aus den napoleonischen Kriegen bestimmt und diesem Zwecke entsprechend massiv und düster gebaut ist.

Das Gebäude, das 35 Männer und 13 Frauen fasst, ist 2 stöckig und besteht aus einem Mittelhaus und zwei Seitenflügeln.

Der untere und die Hälfte des oberen Stockes sind für die Männer, die andere obere Hälfte für die Weiber bestimmt.

Parterre sind 2 Wohnräume und eine Reihe von dunkeln Zellen (zu 1—4 Betten) mit stark vergitterten Fenstern, die ausser dem Handbereich der Kranken liegen, und mit Eisen beschlagenen Thüren, die durch schwere Riegel geschlossen sind. Die Bettstellen sind von Eisen.

Der Comfort der Wohnräume besteht in Tischen und Bänken ohne Lehne und einem Kamin mit starkem Eisengitter. Die Zellen der Seitenflügel können durch erwärmte Luft geheizt werden, die des Mittelgebäudes haben gar keine Heizvorrichtung.

Im obern Stock sind 10 Einzelräume für Männer, wovon 2 Polsterzellen und 1 Wärterstube.

Die Frauen haben einen Wohnraum und Zellen zu 1—3 Betten.

Die Waschtische stehen auf den Corridoren und jede Abtheilung hat ein warmes Bad.

Wenn es nicht anders verordnet ist, baden die Kranken 1 Mal monatlich. Die Männer haben 2 von hohen Mauern umschlossene Spazierhöfe, die Frauen einen etwas freundlicheren.

Das Wartepersonal besteht in 4 Männern und 1 Frau. Der Arzt ist der Gefängnissarzt, (der jetzige ist zugleich Director einer grossen Privat-Irrenanstalt).

Beschäftigung haben die Kranken fast gar nicht; eine kleine Bibliothek von 341 Bänden ist die einzige Unterhaltung. Meist lungern sie müssig in den Spazierhöfen umher. Bei einer Besichtigung am 10. Mai 1855 fanden sich 27 Kranke (21 Männer, 6 Frauen), am 4. November 1856 wurden 3 *restraint* gefunden. Der eine hatte eine eiserne Kette um den Leib, an der eine Hand befestigt war; einem zweiten war die Hand ähnlich fest gemacht und die Unterschenkel von Ringen umschlossen, die an einer Eisenkette befestigt waren. 5 bis 6 Männer und alle Frauen besuchen Sonntags die Kirche.

Diese genauere Beschreibung spricht nicht sehr für das Institut und die Commission tadelt dasselbe sehr. Die Kranken würden wie Verbrecher behandelt und entbehrten der Einrichtungen, die für ihre Heilung oder — falls diese unmöglich sei — für die Erleichterung ihres Zustandes nöthig seien.

Die Kranken lägen alle durcheinander, es fehle jede Trennung nach Krankheitsart, Bildungsgrad, Reinlickheit etc. Man solle wenigstens den Angehörigen derer, die die Mittel besässen, erlauben, die Kranken in ein Asyl zu bringen, statt sie in die Zellen von Perth einzusperren.

In Bezug auf die Entlassung finden sich nach den verschiedenen Kategorien Verschiedenheiten.

Ist ein zu einer bestimmten Strafe verurtheilter Verbrecher vor Ablauf der Strafzeit wiederhergestellt, so wird er, auf Antrag des Arztes, vom *General Board* in das Gefängniss zurückgesendet. Ist aber kurz vor dem Ablauf der Strafe der Patient noch geisteskrank, so wird er 10 bis 14 Tage vor dem Befreiungstermin in sein Localgefängniss zurückgesandt.

Die Vorsteher desselben benachrichtigen die Ortsbehörde von dem Tage und der Stunde, zu der der Patient frei kommt. Er wird *pro forma* entlassen, aber auf Befehl des *Procurator-Fiscal* sogleich in Gewahrsam genommen und für seine sichere Unterbringung in einem Asyle, Werkhause oder Familie gesorgt.

Anders die als geisteskrank in Haft Genommenen. Sie sind *at Queen's pleasure* im Asyle, d. h. es gehört eine besondere Erlaubniss des Staatssecretairs dazu, um sie zu entlassen.

Ganz eigenthümlich ist der Rechtsgang bei solchen Kranken, die für „zur Zeit der Begehung des Verbrechens wahnsinnig" erklärt waren. Solche Kranken werden verurtheilt, „in Gewahrsam zu bleiben auf Lebenszeit oder bis auf weiteren Befehl des Gerichtshofes." In diesen Fällen, die vollständig gesund in die Irren-Anstalt eingeliefert werden, entscheidet über die auf Anlass des behandelnden Arztes eingereichte Bitte um Entlassung der höchste Gerichtshof (*High Court of Justiciary*).

Die Commission schlägt diesen Verhältnissen gegenüber vor:

1) Die Classe der *criminal lunatics* aufgehen zu lassen in die der *dangerous lunatics*.

2) Wenn ein eigenes Gefängniss für irre Verbrecher eingerichtet werden sollte, diese Institution nur für die im Laufe ihrer Strafzeit krank gewordenen Züchtlinge einzurichten.

In Folge des Commissionsberichtes wurde durch das

14*

Gesetz 20 und 21 *Victoria cap. 71*: „*an act for the regulation of the care and treatment of lunatics and for the provision, maintenance and regulation of lunatic asylums in Scotland*" (25 August 1857 sanctionirt) ein *General Board of commissioners in Lunacy for Scotland* nach dem Muster der für England und Irland schon längere Zeit bestehenden errichtet. Dasselbe Gesetz verlieh in seinem 87. und 88. Abschnitt dem Staatssecretair das Recht, Irre, welche Verbrechen begangen, statt nach Perth in Asyle *during Her Majesty's pleasure* zu schicken, wo sie der Controlle der *Commissioners in lunacy* unterworfen sind. Auch haben diese das Recht, die Gefängnisse behufs Untersuchung des geistigen Zustandes ihrer Insassen zu besuchen.

Nach dem 93. Abschnitt hat jeder Irre nach Ablauf seiner Strafzeit Anspruch auf Freiheit. Wenn er aber zur Zeit der Entlassung noch geisteskrank ist, so kann er, auf ärztliches Zeugniss und Ordre des Sheriff, gesetzlicher Weise zurückbehalten werden in dem Asyle, in dem er sich befindet, oder kann in ein solches versetzt werden.

Die *Commissioners* setzten mit Ernst das Werk des grossen *Committee* fort. Sie erklärten sich sogleich gegen das Zusammenbringen der Geisteskranken, die Verbrechen begangen, mit irre gewordenen Sträflingen. Erstere gehörten in die gewöhnlichen Asyle, während sie jetzt als *indefinites*, d. h. auf unbestimmte Zeit Eingesperrte bezeichnet werden. Und welche Fälle finden sich unter den *indefinites!* So heben die *Commissioners* einen Imbecilen hervor, der eine Pfundnote wechseln sollte und das Geld nicht zurückbrachte. Wegen „Betrug und Unterschlagung" angeklagt, wurde er wegen Geistesschwäche für nichtschuldig erklärt — und auf unbestimmte Zeit in Perth eingesperrt!

Die Protestationen der *Commission* hatten den Erfolg, dass durch ein Gesetz 23 und 24 *Victoria cap. 5.* die

Lunatic wards von Perth für Sträflinge reservirt werden und dass es vom 1. Januar 1861 an verboten ist, solche, die bei der Anklage als geisteskrank befunden sind, dorthin zu senden.

Eine eigene Anstalt für die geisteskranken Sträflinge neu zu erbauen, widerräth die Commission, da sie die Zahl derselben in ganz Schottland auf nur circa 30 schätzt. Jedenfalls solle man eine solche neue Anstalt nicht mit Gefängnissen verbinden. In den *lunatic wards* des *Perthprison* befanden sich am 31. October 1858: 28 Kranke (22 Männer, 6 Weiber), davon nur 4 irre Sträflinge; am 1. Januar 1859: 29 Kranke (21 M., 8 W.), am 21. Juni desselben Jahres: 30 Kranke (20 M., 10 W.), davon 6 M. und 1 W. unter *restraint*; am 16. Februar 1860: 30 Kranke, ausserdem in besondern Räumen 11 Schwachsinnige (6 M., 5 W.) und 10 Epileptische (5 M., 5 W.). Von den Geisteskranken befanden sich nur 2 unter *restraint*, [1]) der Nachts entfernt wurde. Bei dieser Gelegenheit wurde die mit Eifer erstrebte Abschaffung der Zwangsmittel lobend hervorgehoben.

Auch die baulichen Einrichtungen von Perth wurden dadurch verbessert, dass 2 Schlafräume halbirt und so vier Isolirräume für Störende gewonnen wurden. Ebenso wurden die epileptischen Frauen in einen hellen und geräumigen Saal verlegt.

Unter den Kranken war die grosse Mehrzahl ruhig, mehrere in entschiedener Besserung oder schon reconvalescent — um so schmerzlicher bedauerten die *Commissioners* den Mangel an getrennten Abtheilungen.

---

1) Darunter verstehe ich (dem in England allgemein üblichen und jetzt auch in Deutschland eingebürgerten Usus gemäss) die durch mechanische Zwangsmittel des freien Gebrauchs ihrer Glieder theilweise beraubten Kranken.

214 Die Behandlung geisteskranker Verbrecher v. med.-pol. Standp.

3. Irland.

Eine von der Commission für das irische Irrenwesen zusammengestellte Uebersicht der für Irland gültigen Gesetze[1]) ergiebt an Bestimmungen über *criminal lunatics* Folgendes:

1 und 2 Georg IV. cap. 33.
(28 Mai 1821.)

Sect. 16. Die wegen Geisteskrankheit von der Anklage Freigesprochenen sollen auf Ordre des Gerichtshofes in Haft gehalten werden, bis das Belieben des Vicekönigs (*the pleasure of the Lord Lieutenant*) eingeholt ist. Dieser hat Vollmacht, eine sichere Bewachung der betreffenden Personen anzuordnen.

Sect. 17. Verbrecher, die schon bei der Anklage geisteskrank befunden sind und daher nicht vor die Jury kommen können, sollen ebenso behandelt werden.

Sect. 18. Geisteskranke Verbrecher (*insane criminals*) sollen in die Districts-Asyle[2]) kommen, wo diese dazu eingerichtet sind.

1 Victoria cap. 27. (11. Juni 1838).

Sect. 1. Zwei und mehr Friedensrichter sind bevollmächtigt, Personen in die Gefängnisse zu senden, die entdeckt und ergriffen sind unter Verhältnissen, welche eine Geistesstörung und die Absicht, ein Verbrechen zu begehen, darthun.

Sect. 2. Der Vicekönig kann Befehl zur Abführung in die Districts-Asyle für solche Personen ausstellen, die gefährliche Geisteskranke sind, und solche, die zur Einkerke-

---

1) *Seventh report on the District Criminal and Private Lunatic Asylum p. 25. Appendix I.*
2) Provinzial-Anstalten, im Gegensatz zu den *Private Asylums.*

rung oder Transportation verurtheilt, nach Zeugniss von zwei oder mehreren Aerzten geisteskrank sind oder geworden sind.

8 und *9 Victoria cap. 107.* (8. August 1845).

Sect. 1. Die *Commissioners of public works in Ireland* sollen Land erwerben und darauf ein Central-Asyl errichten.

Sect. 2—4. Formalitäten.

Sect. 5. Die Plane etc. sollen dem Schatzamt vorgelegt werden.

Sect. 6. Das Schatzamt soll bei der Erbauung die Oberbehörde sein.

Sect. 8. Der Vicekönig hat Vollmacht, sobald das Central-Asyl vollständig eingerichtet ist, die Abführung der *criminal lunatics* in dasselbe anzuordnen.

Sect. 9. Der Vicekönig ernennt die Ober- und Unter-Beamten (*officers and servants*) und giebt ihnen die Instructionen.

Sect. 10. Die Friedensrichter sollen Leute nur nach eidlicher Vernehmung als „gefährliche Irre" in die Kerker senden.

Sect. 11. Der Vicekönig hat Vollmacht, solche Kranke zu entlassen, wenn sie wiederhergestellt sind oder aufhören gefährlich zu sein.

Sect. 12. Der Vicekönig ist berechtigt, Personen, die — während sie zur Einkerkerung oder Transportation verurtheilt sind — geisteskrank werden, in das Central-Asyl zu senden.

So wurde also durch das Gesetz 8 u. *9 Victoria cap. 107.* die Errichtung eines ausschliesslich für *criminal lunatics* bestimmten Asyles angeordnet, des ersten seiner Art, denn die schon länger bestehenden Einrichtungen für irre Verbrecher zu Perth sind nur eine Abtheilung des Gefängnisses. Im Jahre 1849, unter dem Vicekönig *Earl of Clarendon*, wurden die Gebäude vollendet und im Jahre 1850 bezogen. Bald erhob sich aber Streit über die Tragweite der Sect. 8. Es lag im Interesse der Grafschaften, möglichst viel Geisteskranke unter dem Titel *criminal lunatics* in die Central-Anstalt zu senden, und sie behaupteten daher, dass jeder, wegen eines auch nnch so unbedeutenden Verbrechens angeklagte Geisteskranke als *criminal lunatic* angesehen und in die Central-Anstalt gesandt werden müsse. So hatte z. B. ein Idiot mitten am Tage und in belebter Gegend einige Haupt Vieh von der Weide weggetrieben. Er wurde sogleich gepackt, zum Richter gebracht, der ihn als geisteskrank einem Districts-Asyl zuweisen wollte. Aber dies verweigerte die Aufnahme, da der betreffende ein „*criminal lunatic*" sei. Dagegen wollten die Inspectoren nur wirklich gefährliche Verbrecher aufnehmen und behaupteten, dass ihr Vollmachtgeber, der Vicekönig, discretionaire Gewalt habe, aus den wegen Geisteskrankheit Freigesprochenen diejenigen herauszusuchen, die er als *criminal lunatics* in das Central-Asyl versetzen wolle.

Die Frage wurde den Kronjuristen vorgelegt und von diesen die Ansicht der Inspectoren als die richtige bezeichnet. — Die nachfolgenden Notizen über das höchst interessante Institut sind theils den *Reports* seiner Aufsichtsbehörde, theils den Verhandlungen entlehnt, welche ein vom Parlament niedergesetztes Comité zur Prüfung des irischen Irrenhauses geführt, welche Verhandlungen dem Parlament in seiner Session 1857—58 vorgelegt und als „*Report of the commissioners of inquiry into the state of lunatic asylums and other institutions for the custody and treatment of the insane in Ireland*", den XXVII. Band der

Verhandlungen der Session bilden. [1]) — Das Central-Asyl liegt bei Dundrum, südlich von der Landeshauptstadt Dublin und ungefähr ¾ englische Meilen von der Eisenbahnstation Dundrum, in angenehmer und gesunder Gegend.

Das Gebäude ist ursprünglich für 120 Kranke (80 Männer und 40 Frauen) berechnet, wird aber stärker belegt, da bei dem ausgezeichneten Gesundheitszustande des Hospitals ein zum Lazareth bestimmtes getrenntes Gebäude mit zu Schlafräumen verwendet werden konnte. Der durchschnittliche Bestand betrug 1855 127, deren Schlafräume so vertheilt waren, dass in Einzelräumen 20 Betten der Männer und 10 der Frauen, in grossen gemeinsamen Schlafsälen 64 der Männer und 33 der Frauen sich befanden. In dem Jahre 1862 wurde die Anstalt durch Baulichkeiten erweitert, welche für 30 Kranke bestimmt, wahrscheinlich im Herbst 1864 bezogen worden sind.

Das Gesammtgebiet der Anstalt besteht aus 29 Acres, die sich folgendermaassen vertheilen:

	1855.		
	Acres.	Ruthen.	Fuss.
Gebäude und Höfe	1	1	38
Unter Spatencultur	13	1	29
Anderweitig cultivirt	8	0	11
Rest *incl.* Erholungsplätze, Wege und Grasplätze	6	0	23
	29	0	21
	1857.		
	Acres.	Ruthen.	Fuss.
Unterm Spaten	9	3	37
Unterm Pflug	11	0	10
Mit Gras besäet	4	0	22
Gebäude, Höfe etc.	3	3	32
	29	0	21

1) Der *report* zerfällt in den Hauptbericht mit seinen Beilagen (*appendices*) und in die Belege (*minutes and evidences*) die getrennt paginirt sind.

	1863.		
	Acres.	Ruthen.	Fuss.
Unterm Spaten	5	1	37
Unterm Pflug	6	0	21
Mit Gras besäet	11	1	37
Gebäude, Höfe etc.	6	0	6
	29	0	21

Die Spatencultur umfasst besonders Gemüse, *incl.* Kartoffeln, die andern 8 Acres sind theils mit Korn, theils mit Erbsen besäet.

Der Betrieb der Farm ist äusserst lebhaft, wie in allen gut eingerichteten Anstalten Grossbritanniens. Es sind Wirthschaftsgebäude erbaut, Kühe werden gehalten und die Erträge der Farm liefern, ausser der Beschäftigung für viele Kranke, noch einen grossen Theil der nöthigen Lebensmittel.

Die Erträge der Farm stellten sich:

1853—54.				1854—55.		
Auslagen . . .	94 £	18 s.	9¼ d.	111 £	1 s.	8 d.
an Producten .	211	15	5½	227	13	11½
Ueberschuss . .	126 £	16 s.	8¼ d.	116 £	12 s.	3½ d.
1856.				1857.		
Auslagen . . .	190 £	15 s.	11½ d.	343 £	19 s.	6½ d.
an Producten .	301	6	7	418	3	3
Ueberschuss . .	110 £	10 s.	7½ d.	74 £	3 s.	8½ d.

Wie ersichtlich, geht die bedeutende Steigerung des Rohertrages nicht Hand in Hand mit einer entsprechenden Zunahme des Reinertrages — allein jene Steigerung zeigt jedenfalls, dass die Anzahl der arbeitenden Kranken bedeutend zugenommen.

Die Angestellten des Hauses, deren Pflichten ein vom Vicekönig genehmigtes Statut regulirt, bestehen in einem ärztlichen Director (*governor*), der zugleich behandelnder Arzt (*resident physician*) ist. Diese Stellung bekleidet seit Gründung des Asyles Dr. *Corbet.*

Ihm zur Seite steht für schwierige Fälle der *visiting*

physician, der wöchentlich 3mal (auf Erfordern auch öfter) die Anstalt ½—1 Stunde besucht. Anfangs hatte Professor *Harrison* in Dublin, nach dessen Tode Dr. *Law* dies Amt.

Apotheker, Magazinverwalter (*clerk and storekeeper*), ein protestantischer und ein katholischer Kaplan wohnen ausserhalb der Anstalt, in der von höhern Angestellten nur noch die *matron* wohnt (in englischen Anstalten die Functionen einer Oberwärterin und Oekonomie verbindend). An Unterbeamten finden sich 7 Wärter und 4 Wärterinnen, ausserdem 1 Pförtner, 1 Hauswächter und einige männliche und weibliche Bedienstete.

Die Zahl von 11 Wärtern und Wärterinnen bei 130 Kranken, 1 auf 12 Kranke, erscheint nach unsern Begriffen, noch dazu in einer eigens für *criminal lunatics* angelegten Anstalt, durchaus nicht bedeutend — in England ist aber die Anzahl des Wartpersonals überhaupt kleiner als in Deutschland, dafür werden dieselben aber auch besser besoldet.

Die Statistik über das *Central Criminal Asylum* liegt bis zum Schluss des Jahres 1863 vor.

Seit der Eröffnung (1850) bis 31. Decbr. 1863 wurden 250 Kranke (173 M., 77 W.) aufgenommen.

Von diesen wurden

entlassen 79 — 57 M.: 22 in Asyle, 23 freigelassen, 9 ins Gefängniss zurück (5 um ihre Strafe zu verbüssen, 4 um vor Gericht gestellt zu werden); 22 W.: 9 in Asyle, 12 freigelassen, 1 ins Gefängniss

entflohen 3, gestorben 41 (31 M., 10 W.). Bestand am 31. Dec. 1863: 127 (86 M., 41 W.).

Die Verbrechen der Entlassenen waren: Mord (10 M., 3 W.), Einbruch 12 M., Schiessen 5 M., Erdolchen 1 M., Viehdiebstahl 7 M. Diebstahl 5 M., 4 W., kleinere Verbrechen 32.

Von den 41 Gestorbenen hatten begangen: Mord 12, Kindesmord 8, gewaltsamen Angriff 9, Feuer anlegen 2, kleinere Verbrechen 10.

Die Entflohenen waren 1 Kindesmörderin und 2 Sträflinge, die für gesund gehalten wurden und deren Strafzeit gleich abgelaufen war.

Unter 127, die Bestand blieben, hatten begangen: Mord 45 (31 M., 14 W.), gewaltsamen Angriff 21 (15 M , 6 W.), Schiessen 9 M.

Die übrigen hatten nur kleinere Vergehen begangen, zeigten sich aber so gewaltthätig, dass sie für passende Insassen des Hospitals gehalten wurden.

Was die Art der Geisteskrankheit betrifft, so waren folgende Formen vertreten.

Krankheit.	31. März 1859			31. März 1861			31. Dec. 1863		
	Männer.	Weiber.	Summa.	Männer.	Weiber.	Summa.	Männer.	Weiber.	Summa.
Mania	24	13	37	31	18	49	35	20	55
Melancholie	15	3	18	18	5	23	20	3	20
Dementia	7	—	7	6	—	6	1	—	1
Imbecilität u. Idiotismus	22	11	33	18	10	28	10	8	18
Epileptische Manie. . .	6	1	7	5	1	6	6	1	7
Moral insanity	5	1	6	2	3	5	1	4	5
Monomanie	—	—	—	1	—	1	—	—	
Genesen	10	12	22	11	4	15	14	4	18
Summa. . . .	89	41	130	92	41	133	87	40	127

Das wichtigste Princip für die Gruppirung der Kranken ist ihr Verhalten, ob ruhig, widersetzlich etc.

Hierüber giebt folgende Tabelle [1]) Aufschluss.

Krankheit.	31. März 1859			31. März 1861			31. Dec. 1963		
	Männer.	Weiber.	Summa.	Männer.	Weiber.	Summa.	Männer.	Weiber.	Summa.
Genesen	10	12	22	11	4	15	14	4	18
Ruhige Geisteskranke .	26	12	—	25	12	37	22	10	22
Ziemlich ruhige.	36	8	—	29	7	36	44	15	59
Laute u. Widersetzliche	17	9	—	27	18	45	16	12	28
Summa. . . .	89	41	130	92	41	133	86	41	127

1) Wie ersichtlich, stimmt diese Tabelle nicht mit der obigen.

Die Todesfälle betragen nur $2\frac{1}{6}$ pCt. des Bestandes, während die Durchschnittszahl derselben in irischen Anstalten 5 pCt. ist. Der Gesundheitszustand ist also ein ungewöhnlich guter, wofür auch das Alter der Patienten spricht (4 über 82 Jahre, 9 70—80 Jahre, 13 60—70 Jahr alt).

Die Behandlung in Dundrum scheint aber auch in jeder Hinsicht eine sehr zufriedenstellende zu sein.

Die Patienten werden viel beschäftigt, die Mehrzahl der Männer arbeitet auf dem Felde, die Frauen sind zum grössten Theil bei der Wäsche, in der Küche und mit Hausarbeit unter Leitung der Matrone beschäftigt.

Auch für die Zerstreuung der Kranken ist in den letzten Jahren viel geschehen. Während noch die *commissioners* in dem Hauptbericht klagen, dass zwar die Anstalt gut gebaut sei, dass aber keine Veranstaltungen für das Vergnügen der Kranken sich vorfinden, und dass überall die kahlen weissen Wände ohne eine Unterbrechung dem Beschauer entgegenstarrten, wurden in den letzten Jahren Lesehallen, 1 grosser gemeinsamer Speisesal für beide Geschlechter, ein Versammlungssaal für Kranke aus besseren Ständen, 2 neue Wohnräume mit einem kleinen Lesezimmer angelegt, ja im gegenwärtigen Augenblicke wird zu grösserm Comfort noch ein türkisches Bad eingerichtet. Mechanischer *restraint* wird fast gar nicht mehr angewandt, obschon die Aerzte des Hauses keine principiellen Gegner der mechanischen Zwangsmittel sind. Die Nahrung ist eine sehr reichliche, wie die folgende Speisetabelle zeigt:

Zum Frühstück: 1 pint Thee (oder $\frac{1}{4}$ Milch) und $\frac{1}{4}$ Pfd. Brod.

Zum Mittag: 1 Quart Suppe, $\frac{1}{4}$ Pfd. Brod (3mal wöchentlich) oder $\frac{1}{4}$ Pfd. Fleisch mit $2\frac{1}{2}$ Pfd. Kartoffeln (3mal die Woche) oder 1 Quart Cacao und $\frac{3}{4}$ Pfd. Brod (1mal).

Zum Abendessen: wie Frühstück.

Die Extradiät besteht in Thee, Eiern, Brot und Butter

zum Frühstück, Beefsteak und Brot oder Vegetabilien und
Bier zum Mittag.

Dass auch die Extraverordnungen an Wein, Bier und
Branntwein (*Whiskey*) sehr reichlich sind, zeigt die Summe
des Verbrauchs dieser Artikel in einem Jahre 116 L.,
d. h. auf den Kopf fast 1 L.

In Folge dieser Liberalität sind allerdings die Kosten
von Dundrum höher als in jeder andern irischen Anstalt.
Sie betragen nämlich per Kopf jährlich 28 L. 6 s. ¼ d.,
während im selben Jahr (1863) in 15 Districts-Asylen diese
Kosten variirten zwischen 18 L. (*Omagh*) und 23 L. 16 s.
9 d. (*Armagh*) und nur in dem 16. (*Clonmal*) die Kosten
sich höher stellten (30 L. 13 s. 2 d. und in der Filial-An-
stalt sogar 39 L. 18 s. 10 d.).

Der Verschönerung und Zunahme des Comforts entsprechend, zeigt sich in Dundrum eine stetige Zunahme
der Ķosten, denn diese betrugen 1850-53: 24 L.; 1853-54:
25 L. 19 s. 3¼ d.; 1854-55: 26 L. 15 s. 3¼ d. und, wie
schon erwähnt, 1863: 28 L. 6 s. ¼ d.

Das Benehmen der Patienten war durchgängig ein sehr
zufriedenstellendes. Die Mehrzahl nahm mit grossem Eifer
an den Arbeiten Theil, einige wurden als Handwerker
(Schneider, Schuhmacher) mit Erfolg beschäftigt. Die einzigen, welche störend für die Ordnung des Hauses waren,
sind diejenigen, welche, während sie ihre Strafe verbüssten,
geisteskrank wurden: die geisteskranken Züchtlinge.

Von ihnen sagt schon der 9. Bericht, dass sie die
„schwierigsten" Kranken waren. Ein Theil sei allerdings
offenbar geisteskrank — epileptisch und idiotisch — die
Uebrigen seien durchweg zänkisch, eigensinnig, verschlossen und in allen Künsten der Verstellung so bewandert,
dass die genaueste Ueberwachung nöthig ist. Dazu kommt
der Verdacht der Simulation der Geisteskrankheit, welche

offenbar häufig von den Verbrechern geübt wird und welche von mehreren eingestanden wurde.

In den Gefängnissen, besonders in dem zu Philippstown, welches das Depot für die schlimmsten Fälle ist, sind diese geisteskranken Züchtlinge meist unruhig, tobend und widerspenstig; in Dundrum macht die ungewohnte Freiheit sie anfangs lenksamer, aber bald verlangen sie in's Gefängniss zurück — da sei es doch noch immer besser als im „Tollhaus" (*mad-house*).

Auch der 10. *Report* spricht sich gleich ungünstig über die Sträflinge aus. Sie litten an einer Verderbtheit (*perversity*) des Gemüthes, welche sie zu höchst verderblichen Beispielen für ihre Mitkranken stempeln. Dazu sind sie unlustig zur Arbeit; mehrere erklärten geradezu: „sie seien auf Regierungskosten hier und das Gouvernement verpflichtet, sie zu unterhalten; sie brauchten nur zu arbeiten, wie es ihnen gefiele", (was höchst selten der Fall sei, fügt der Berichterstatter hinzu).

An diese Arbeitsverweigerung knüpft sich eine höchst interessante Correspondenz zwischen dem Governor Dr. *Corbet* und der Oberbehörde (Inspector Dr. *Nugent*), indem Ersterer um Erlaubniss bat, diejenigen Kranken, welche körperlich zur Arbeit fähig sind und Recht und Unrecht unterscheiden können — wenn sie nicht arbeiten wollen — durch Entziehung der animalischen Diät und durch Einsperrung auf 24 Stunden und darüber zur Thätigkeit zu zwingen! — Das Letztere wird von *Nugent* verworfen, dagegen die Diätentziehung gebilligt.

Die Anzahl der in den Gefängnissen geisteskrank gewordenen Sträflinge von Irland war am 31. März 1855 bis 31. März 1857: 22 (16 Männer, 6 Frauen); am 31. März 1857 bis 31. März 1859: 9 (6 M., 3 F.); am 31. März 1859 bis 31. März 1861: 28 (13 M., 10 F.).

In dem neuesten Bericht fehlt diese interessante Tabelle.

Zusammen finden wir also unter den Verbrechern einer Bevölkerung von zwischen 7½ und 6—5½ Millionen (so viel Einwohner zählt Irland ungefähr) in 6 Jahren 54 geisteskrank gewordene und zwar 35 Männer und 19 Weiber.

Die begangenen Verbrechen waren:

Hehlerei	1 M.	
Diebstahl	7 M.	8 W.
Viehdiebstahl.	6 M.	1 W. (tödtete Schafe)
Einbruch	9 M.	
Betrug	6 M.	4 W.
Brandstiftung	—	2 W.
Raub und Strassenraub .	3 M.	
Nothzucht (rape)	1 M.	
Bigamie.	1 M.	
Gewaltsamer Angriff . . .	1 M.	
Landstreicherei	—	1 W.

Von 3 Weibern fehlt die Angabe des Verbrechens.

Fast alle wurden nach Dundrum gesandt, wo sich im December 1856 24 Sträflinge fanden.

Die Entlassung der Patienten erfolgte von Dundrum aus nur mittelst Befehls des Vicekönigs, der denselben auf einen Bericht der Aerzte und Inspectoren ausstellt. Die Beobachtungsperiode ist eine ungemein lange — das Grundprincip ist, dass geistige Gesundheit an sich, und wenn sie auch mehrere Jahre unverändert vortrefflich gewesen, noch keinen Anspruch auf Entlassung giebt. Im Allgemeinen ist aber die Beobachtungsdauer auf 1 Jahr normirt und von den Entlassenen ist seit 13 Jahren des Bestehens der Anstalt kein einziger rückfällig geworden. Interessant ist es, dass die Inspectoren sich wiederholt darüber rechtfertigen, dass sie auch solche Kranke, die einen Mord begangen, freilassen. Sie machen darauf aufmerksam, dass die Mordthaten der Irren meist Folge von Sinnestäuschungen oder fixen Ideen (delusions) sind, also nur Symptom der Krankheit; so dass mit der Heilung der letzteren auch

alle Neigung zum Angriff auf andere schwinde. Ueber die
Entlassung der Sträflinge geben die Kronjuristen das Urtheil ab, dass nach Ablauf der Strafzeit die .betreffende
Person nicht mehr als Sträfling angesehen und daher anch
nicht mehr unter *8 und 9 Victoria cap. 107. sect. 12.* falle,
daher aus Dundrum zu entlassen sei, wenn sie auch nicht
geheilt sei. Für diesen Fall müsse dieselbe vielmehr (als
dangerous lunatic, 8 und *9 Victoria cap. 107, sect. 10)*
entweder der Fürsorge der Angehörigen oder einem Districts-Asyle überliefert werden.

Vor Ablauf ihrer Strafzeit geheilte Verbrecher werden
in die Gefängnisse zurückgesendet. Dagegen sprechen sich
die Inspectoren mit Entschiedenheit gegen die Aufbewahrung Geisteskranker in den Gefängnissen aus. Während
nämlich nach den neueren Einrichtungen den Gefängnissen
die Geisteskranken, insofern sie Verbrecher sind, abgenommen werden, ist der Mangel an Asylen noch immer so
gross, dass eine grosse Anzahl Geisteskranker, besonders
solche, die als *„dangerous lunatics"* bezeichnet werden, in
die Gefängnisse gesandt werden, um dort vorläufig aufbewahrt zu werden.

Diese Sache hat für unsern Zweck nur ein indirectes
Interesse, indem sich hierbei nämlich sehr grell die Uebelstände des Aufenthalts Geisteskranker in Gefangen-Anstalten zeigen. Diese beruhen in Irland besonders in den engen
und unzweckmässigen Räumen, dem Mangel an Wärtern
und der grundverschiedenen Disciplin in Gefangen- und
Irren-Anstalten.

Einen Begriff über die Ausdehnung, in der die Kerker
mit Irren überfüllt werden, zu geben, ziehe ich aus der
neuesten Uebersicht einige Zahlen aus.

1838 wurden 72 Irre als „gefährlich" in die Kerker
gesandt; 1840: 111; 1844: 382. In diesem Jahr hatte

Irland 8 Millionen Einwohner, und die Districts-Asyle hatten 2112 Betten. 1864 ist die Bevölkerung von 8 auf $5\frac{1}{2}$ Millionen reducirt, die Zahl der Betten in den Asylen auf 4900 gestiegen — und dennoch fanden sich 389 Geisteskranke, die, als „gefährlich“, den Kerkern übergeben waren!

------

4. England.

Wiederholt haben wir die in Grossbritannien übliche Eintheilung der Geisteskranken hervorheben müssen, da sie von den deutschen Einrichtungen abweicht. Auch an der Spitze des für England (im engeren Sinne) erstatteten Ausschussberichts[1]) über den Zustand der Irren, finden wir eine Eintheilung der Irren in 4 Classen, für deren jede andere Bestimmungen und Gesetze gelten.

Diese 4 Classen sind: 1) Irre in öffentlichen Anstalten, 2) in Privatanstalten, 3) Leute, die bei einer auf Antrag des Lordkanzler oder der Oberrichter (*Lords Justices*) angestellten Untersuchung für geisteskrank befunden sind — Kanzlei-Irre (*chancery lunatics*, wie es Kanzleigefangene giebt); 4) Geisteskranke, während einer Criminaluntersuchung als solche befunden oder von der Jury freigesprochen wegen Geisteskrankheit oder im Gefängniss krank geworden, während sie die ihnen zuerkannte Haft verbüssten, zusammengefasst unter der Bezeichnung *criminal lunatics*. Nach den gesetzlichen Anordnungen muss man die *criminal lunatics* wieder darnach unterscheiden, ob sie vor oder nach ihrer Verurtheilung geisteskrank befunden worden sind.

------

1) *Report from the select committee on lunatics together with the proceedings of the committee, minutes of evidence and appendix.*

Die ersten fallen unter das Gesetz *39 u. 40 Georg III. cap. 94*, wonach Leute, die mit Criminalverbrechen belastet sind, z. B. Hochverrath, Mord, Betrug, in sichern Gewahrsam gebracht werden sollen, *during Her Majesty's pleasure* (oder wie der Ausdruck auch lautet „at the pleasure of the crown").

Ueber die zweite Kategorie bestimmt *3 u. 4 Victoria cap. 54*, dass solche, die im Gefängniss erkrankten, von einer Commission von 2 Aerzten und 2 Richtern untersucht und, wenn deren Entscheidung bejahend ausfällt, durch einen Befehl des Staatssecretairs in die Asyle gesandt werden sollen. Werden sie dort wieder hergestellt und ist ihre Strafzeit noch nicht abgelaufen, so sollen sie in das Gefängniss zurückgesandt werden, anderenfalls soll nach Ablauf der Strafzeit der Staatssecretair ihre Entlassung anordnen.

Diese Bestimmung scheint aber nicht streng eingehalten zu sein. Vor der Untersuchungscommission des Parlaments erklärte Admiral *Saumarez*, es gäbe einzelne, die zu 6 Monaten Haft verurtheilt, dann in ein Asyl gesandt und dort 10, 15, ja 20 Jahre zurückbehalten seien! Die *Commissioners in lunacy* selber (die Aufsichtsbehörde für das Irrenwesen) geben an, dass sie noch fortwährend Kranke als *criminal lunatics* behandelt fänden, deren Strafzeit schon längst abgelaufen sei. Die *criminal lunatics* wurden also in die Asyle gesandt, und zwar waren es besonders zwei Anstalten, in welchen eine grosse Anzahl derselben vereinigt war.

Die eine derselben ist die grosse Irrenanstalt in London, B e t h l e h e m, in Southwark belegen, eine Privat-Anstalt, aus Stiftungsfonds und Beiträgen unterhalten, welche so reichlich zufliessen, dass die Anstalt eine Jahres-Einnahme von 17,400 L. hat, wozu die Regierung noch 3000 L.

für die Erhaltung der *criminal lunatics* hinzufügt.[1]) Aus
diesen Mitteln unterhält Bethlehem 350—400 Irre, die in
heilbaren, unheilbaren und verbrecherischen bestehen. Von
ersteren werden solche aufgenommen, deren Krankheit
weniger als 12 Monate dauert und die weder epileptisch
noch paralytisch sind. Die Unheilbaren sind früher als heilbar aufgenommene Kranke desselben Hauses, die *criminals*
endlich werden auf Befehl des Staatssecretairs zugesandt.
Die Zahl derselben beträgt etwa 150, so dass der Staat
20 L. per Kopf zahlt. Die Einrichtungen von Bethlehem
waren nichts weniger als besonders zufriedenstellend, und
erst sehr allmählig wurden auf Andrängen der *Commissioners* Einrichtungen zur besseren Pflege und Unterhaltung
der Irren getroffen. Die *criminal lunatics* befinden sich in
getrennten Abtheilungen „*criminal wards*“; auf Andrängen
der *Commissioners* wurde aber die bessere Classe dieser
Patienten — 40 Kranke umfassend — in die gewöhnlichen
Räume des Asyls versetzt, wo sie unter andern Annehm-
lichkeiten auch den Besitz eines Billards haben. Zugleich
warf die Regierung 100 L. aus, um eine Bibliothek für die
Patienten anzuschaffen.

Die Höfe wurden bepflanzt, Bilder und Verzierungen
schmückten die Wände und der Zustand der Kranken in
Bezug auf Kleidung und Essen war in der letzten Zeit sehr
befriedigend.

Die andere Anstalt, F i s h e r t o n - H o u s e, bei Salis-
bury, ist das Eigenthum eines Privatmannes, welcher mit
dem Staatssecretair des Innern einen Contract abgeschlos-
sen hat, wonach der letztere eine bedeutende Anzahl *criminal lunat'cs* in das Asyl senden kann. Im Juli 1861

---

1) „Bethlehem Hospital.“ Blaubuch Nr. 75 der Session 1852—58
(vol. XLIX, *report from commissioners* vol. 10).

zählte dieses grossartige Privatinstitut 404 Kranke, nämlich: Pensionaire: 84 (43 Männer, 41 Weiber), Arme: 75 (20 M., 55 W.), *criminal lunatics*: 245 (195 M., 50 W.).

Vor 16 Jahren hatte diese Anstalt nur 106 Kranke, welche in einem Hauptgebäude und verschiedenen kleinen Nebengebäuden wohnten, die zum Theil klein, dunkel und schlecht eingerichtet waren.

1850 wurde ein eigenes Gebäude für *criminal lunatics* errichtet, 1851 der mechanische *restraint* abgeschafft. Ja, im Jahre 1854 entschloss sich der Dr. *Finch* auch die Seclusion der Patienten nicht mehr anzuwenden und hat dies seitdem durchgeführt! — Diese Thatsache ist eine höchst interessante für die Behandlung der geisteskranken Verbrecher. Sie zeigt, dass man auch bei diesen ohne die sonst gebräuchlichen Zwangsmittel auskommen kann.

Ausser in Bethlehem und Fisherton-House befanden sich aber noch in sehr vielen andern Anstalten eine grössere oder geringere Zahl von *criminal lunatics*. Die Gesammtsumme der letzteren mehrte sich überhaupt, wie die folgenden Tabellen zeigen werden, in erschreckender Weise.

Die Ursache scheint einerseits in der Leichtigkeit zu liegen, mit welcher die Jury noch fortwährend das Erkenntniss auf Geisteskrankheit ausspricht und andererseits in dem Umstand, dass jeder Irre, dessen, wenn auch noch so kleines, Vergehen zur Kenntniss des Gerichtes kommt, als *criminal lunatic* betrachtet wird.

Tabelle über Zahl und Zunahme der *criminal lunatics* in den 20 Jahren 1844—1864.

Jahr.	Männer.	Weiber.	Summa.	Zuwachs.
1. Januar 1844	202	55	257	—
» 1847	257	80	337	80
» 1851	314	73	387	50
» 1852	357	79	436	49
» 1853	370	89	459	23
» 1854	420	103	523	64
» 1855	422	112	534	11
» 1856	438	121	559	25
» 1857	456	125	581	22
» 1858	490	143	633	52
» 1859	532	150	682	49
» 1860	576	161	737	55
» 1861	602	186	788	51
» 1862	616	187	803	15
» 1863	677	200	877	74
» 1864	711	213	924	47
Gesammt-Zunahme in 20 J.	509	158	667	—

Die Vertheilung derselben zeigt folgende Tabelle.

Vertheilung der *Criminal lunatics*.

Jahr	Oeffentl. Anstalten.			Beth-lehem.			Privat-Anstalten in London.			in der Provinz.		
	M.	W.	Sa.	M.	W.	Sa.	M.	W.	Sa.	M.	W.	Sa.
April 1843	63	13	76	66	21	87	15	7	22	32	7	39
1. Januar 1851	124	34	158	86	19	105	21	6	27	83	14	97
» 1852	145	38	183	85	19	104	31	10	41	96	12	108
» 1853	143	38	181	90	22	112	30	12	42	107	17	124
» 1854	191	55	246	84	22	106	20	6	26	125	20	145
» 1855	189	57	246	88	18	106	20	9	29	125	28	153
» 1856	188	65	253	82	20	102	22	8	30	146	28	174
» 1857	206	63	269	79	20	99	20	13	33	151	29	180
» 1858	227	79	306	95	20	115	29	6	35	139	38	177
» 1859	248	84	332	116	18	134	31	5	36	137	43	180
» 1860	269	96	365	113	15	128	20	3	23	174	46	220
» 1861	274	113	387	114	22	136	20	3	23	194	48	230
» 1863	304	115	419	112	20	132	19	3	22	234	62	296

Die Angabe für 1. Januar 1862 fehlt, die Vertheilung für 1864 ist, wie wir noch später zu zeigen haben, in diese Tabelle nicht mit aufzunehmen. Die grosse Anzahl der Kranken in Privat-Anstalten rührt von der Einrichtung des Fisherton-House her; ohne dieses zählen die Privatanstalten in der Provinz keine 12 Kranke.

Abgesehen also von Bethlehem und Fisherton-House mit ihren getrennten Verbrecher-Abtheilungen finden sich die *criminal lunatics* in den öffentlichen (Grafschafts-) Irren-anstalten.

Gegen dieses Zusammenbringen mit andern Geistes-kranken erklären sich die *Commissioners in lunacy* fast in jedem ihrer Berichte.

Mit Recht heben sie hervor, dass ein bedeutsamer Unterschied bestehe, je nachdem das Verbrechen noch in geistigfreiem oder schon in geisteskrankem Zustande be-gangen worden.

Zur Entscheidung dieser Frage verlangen sie eine mög-lichst schnelle Erledigung derselben durch eine — möglich sachverständige Jury und eine Freilassung derjenigen, welche von ihr für geisteskrank erklärt worden sind.

Diese sollen vielmehr einfach als Geisteskranke, welche nicht gehörig beaufsichtigt sind, angesehen und den öffent-lichen Anstalten übergeben werden, aus denen sie nach er-folgter Heilung durch ·die Directoren zu entlassen sind. Eine Ausnahme sollen solche bilden, deren Detinirung „aus Staatsgründen oder Rücksicht auf die öffentliche Sicherheit" nöthig erscheine. Wenn aus diesen Gründen Individuen auch nach erfolgter Herstellung in Anstalten detinirt wer-den müssten, dürften sie keinesfalls mit den Irren zusam-men sein, sondern seien in eigenen Abtheilungen zu vereinen.

Dagegen ist die Unterbringung der im Gefängniss nach

ihrer Verurtheilung geisteskrank gewordenen Sträflinge, „insane convicts", in öffentlichen Irrenanstalten ein grosses Uebel. Diese Leute sind befleckt mit dem Schmutz des Verbrechens und ihre Gegenwart, die das Zartgefühl der anständigen Kranken fortwährend verletzt, ist denselben höchst lästig. Die Züchtlinge üben auf die andern einen verschlechternden Einfluss durch ihren bösen Charakter, ihre anstössige Sprache und Sitten. Sie machen fortwährend Versuche zu entrinnen, streuen Missvergnügen aus und stiften Complotte. Sie erfordern daher eine unausgesetzte scharfe Bewachung, was einerseits die Disciplin des Hauses stört, andererseits den anständigen Kranken die Theilnahme der Wärter entzieht. Ueberhaupt bekommt durch die Anwesenheit der Züchtlinge und durch die in Folge derselben nöthigen baulichen Einrichtungen das Asyl den Anstrich eines Gefängnisses.

Endlich sei der Aufenthalt auch den Sträflingen selber störend, da sie von den andern Kranken vielfach gehöhnt und verspottet würden. Daraus erhelle die Nothwendigkeit von Staatsasylen für diese Classe, mit denen man (ein höchst wichtiger Vorschlag!) Einrichtungen für die imbecilen Gefangenen, deren geistiger Zustand oft hart an die Grenze der Geisteskrankheit streife, verbinden müsse, denn für diese sei die Gefängnissdisciplin meist sehr ungeeignet.

Schliesslich wird auf die vortrefflichen Resultate des irischen Centralasyls zu Dundrum hingewiesen.

Es ist beachtenswerth, dass auch die Commission des Parlaments sich für die Einsperrung geistig Gesunder ausspricht. „Einige der Irren haben so verabscheuenswerthe Verbrechen begangen, dass, auch wenn sie theilweise oder gänzlich wiederhergestellt wären, es nicht rathsam sei, sie auf die Gesellschaft loszulassen."

Von grossem Interesse ist es, die Vertheilung der

criminal lunatics in die beiden grossen Kategorien der geisteskranken Züchtlinge und der verbrecherischen Irren kennen zu lernen.

Im März 1852 stellte sich dieselbe folgendermaassen:

	Verbrechen									Geisteskranke, verbrecherischer Absicht od. böswilliger Eigenthums-verletzung und geisteskr. verdächtig.			Verurtheilte w. Vagabondirens od. böswilliger Eigenthums-verletzung und geisteskr. gew.			Gesammt-Summe.		
	wider das Leben u.			wider Pers. u. Eigenth.			Vergehen.											
	M.	W.	Sa.	M.	W.	Sa.	M.	W.	Sa.	M.	W.	Sa.	M.	W.	Sa.	M.	W.	Sa.
I. Nach der Verurtheilung geisteskrank geworden (*insane convicts*)	9	1	10	103	18	121	20	1	21	—	—	—	—	—	—			
II. Bei der Voruntersuchung als geisteskrank befunden	15	7	22	35	4	39	4	2	6	—	—	—	—	—	—			
Von der Jury wegen Geisteskrankheit freigesprochen	80	26	106	25	3	28	11	2	13	—	—	—	—	—	—			
Summa	104	34	138	163	25	188	35	5	40	36	7	43	22	8	30	360	79	439

Ganz auffällig ist die grosse Zahl der bei der Gerichtsverhandlung wegen Geisteskrankheit freigesprochenen Mörder: 106! während unter den als Mörder inhaftirten 10 in
den Gefängnissen geisteskrank wurden. Die Zahl der *insane convicts* überhaupt beträgt 152 (oder die wegen Vaga-
bondirens Inhaftirten mitgerechnet, 182). Diese Zahl bezieht sich auf die Verhältnisse im März 1852, welche darum für unsere Zustände von besonderem Interesse sind,
weil damals England mit Wales eine nur wenig geringere
Einwohnerzahl hatte als Preussen, nämlich etwas über
18 Millionen (31. März 1851 17,922,768, jährlicher Zu-
wachs circa 200,000).

Man ersieht daraus, dass wenn man nur die geisteskrank gewordenen Strafgefangenen in einer besondern Anstalt vereinigen wollte, ein Asyl, das nur wenig grösser als
Dundrum wäre, genügen würde, und dass daher die bei
Dundrum angegebenen Zahlen für Beamte, den Etat etc.
mit mässiger Erhöhung auch auf die neue Anstalt übertragen werden könnte.

Allein die Regierung beschloss einen andern Weg ein-
zuschlagen — die *criminal lunatics* wurden im alten Umfang des Begriffs beibehalten, die Uebelstände des jetzigen
Aufbewahrungsmodus aber anerkannt und die Gründung
einer Anstalt für 600 *criminal lunatics* beschlossen (1857).

Eine genauere Sichtung der *criminal lunatics*, die Erkenntniss, dass man viele derselben ruhig in gewöhnliche
Asyle unterbringen könne, reducirte die Bettenzahl auf 500.

Für 6000 L. wurde ein grosser Complex von 290 Acres
Landes angekauft und die Plane der neuen Anstalt ent-
worfen (1859).

Mit diesen administrativen Einrichtungen gingen legis-
latorische Hand in Hand, deren wichtigste für unseren Zwek
23 und *24 Victoria cap. 75* ist, „*an act to make better pro-*

vision for the custody and care of criminal lunatics", wodurch der Staatssecretair Vollmacht erhält, in das neue Steatsasyl zu senden:

1) *criminal lunatics* (im alten Sinne *39* u. *40 Georg III. cap. 94*).

2) Personen, die sich in Haft befinden, unter Verurtheilung zu Zuchthausstrafe (*penal servitude*) wenn solche a) geisteskrank oder b) wegen Imbecilität für die Gefängnissdisciplin ungeeignet erscheinen.

Die übrigen Sectionen beschäftigen sich mit der Verwaltung, die auch ganz in den Händen des Staatssecretairs liegt; er ernennt die Aufsichtsbehörde, Aerzte und Beamten, entwirft die Instructionen derselben und nimmt die Specialberichte entgegen.

Zwei oder mehr *Commissioners in lunacy* (worunter ein Mediciner und ein Jurist) sollen jährlich mindestens ein Mal die Anstalt revidiren.

Von anderen gesetzlichen Bestimmungen ist noch zu erwähnen: *24 Victoria cap. 12*, *„an act for the abolition of contributions by counties for the relief of prisoners in the Queens prison and for the benefit of Bethlehem hospital"*, welche u. A. in der 14. Section anordnet, dass zur Entlassung eines irrsinnig gewordenen Gefangenen aus Bethlehem das Zeugniss zweier Aerzte oder Chirurgen über die Wiederherstellung der Gesundheit nöthig sei, und *24* und *25 Victoria cap. 134*, *„an act to amend the law relating to Bankruptcy and Insolvency in England"*, nach deren Section 106 Bankrottirer und nach Section 107 Schuldgefangene, wenn sie geisteskrank werden, durch die Friedensrichter aus der Haft in Asyle gesandt werden können."

Seit 1859 wird ununterbrochen an der neuen Anstalt, die den Namen *Criminal Lunatic Asylum* von Broadmoor führt, gearbeitet. 1862 wurde in der Person des Dr. *Meyer*,

früheren Oberarztes des *Surrey County Asylums* ein dirigi-
render Arzt ernannt, dem zwei Assistenzärzte zur Seite
stehen sollen. Im October 1862 hoffte man das Asyl wenigstens theilweise zu eröffnen, allein es stellten sich nachträglich noch so viel Uebelstände heraus, theils in den
Constructionen, theils in der Qualität des benutzten Materials, dass im Laufe des Jahres 1863 nur die Frauen-Ab-
theilung bezogen wurde.

„*Broadmoor Criminal Lunatic Asylum*“ hat, wie schon
bemerkt, ein ungewöhnlich grosses Terrain: 290 Acres.
Es liegt etwa 33 engl. Meilen von London, 2 von Sand-
hurst und eine von der Eisenbahn-Station bei Wellington-
College.

Das Gebiet der Anstalt ist hügelig und variirt in seinen Erhöhungen und Thälern von 100 bis 500 Fuss über
dem Meeresspiegel. Umgeben ist es von Anpflanzungen,
besonders von schottischen Föhren.

Die Gebäude stehen am nördlichen Theil, den ein
gegen Süden abfallendes Plateau bildet, wovon man eine
schöne und weite Aussicht hat.

Der Boden ist meist Kies und Humus,[1]) darunter liegt
eine Schicht von Kieselsand, durch die eine Anzahl Quellen des reinsten Wassers hervorsprudelt. Auch fliesst durch
das Terrain der Anstalt ein Strom, der täglich 50-100,000
Gallonen reinen klaren Wassers liefert. Eine Dampfma-
schine von 10 Pferdekräften kann jeden Tag 100,000 Gallonen Wasser 100 Fuss hoch heben und ausserdem noch
andere Arbeiten verrichten.

Ein Gürtel von Gehölz schützt das Asyl gegen den
Nord- und Ostwind.

Das Asyl besteht aus 5 Gebäuden für die Männer,

---

1) *Peat* (eigentlich Torf).

1 Hauptgebäude und 4 getrennten Stationen (*separate blocks*) nach NO., NW., SO. und SW. belegen. Das Frauengebäude liegt westlich von den Gebäuden für die Männer, die Wohnung des Oberarztes zwischen beiden. Die Gebäude, in einem einfachen aber gefälligen Style erbaut, sind 3 Stock hoch; die Vertheilung der Kranken wird in der Art stattfinden, dass die 2 Flügel des Hauptgebäudes von je 100 Personen der gewöhnlichen Classe bewohnt werden. Der Südwestthurm soll für Kranke von höherer Lebensstellung und bessern Gewohnheiten reservirt werden, der Nordwestthurm für die Arbeiter. Der Südostthurm wird die bettlägerigen Kranken, der Nordostthurm die wildesten, verworfensten und widerspenstigsten umfassen. Jeder der Thürme enthält 50 Betten. Die Kapelle ist im Centrum des Hauptgebäudes, für den Kaplan ist eine Wohnung reservirt.

Die Grenzmauer wurde an den Fuss des Hügels auf dem die Anstalt liegt, gesetzt, um in keiner Weise die Aussicht zu verkümmern. Zugleich wurde bestimmt, dass die Mauern mehrere Fuss niedriger sein sollten, als die niedrigsten Gefängnissmauern.

So kurz diese Angaben über die Anstalt auch sind (die genaueren werden wohl erst 1865 dem Parlament vorgelegt werden) so charakterisiren sie doch das Asyl als ein in jeder Hinsicht reich ausgestattetes. Der speciellen Fürsorge der *Commissioners in lunacy* übergeben, wird es ihm sicher nicht an reichlichen Mitteln zu den von den *Commissioners* so betonten Vergnügungen, Zerstreuungen und Belehrungen fehlen.

Bis jetzt (d. h. 1. Januar 1864) war die Wirksamkeit freilich nur eine sehr beschränkte. Es wurden nämlich 99 Frauen aufgenommen und davon 1 als geheilt vom Staatssecretair entlassen, 3 nach Fisherton House versetzt.

Dadurch gestaltete sich die Vertheilung der *criminal lunatics* am 1. Januar 1854 folgendermaassen:

Anstalten.	Männer.	Weiber.	Summa.
1. In Asylen	312	87	399
2. Bethlehem	112	1	113
Anderen Hospitälern . . .	6	1	7
3. In Privat-Anstalten			
a) von London	20	3	23
b) Fisherton House . . .	251	25	276
c) andere Provinzial-Anstalten	10	1	11
4. In Broadmoor	—	95	95
Summa .	711	213	924

Unter den Frauen in Broadmoor, incl. der 3 später versetzten, 98, hatten 44 Verbrechen wider Leben oder Person begangen, nämlich:

Mord 33
    (darunter 12 Kindesmörderinnen)
Mordversuch 3
Todtschlag 3
Absichtliche Verletzung 5

Von den 98 waren 11 sogleich bei der Voruntersuchung als wahnsinnig erkannt, 28 wurden wegen Wahnsinns freigesprochen, 49 waren, nachdem sie überführt und zur Einkerkerung verurtheilt waren, irrsinnig geworden oder befunden und 10 wurden im Gefängniss geisteskrank befunden, von denen 2 zur gerichtlichen Untersuchung bestimmt, 8 wegen Mangel an Caution oder nicht bezahlter Geldbusse sassen.

So weit die Statistik von Broadmoor.

Sie zeigt, dass die Absicht der *Commissioners*, die

Irren, welche als solche verbrecherische Handlungen begangen haben, vor der Behandlung als *criminal lunatics* zu schützen, noch nicht erreicht ist, und sie schliessen daher ihren letzten Bericht mit einem erneuten Hinweis: „wie ungeeignet und absurd es sei, eine grosse Anzahl der auf Befehl des Staatssecretairs eingesperrten Irren als verbrecherische oder überhaupt anders als gewöhnliche Irre zu behandeln", und verlangen „Vollmacht, solche Patienten aus der Classe der verbrecherischen in die der gewöhnlichen Irren zu versetzen."

Das schwedische Irren-Gesetz, [1]) „K. Gesetz über Behandlung und Pflege der Geisteskranken, gegeben zu Stockholm den 5. März 1858", ordnet an:

§. 9. Art. 3. Wenn Jemand zur Pflege übergeben wird, der zur Beantwortung gerichtlich-medicinischer Fragen untersucht werden soll, oder der in Folge von Geisteskrankheit für verbrecherische Handlungen nicht zur Verantwortung gezogen werden kann, wird nach geführter Untersuchung der richterliche Beschluss mitgetheilt, auf Grund dessen er in's Hospital aufgenommen werden kann.

§. 19. p. 233. Sind Personen, welche als wahnsinnig nicht für verbrecherische Handlungen zur Verantwortung gezogen und bestraft werden konnten, aber in's Hospital aufgenommen wurden, von der Geisteskrankheit hergestellt, so macht der Oberarzt darüber bei der Direction schriftliche Anmeldung und fügt ein auf angeführte Gründe mitgetheiltes Zeugniss über den Zustand der Person, sowie auch Abschrift des Journals über das Verhalten der Person im Hospitale bei. Die Direction schickt diese Verhandlun-

---

1) Bei *Sander*, Zeitschrift für Psychiatrie. Bd. XX. Supplhft.

gen mit einem eigenen Zusatze an die Oberdirection, welche, wenn sie nach Anhörung des Sanitäts-Collegiums die Person von Geisteskrankheit frei und aus diesem Grunde nicht weiter für die allgemeine Sicherheit gefährlich findet, den Vorfall Unserer von Gesetz und Verfassung bestimmten Regierung mittheilen muss, ehe die Person ausgeschrieben werden kann.

Ausführlicher sind die Anordnungen des belgischen Irrengesetzes: *„Loi du 18 juin 1850 sur le régime des aliénés"* und zwar:

Art. 12. p. 182. Le gouvernement traitera avec un établissement pour le placement des prévenus, accusés, condamnés ou des individus renvoyés des poursuites, qui seraient reconnus en état d'aliénation mentale.

Ceux-ci y seront transférés sur la réquisition de l'officier du ministère public compétent près la cour ou le tribunal saisi de la poursuite ou dont émane l'arrêt ou le jugement.

Les détenus pour dettes, atteints d'aliénation mentale, seront transférés dans le même établissement sur l'ordre du procureur du roi, qui en donnera immédiatement avis à leurs créanciers.

Art. 14. p. 183. Cependant le mineur, l'interdit, ou celui dont l'interdiction est provoquée ne seront remis qu'à la personne sous l'autorité de la quelle ils sont placés par la loi.

Les prévenus, accusés ou comdamnés, et les détenus pour dettes séquestrés dans le cas du No. 4 de l'article 7 et de l'article 12, seront mis à la disposition du fonctionnaire qui aura donné l'ordre d'admission.

Dazu kommt die weitere Ausführung in dem *„Règlement général et organique sur le régime des aliénés en application de la loi du 10 juin 1850, art. 40—42, p. 198:*

Dans les établissements désignés par le gouvernement, en vertu de l'article 12 de la loi du 18. juin 1850, pour recevoir les aliénés prisonniers, accusés ou condamnés, ceux-ci doivent être classés à part et ne peuvent être confondus avec les autres malades, à moins d'une autorisation expresse du ministre de la justice.

Quant aux aliénés renvoyés des poursuites, les officiers du ministère public désigneront dans leur réquisitoire l'établissement dans lequel ils doivent être colloqués. Ils rentreront dans la classe des aliénés ordinaires en ce qui concerne le payement des frais d'entretien.

*Art. 41. Les directeurs des établissements sont responsables de
l'évasion des aliénés dangereux, et spécialement des aliénés prisonniers, accusés ou condamnés et des détenus pour dettes placés par le
gouvernement.*

*Art. 42. En cas d'évasion d'un aliéné, le directeur de l'établis-
sement fera les diligences nécessaires pour sa reprise et sa réinté-
gration. Il donnera immédiatement avis de l'évasion et, s'il y a lieu,
de la reintégration, aux autorités et aux fonctionnaires mentionnés
aux No. 1 à 5 de l'article 10 de la loi du 18 juin 1850.*

Das Gesetz schreibt also getrennte Verbrecher-Abtheilungen in allgemeinen Irren-Anstalten vor, wirft aber auch
die Irren, welche Verbrechen begingen, mit den geisteskrank gewordenen Sträflingen zusammen.

Sehr gering sind die gesetzlichen Bestimmungen über
irre Verbrecher in Deutschland.

In Baden ordnet der §. 64 des Strafrechts [1]) an, dass
die Zeit, welche geisteskranke Sträflinge in einer Heilan-
stalt behufs Wiederherstellung ihrer Gesundheit verbracht
haben, in ihre Strafzeit miteingerechnet werden soll. Dieselbe Bestimmung gilt auch in Würtemberg.

Diese irren Sträflinge sind, nach einer Verfügung des
Ministeriums des Innern Nr. 9156, d. d. Karlsruhe 9. Aug.
1860, wie in allen Stücken, so auch in Betreff des Er-
satzes der Kosten den andern Kranken gleichzustellen.

Im Nassauischen scheinen bis zum Anfang dieses
Jahrhunderts die Geisteskranken in den Gefängnissen aufbewahrt worden zu sein.

Im Königreich Sachsen bestimmt §. 88 der Verordnung d. d. Dresden 31. Juli 1856, zur Ausführung der
Strafprocessordnung vom 11. August 1855: „Wenn ein An-
geschuldigter wegen Seelenkrankheit freigesprochen oder
aus diesem Grunde die Untersuchung eingestellt worden ist,

---

1) *Flemming:* deutsche Irrengesetze (Bd. XIX. der Zeitschrift für
Psychatrie) p. 3.

so hat das Untersuchungsgericht der betreffenden Verwaltungsbehörde hiervon Kenntniss zu geben und derselbe die Entschliessung darüber, ob derselbe in einer Heil- oder Versorgungs-Anstalt unterzubringen, zu überlassen.

Für Sachsen-Meiningen und Sachsen-Weimar gilt das Strafgesetzbuch vom 21. Juni 1850 und zwar dessen Artikel 62.

Es kann keine Strafe erkannt werden:

1) gegen Personen, welche bei Begehung einer gesetzwidrigen Handlung durch eine allgemeine oder theilweise Seelenkrankheit des Gebrauchs ihrer Vernunft völlig beraubt gewesen sind.

Die Straflosigkeit der gedachten Personen schliesst die Ergreifung von Sicherheitsmaassregeln zur Verhütung anderweiter gesetzwidriger Handlungen nicht aus.

Art. 354. Die Vollziehung von Freiheitsstrafen ist aufzuschieben oder auszusetzen, so lange der Verurtheilte sich im Zustande der Verrücktheit, des Wahnsinns, der Raserei, des völligen Blödsinns, oder in einem solchen körperlichen Zustande befindet, dass die Vollziehung der Strafe mit der Einrichtung der Straf-Anstalt nicht verträglich, oder davon eine Lebensgefahr für den Verurtheilten zu besorgen ist.

In Preussen ist über das Verfahren mit geisteskrank gewordenen Sträflingen eine Verfügung des K. Ministeriums des Innern vom 26. October 1858 [1]) erschienen, welche auch im Grossherzogthum Hessen sich practische Geltung erworben hat. Sie lautet:

„Der Königl. Regierung eröffne ich auf den Bericht vom . . . . .., die geisteskranken Sträflinge betreffend, Folgendes:

Iu Fällen, wo die Geisteskrankheit eines Strafgefangenen heilbar oder die Unheilbarkeit wenigstens noch nicht erwiesen ist, muss für die Verpflegung und resp. Wiederherstellung der Sträflinge, wie in andern Krankheitsfällen, von der Straf-Anstalt gesorgt werden.

Zu diesem Zwecke muss vor Allem in Erwägung gezogen werden, ob der Zustand des Kranken von der Art ist, dass bis auf Weiteres eine zweckentsprechende Behandlung desselben in der Straf-Anstalt möglich bleibt, oder ob seine alsbaldige Ablieferung in eine Irren-Heil-Anstalt nothwendig erscheint, und es sind, wenn von ärztlicher Seite für letzteres entschieden wird, wegen Aufnahme des

---

1) *Horn*, preussisches Medicinalwesen. 2. Aufl. Bd. I. p. 86.

Sträflings in die Irren-Heil-Anstalt unverzüglich die nöthigen Einleitungen zu treffen. Die Kosten einer solchen Kur muss dann die Straf-Anstalt tragen und die Zeit des Aufenthalts in der Irren-Anstalt während der Kur ist dem Sträfling auf die Strafzeit anzurechnen.

Was dagegen solche geisteskranke Sträflinge betrifft, deren Unheilbarkeit durch unzweifelhafte Weise festgestellt ist, so kann gegen dergleichen Sträflinge, vorausgesetzt, dass sie auch durch gerichtliches Verfahren rechtskräftig für wahn- und blödsinnig erklärt worden sind, eine Criminalstrafe überhaupt nicht weiter vollstreckt werden.

Die Königl. Regierung hat daher in solchen Fällen wegen gänzlicher Entlassung des Sträflings zur eventuellen weiteren Communikation mit dem Herrn Justiz-Minister an mich zu berichten und den Antrag durch Beifügung des ärztlichen Gutachtens, des mit dem Attest der Rechtskraft versehenen gerichtlichen Erkenntnisses und der Personal-Acten des betreffenden Sträflings zu justificiren.

Indem ich der Königl. Regierung überlasse, hiernach die in ihrem Eingangs gedachten Berichte erwähnten Fälle in sachgemässer Weise zur Erledigung zu bringen, kann ich nicht unterlassen, Ihnen noch besonders zu empfehlen, in allen Fällen, wo es sich um Fortbringung eines verurtheilten Sträflings aus der Straf-Anstalt wegen Geisteskrankheit handelt, mit grösster Sorgfalt und Vorsicht zu verfahren, theils weil nicht selten verschmitzte Verbrecher in der Hoffnung, sich dadurch in eine bessere Lage zu bringen, Geisteskrankheit blos simuliren, theils weil auch wirkliche Geistesstörungen erfahrungsmässig zuweilen in einer Form auftreten, wo durch das Irrsein die innere Bösartigkeit und der Verbrechersinn noch keineswegs verschwunden ist, so dass durch die Enthebung eines solchen geisteskranken Verbrechers aus der sicheren Haft des Zuchthauses die Irren-Anstalt, der er übergeben wird, sowie zugleich die öffentliche Sicherheit leicht grosser Gefahr ausgesetzt werden kann.

Das preussische Gesetz kennt keine *criminal lunatics* im Sinne der Engländer, ebensowenig hat die Gesetzgebung eines der andern grossen Staaten diese Kategorie. Der §. 40 unseres Strafgesetzbuches vom 14. April 1851 bestimmt: „Ein Verbrechen oder Vergehen ist nicht vorhanden, wenn der Thäter zur Zeit der That wahnsinnig oder blödsinnig war." Es kann also keinen geisteskranken Verbrecher in dem Sinne geben, dass damit ein Geisteskranker bezeichnet wird, welcher eine That begeht, die

einen geistig freien Menschen zum Verbrecher stempeln
würde.

In Folge dieser gesetzlichen Bestimmungen konnte
man erwarten, dass alle Diejenigen, die man als geisteskrank in den Gefängnissen findet, erst nach ihrer Einkerkerung geisteskrank geworden sind.

Diese Erwartung bestätigt sich aber nicht.

Sie bestätigt sich nicht in der Schweiz, in der *Pellis*
(Director der Irrenanstalt und zugleich Arzt des Zuchthauses in Lausanne) seine Erfahrungen dahin resumirte, dass
die bei weitem grössere Zahl der Fälle von Geisteskrankheit, die man in Gefängnissen beobachte, sich zu zeigen
begonnen haben theils vor der Einkerkerung, theils sogar
vor der Verurtheilung.

Im Waadtlande seien. $\frac{4}{5}$ der Geisteskranken nicht in
einer Anstalt und unter diesen „*il y a un certain nombre,
qui sont condamnés pour des délits, auxquels avaient eu une
grande part ou part entière un état mental, morbide, trop
souvent méconnu par les tribunaux.*“ [1])

Aus dem Thurgau berichtet *Löwenhardt*[2]) den Fall
eines seit langen Jahren Blödsinnigen mit ungewöhnlich
starken Hallucinationen, der wegen Brandstiftung, unter Annahme verminderter Zurechnungsfähigkeit, zu 1 Jahr Gefängniss verurtheilt wurde.

Sie bestätigt sich noch weniger in Frankreich, wo
Baillarger, der Arzt der *Salpetrière*, an die Spitze seiner
Thesen über Geisteskrankheiten in den Gefängnissen den
gewichtigen Satz aufstellt: „*Il y a des aliénés dont la folie
méconnue avant et après le jugement n'est constatée qu'à l'en-*

---

1) Bei *Lélut* in: *Annales médico-psychologiques.* 1844. p. 57
und 58.
2) Zeitschrift für Psychiatrie. Bd. XX. p. 75.

trée dans le pénitencier", einen Satz, den *Lunier* in seiner *„Revue pénitentiaire"* einfach als eine von Niemandem bestrittene Thatsache auffasst: „*Personne ne refuse d'admettre qu'il y ait chaque année un certain nombre de délits et de crimes commis par de malheureux insensés qui étaient certainement en démence avant et pendant l'accomplissement de l'acte qui les a conduits devant la justice — — — c'est un fait reconnu par tous les publicistes qui se sont occupés de cette matière."*

Es ist wohl kaum nöthig, hervorzuheben, dass hier — wie im Folgenden — nicht von einigen vereinzelten Fällen, sondern von einer ganzen Reihe von Beobachtungen gesprochen wird. Ja, *Sauze*, der zugleich Arzt an der Irrenanstalt und am Zellengefängniss in Marseille ist, hebt hervor, dass diese Zahl eine grosse sei, weit grösser, als man gewöhnlich meine, und dass die Mehrzahl der beobachteten Geistesstörungen vor der Verurtheilung schon bestanden (*l'aliénation mentale est le plus souvent antérieure à l'entrée dans la prison et même au jugement*).

Unter 15 Fällen von Geisteskrankheit, die *Sauze* während der Jahre 1854—56 im Gefängniss fand und die er ausführlich erzählt, findet man 6, die sicher zur Zeit der Begehung der That, derentwegen sie verurtheilt wurden, geisteskrank waren, und bei mehreren Andern ist es zum mindesten höchst wahrscheinlich.

Scholz[1]) fand während 8 Jahre im niederösterreichischen Provinzial-Strafhause, bei einem täglichen mittlern Bestand von 560 Köpfen 19 Fälle von Geisteskrankheit. Unter diesen waren 3 (Nr. 11, 14, 16) schon vor dem Strafantritt geisteskrank, wozu wahrscheinlich noch zwei

---

1) Zeitschrift der K. K. Gesellschaft der Aerzte zu Wien. Bd XII. (1856).

Frauen (Nr. 8 und 9) kommen, davon eine schon vor ihrer Verhaftung im Irrenhause gewesen war und bei der sich sehr bald nach der Inhaftirung wieder Geistesstörungen zeigten, während die andere vom ersten Tage der Haft an sich als Geisteskranke erwies. Zwei andere endlich (Nr. 12 und 13) waren schon während der Untersuchungshaft („im Inquisitionskerker") geisteskrank befunden.

Aus Preussen besitzen wir Mittheilungen von *Delbrück*,[1]) der an der grossen Strafanstalt zu Halle eine bedeutende Anzahl Geisteskranker (58) beobachtete. Nach der Art des Verbrechens und der Häufigkeit der Bestrafung theilt er dieselben ein in „Verbrecher aus Leidenschaft" und „Gewohnheitsverbrecher".

Von den Ersteren sagt er: „Der ursprüngliche Zusammenhang zwischen der Geisteskrankheit und dem Verbrechen bei den Verbrechern aus Leidenschaft ist verschieden, indem bald das Verbrechen mit seinen unmittelbaren Folgen als die wesentlichste Ursache der Geistesstörung, bald die Geistesstörung als die Ursache des Verbrechens auftritt."

Und von den Letzteren: „Auch bei den Eigenthumsverbrechen tritt nicht selten die Geisteskrankeit als Ursache des Verbrechens auf, obwohl lange nicht so häufig und nicht so direct als bei den Verbrechen aus Leidenschaft. Hier kommen besonders die von Kindheit an bestehende oder frühzeitig erworbene Geistesschwäche und Epilepsie in Betracht. Wegen ihrer körperlichen und geistigen Impotenz sind diese Leute, wenn sie dem Proletariat angehören, schon frühzeitig auf Betteln, Vagabondiren und Stehlen angewiesen. Dazu kommt, dass sie meist dem Hohn, Spott und den Verfolgungen ihrer Mitmenschen ausgesetzt sind,

---

1) Zeitschrift für Psychiatrie. Bd. XI. p. 57.

wodurch ihr Charakter schon frühzeitig total korrumpirt wird."

Von den 58 Kranken, über die *Delbrück's* Tabellen referiren, scheinen vor Begehung ihres Verbrechens schon geisteskrank gewesen zu sein: von 9 Epileptischen mindestens 6, wahrscheinlich aber 8 (Nr. 1, 2, 4—9), alle 5 mit „Geistesschwäche" bezeichneten (Nr. 10—14), von 3 „noch zweifelhaften" Gemüthszuständen 2, die meiner Ansicht nach geisteskrank sind (Nr. 15 und 17), und von 36 ausgebildeten chronischen Formen mindestens 5 (Nr. 23, 26, 36, 50, 56).

Unter 58 geisteskranken Sträflingen also mindestens 18, wahrscheinlich aber bedeutend mehr, die geisteskrank waren, als sie ihr Verbrechen begingen, d. h. als *criminal lunatics* im Sinne der Engländer.

Aus der reichen Auswahl von Fällen, die *Delbrück* giebt, hebe ich den mit Nr. 15 bezeichneten hervor, als Muster eines im Wahnsinn verübten Mordes, der, wegen Verkennung der Krankheit, dem unglücklichen Irren als „ganz widernatürliches Verbrechen" angerechnet wird.

Ich gebe diese Krankengeschichte nach *Delbrück's* eigenen Worten wieder, denn dieser schildert die Symptome mit solcher Klarheit und Treue, dass es mich nur wundert, wie er als *Resumé* dieses Falles meint, dass er „an der Grenze zwischen Gesundheit und Krankheit, Zurechnungsfähigkeit oder Unzurechnungsfähigkeit" stehe. Meiner Ueberzeugung nach ist dies ein Fall, wo ein Melancholischer wegen eines in seiner Krankheit begangenen Verbrechens zum Tode verurtheilt wird und nur die Gnade des Königs ihn vom Schaffot rettet, oder ihn auf Lebenszeit dem Gefängniss überweist.

Die Krankengeschichte lautet:

Ein bis dahin unbescholtener Mann, angeblich in glücklicher Ehe lebend, tödtete nach einem reiflich überlegten mit Festigkeit durchgeführten Plane binnen einer Viertelstunde an einem Sonntag Abend seine Frau und 5 Kinder, jeden einzeln, die Frau durch einen Schlag auf den Kopf, die Kinder alle gleichmässig durch Zerschmetterung des Schädels und Durchschneidung des Halses, und zwar aus keinem andern Grunde, als um sie dem Elende und der Gemeinheit, welchen sie nach Zerrüttung seiner Vermögensverhältnisse verfallen schienen, zu entziehen. Seiner Aussage nach blieb er noch ruhig einige Stunden unter den Leichen, welche er auf ihre Lager gelegt hatte, zufrieden und glücklich über die That, durch welche er die Seinigen dem Erdenjammer überhoben zu haben wähnte; dann legte er unter den Lagern der Leichen Feuer an und brachte sich seiner Meinung nach tödtliche, und in der That sehr bedenkliche Wunden an Brust und Hals bei. Mit Festigkeit und Standhaftigkeit sieht er mehrere Jahre hindurch dem ersehnten Tode auf dem Schaffot entgegen; als ihm aber durch die Begnadigung zu lebenswierigem Zuchthaus diese Hoffnung abgeschnitten wird, verhehlt er nicht seine Absicht, seinem Leben selbst ein Ende zu machen. So kommt er im Mai 1849 in die hiesige Straf-Anstalt, wo er bis zu seinem Tode, den 20. Jan. 1850, in der Isolirzelle zubrachte. Ohne dass sich die Erscheinungen einer entwickelten Geisteskrankheit erkennen lassen, zeigt sich doch in seinem ganzen Verhalten etwas Abnormes.

Scheinbar körperlich kräftig und niemals sich über körperliche Beschwerden beklagend, leistet *H.* doch nichts in der Arbeit, man versucht es mit Güte und mit Strafe, man wechselt mit der Beschäftigung, er zeigt sich stets ungeschickt und leistet so gut wie nichts, und man muss es endlich ganz aufgeben, etwas aus ihm zu machen. Dieselbe Impotenz bei übrigens keineswegs mangelnder Intelligenz und einer gewissen Neigung, über seine Bildung hinauszustreben, scheint ihn sein ganzes Leben hindurch charakterisirt zu haben; seiner Aussage nach „hat er immer Unglück gehabt," und in der That missglückten ihm alle Versuche, die er als Seifensieder, Schlächter, Schmelzer, Handschuhmacher, Oblatenbäcker, Oekonom u. s. w. machte, zu einer Existenz zu gelangen, ohne dass sich ein hinreichender Grund für diese Erscheinung in besondern Unglücksfällen, oder in einem Mangel an gutem Willen und in seinem sittlichen Verhalten erkennen lässt.

In der Anstalt war seine Grundstimmung düster und schwermüthig. Im Allgemeinen ziemlich indifferent für das, was mit und um ihn vorging, war er doch nicht frei von einer gewissen Ostentation; von seiner That sprach er stets mit widernatürlicher Heiterkeit und religiöser Schwärmerei, sie reute ihn niemals, er nannte sie ein Werk der Liebe und pries sich und die Seinigen glücklich, dass er sie von dem Erdenjammer erlöst habe, sprach von den seligen Träumen, mit denen er allnächtlich beglückt werde, wo er Frau und Kinder um sich habe, und wie er nun bald ganz mit ihnen vereinigt sein werde. Bei Gelegenheit des Kirchganges, also wieder an einem Sonntage, wo er auch das Verbrechen beging, stürzte er sich von der 50 Fuss hohen Verbindungsbrücke (welche die Kirche mit dem Flügel verbindet), und zerschmetterte sich fast alle Glieder und den Schädel.

Einen Parallelfall dazu giebt *Brierre de Boismont* [1]) in der Process-Sache wider *Bronillard*, der in einem Anfall unerklärlicher Wuth ebenfalls seine Frau und 5 Kinder ermordet. Die Untersuchung und besonders die Erkundigungen über sein früheres Verhalten *„donnérent la presque certitude que son cerveau était dérangé.“* Er wurde zum Tode verurtheilt; der König begnadigte ihn zu lebenslänglichem Gefängniss.

Aus den Beobachtungen, die *Delbrück* in so übersichtlicher Weise zusammengestellt, will ich nur noch auf einen Kranken hinweisen (B. Nr. 10), der zu 6 Jahren Zuchthaus wegen „Nothzucht an seiner Mutter“ verurtheilt war. Die Diagnose *Delbrück's* lautet: „a n g e b o r n e r B l ö d s i n n“. Nebenbei scheint es, dass die Mutter den unglücklichen Blödsinnigen zur Befriedigung ihrer Wollust gebraucht.

Fragt man sich nach den Ursachen dieser, wie wir sehen, überall sich vorfindenden Erscheinung, so ist *a priori* klar, dass sie tiefere Ursachen haben muss, als einen blossen Irrthum der Diagnose, der Art, dass man einen wirklich Geisteskranken nicht als solchen erkannt, theils weil er in einem Zustande chronischer Verrücktheit seine Wahnideen nicht zeigt und so der Gerichts-Arzt gar nicht zu seiner Untersuchung zugezogen wird, theils weil der Letztere ihn nicht für krank, sondern etwa für einen Simulanten hält. Das wird wohl immer vorkommen nnd wer möchte einem Arzte, der darüber wachen soll, dass nicht schlauer Betrug die Macht des Gesetzes vereitle, einen Vor-

---

1) *Annales d'hygiène.* T. XXXV. p. 410.

wurf daraus machen, dass er in einem einzelnen Falle in seinem Skepticismus zu weit gegangen wäre.

Allein dann konnten nur immer einzelne solcher Fälle in Gefängnissen vorkommen und die Thatsache konnte nicht — um mich des Ausdrucks *Lunier's* zu bedienen — zu einem Lehrsatz erhoben sein.

Der eine Grund liegt in dem Umstand, dass es eine Anzahl von Leuten giebt, die von Geburt an schwachsinnig, ohne Erziehung in lasterhafter Umgebung aufgewachsen, nicht im Stande sind, ethische Begriffe, wie Sittlichkeit und Recht, zu fassen; die vollständig verthiert sind und meiner Ansicht nach zweifellos zu den Geisteskranken gehören. *Casper* schildert dieselben mit den Worten: Weiter gehören hierher die (in grossen Städten sehr, aber überall) zahlreich vorkommenden Fälle, auf welche aufmerksam zu machen wir uns nicht versagen können, von moralisch ganz gesunkenen verwilderten Subjecten, Männern wie Weibern, die durch Trunk und andere Ausschweifungen, durch Landstreicherei, schlechte Ernährung, ihr Nervensystem auch physisch ganz zerrüttet, die längst mit ihrem Gewissen und mit dem Sittengesetz gebrochen haben, die von Vergehen zu Vergehen, von Verbrechen zu Verbrechen fortgeschritten sind und deren Leben seit Jahren eine stete Abwechslung von Aufenthalt in Gefängnissen und Arbeitshäusern und Verwilderung und Landstreicherei in der Freiheit gewesen ist, bei denen es zuletzt oft ganz unmöglich wird, scharf zu bestimmen, ob sie die Grenze geistiger Krankheit überschritten haben oder nicht. [1])

Dieselben Leute meint offenbar *Baillarger* [2]) wenn er sagt: Nur zu oft sehen wir vor den Gerichtsschranken der-

---

1) *Casper:* Gerichtliche Medicin, biologischer Theil, p. 376.
2) *Anna les medici psychologiques.* 1844. p. 74.

artige exceptionelle Naturen, bei denen die thierischen
Triebe (*les instincts de la brute*) bei Weitem die Vernunft
überwiegen. Es sind Leute mit wenig entwickeltem Verstande, bei denen der Jähzorn und die Leidenschaft an's
Krankhafte grenzen. Derartige Leute, zudem noch allen
Arten von Excessen ergeben, verfallen dann in *Dementia*.
Derartige Individuen werden gewöhnlich den Gefängnissen
zugewiesen, wo sie eine zahlreiche Kategorie der „geisteskranken Verbrecher" bilden. Eine meisterhafte Beschreibung einer solchen Persönlichkeit liefert *Delbrück* in
„Johannes Oberthür". [1])

Der Hauptgrund liegt aber wohl in den Gesetzen
selbst, in der Lehre von der verminderten Zurechnungsfähigkeit, welche die meisten deutschen Gesetzbücher als
die Strafe mindernd oder mildernd, aber nicht aufhebend
bezeichnen. So verordnet das würtembergische Strafgesetzbuch von 1839 in seinem 98. Artikel: „Wird eine
gesetzwidrige Handlung von Personen begangen, bei welchen zwar der Vernunftgebrauch nicht völlig aufgehoben
ist, jedoch ein so hoher Grad von Blödsinn oder Verstan-
desschwäche sich zeigt, dass die gesetzliche Strafe auch
in ihrem geringsten Maasse im Missverhältniss zu der Verschuldung stehen würde, so haben die Gerichte die Strafe
unter diesem Maasse festzusetzen."

Ganz ähnlich lautet der §. 60 des braunschweigi-
schen Gesetzbuches: „Gegen Personen, bei welchen durch
verhinderten Vernunftgebrauch, unverschuldete Verdunke-
lung des Bewusstseins, Blödsinn oder Taubstummheit die
Zurechnungsfähigkeit zwar nicht aufgehoben, aber doch erheblich vermindert ist, soll auf eine mildere Strafe erkannt

---

1) Zeitschrift für Psychiatrie. Bd. XIV. p. 363.

werden." Dass in Folge dieser Bestimmung eine grosse Zahl Blödsinniger in die Gefängnisse kommen müssen, ist an und für sich klar.

Preussen — und ebenso Oesterreich — hat gar keine Bestimmungen über verminderte Zurechnungsfähigkeit erlassen, in der Praxis scheinen sich aber die Verhältnisse sehr ähnlich zu gestalten.

Eine andere Thatsache ist die wunderbare Lehre von der relativen Zurechnungsfähigkeit der sogenannten „partiell Wahnsinnigen".

In England, Nordamerika und im Königreich Sachsen gelten partiell Wahnsinnige nur dann für unzurechnungsfähig, wenn ihre That das directe Resultat von Wahnideen ist, und das thüringische Strafgesetzbuch von 1850 lässt nur Strafmilderung „bei Personen zu, welche an einer theilweisen Seelenkrankheit leiden, die mit dem in Frage stehenden Verbrechen nicht in Zusammenhang steht."

Selbst ein Beobachter, wie *Delbrück*, spricht sich dahin aus,[1] „dass es viele Formen von Seelenstörung giebt, die die Zurechnungsfähigkeit nur im geringen Grade oder vorübergehend oder in Beziehung zu gewissen Handlungen beschränken oder aufheben, dass also auch Personen, welche „an Seelenstörung" leiden, für vielfache Handlungen zurechnungsfähig und strafbar, für andere, die in bestimmten Beziehungen zu der vorhandenen Seelenstörung stehen, aber unzurechnungsfähig und nicht strafbar sein können."

Es ist wunderbar, wie diese im Grunde so materialistische Anschauungsweise Anhänger finden konnte, von der *Jessen* ganz richtig sagt, dass sie die Seele wie eine Maschine betrachte, die ihre Arbeit fortsetzen könne, auch

---

[1] Zeitschrift für Psychiatrie. Bd. XX. p. 478.

wenn eine oder die andere Schraube losgehe. Die Irren-
ärzte sind darüber einig, dass dieser „sogenannte partielle
Wahnsinn stets eine chronische, in der Mehrzahl der Fälle
unheilbare Form des Wahnsinns darstellt, die, wenn keine
Heilung eintritt, fast sicher in vollständige Verrücktheit und
Blödsinn endet. [1]) Statt alles Weiteren verweise ich hier-
über auf die energische Ausdrucksweise *Jessen's* in seinen
Vorlagen für die deutschen Psychiater. [2])

Diese Betrachtungen können als dem Zweck der gegenwärtigen Arbeit fernliegend erscheinen. Sie sind aber nöthig, um den für die Wege der Behandlung höchst wichtigen Satz zu begründen, dass ein grosser Theil der in Gefängnissen sich vorfindenden Irren schon vor der That, um
derentwillen sie verurtheilt wurden, geisteskrank waren.

Alle diese haben offenbar dieselben Ansprüche auf
Behandlung und Pflege wie jeder andere Geisteskranke,
und so wenig ein Irrer, der aus dem Asyle entflieht und
während der Flucht einen Diebstahl oder ein anderes Verbrechen begeht, in das Gefängniss kommt, ebensowenig
dürfen die Unglücklichen, bei denen man erst während
ihrer Haft erkennt, dass sie zur Zeit ihres Vergehens geisteskrank waren, im Gefängniss bleiben; sie gehören in die
gewöhnlichen Asyle, auch wenn sie einen Mord oder sonst
ein schweres Verbrechen begangen, denn wie die schottische Commission es ganz richtig hervorhebt, es fallen
solche Vorgänge nur der Umgebung zur Last, die zu wenig auf das veränderte Benehmen des Betreffenden achtete.

In den Anstalten, wo solche Individuen gehörig beaufsichtigt und passend behandelt werden, pflegen sie sich

---

1) *Griesinger:* Geisteskrankheiten. 2. Aufl. p. 321.
2) p. 23, 26.

sehr gut zu betragen und brauchbare Insassen des Asyls
zu werden.

Es würde sich nur fragen, nach welchen Bestimmungen im Einzelfalle entschieden werden soll, ob der Gefangene zur Zeit der That geisteskrank gewesen.

In dieser Hinsicht könnten vielleicht folgende Sätze
als Norm dienen. Der geisteskranke Verbrecher ist aus
der Haft zu entlassen und der Irrenanstalt zu überweisen:

1) Wenn Erscheinungen, die für eine zur Zeit der
That bestehende Seelenkrankheit sprechen, bei der Untersuchung als Simulation aufgefasst worden waren und sich
nachträglich im Gefängniss die Realität der Krankheit
erweist.

2) Wenn derselbe in der Untersuchungshaft oder in
der ersten Zeit seiner Strafverbüssung unzweifelhaft geisteskrank wird. In diesem Falle spricht die Praesumption dafür, dass das Verbrechen in das „Incubationsstadium der
Geisteskrankheit" fällt. Denn die Geisteskrankheit stürzt
nicht gleich einem Blitz aus heiterm Himmel auf den vorher ganz gesunden Organismus ein — es gehen mannig-
fache Veränderungen vor, die einen mehr oder weniger
langen Zeitraum erfordern, bis die Symptome eine solche
Intensität erreicht haben, dass sie deutlich hervortreten und
ein bestimmtes Urtheil möglich ist. Dies hebt auch *Baillarger* hervor, der diese Lehre von der Incubationszeit noch
etwas ausführlicher bespricht.

Natürlich ist hier vorausgesetzt, dass diese Untersuchungshaft kurze Zeit nach begangenem Verbrechen an-
getreten wird (was ja in der grossen Mehrzahl stattfindet)
und nicht etwa erst Jahre lang nach Vollbringung der
That.

Den Zeitraum, innerhalb dessen die deutlichen Symptome auftreten müssen, kann man freilich nicht genau be-

stimmen. Wenn dieselben aber innerhalb der ersten 4 bis
6 Monate nach der That auftreten, so wird jedenfalls an
der Hand der nun gewonnenen Erkenntniss eine Prüfung
der Erscheinungen, die der Betreffende zur Zeit der That
darbot, vorgenommen werden müssen. Und wenn deren
sorgsame Erwägung zu dem Resultate führte, dass damals
sich schon die ersten Spuren der Geisteskrankheit gezeigt,
so wären die Kranken ebenfalls dem Asyle zu überweisen.

Dem dabei zu beobachtenden Verfahren könnte das in
England gültige zum Muster dienen, wonach ein ausführlicher ärztlicher Bericht dem Ministerium (Staatssecretair
der innern Angelegenheiten) eingereicht wird, der es durch
ein Collegium von Sachverständigen (die *Commissioners in
lunacy*) begutachten lässt.

Bestimmtere Regeln aufzustellen vermag ich nicht, es
würde dies Sache der Anstalts-Aerzte wie der Aufsichtsbehörde sein, den individuellen Fall sorgsam zu prüfen.

Anders steht die Frage bei denjenigen Verbrechern,
die offenbar erst nach Begehung ihrer That im Gefängniss
geisteskrank geworden sind.

Die Frage, um die es sich bei ihnen handelt, ist:

Sollen die geisteskrank gewordenen Sträflinge (*insane convicts* der Engländer im Gegensatz zu
den *criminal lunatics*) 1) in den Gefängnissen behalten, oder 2) in die gewöhnlichen Irren-Anstalten oder 3) in Special-Institute versetzt werden?

Zur Beantwortung dieser Frage ist es wesentlich, zu
erörtern: Worin unterscheiden sich geisteskranke Verbrecher
von andern Geisteskranken und von geistig gesunden Verbrechern.

In ersterer Hinsicht wäre zunächst bei irren Gefangenen auf die Möglichkeit der Simulation aufmerksam zu
machen. Dass Simulation von Geisteskrankheiten bei Ge-

fängenen öfters vorkommt, ist eine allseitig anerkannte Thatsache. Ich habe schon oben aus den englischen und amerikanischen Berichten Angaben über die Häufigkeit der
Simulation angeführt, wobei auch Angaben über die simulirte Art der Krankheit sich finden.

Auch *Baillarger* hebt die Frequenz der Simulation in
den Gefängnissen hervor: *„La folie simulée est fréquente
dans les prisons, est surtout dans les pénitenciers cellulaires.
C'est presque toujours, en effet, dans les prisons, que les mé-
decins sont appelés à reconnaître la folie simulée."*

Ebenso bestätigt *Delbrück* [1]), dass man vielfach Simulation unter den Sträflingen findet und *Moriz* [2]) hebt hervor, dass die Zahl dieser Simulanten sich aller Wahrscheinlichkeit nach bedeutend steigern würde, wenn die Gefangenen sähen, dass die Geisteskranken ganz aus den Straf-
Anstalten entfernt würden.

Aber man muss doch die Furcht vor Simulation nicht
übertreiben. Wieder muss ich hier auf *Delbrück* [3]) verweisen, der mit Ernst die übertriebene Sucht zurückweist alles
für simulirt zu erachten. Er zeigt, dass häufig gerade das,
was dem Laien als Beweis der Simulation gelte, bei den
Verbrechern für die Realität der Geisteskrankheit spreche,
ja dass nicht einmal das Geständniss, oder vielmehr die Behauptung der Simulation beweisend sei für dieselbe. Diese
Behauptung ist um so gewichtiger, als sie von einem Manne
stammt, der offen von sich sagt: „Es ist mir sehr oft vor-
gekommen, dass ich Monate und Jahre lang den Verdacht
der Simulation festhielt, aber doch endlich die wirklich bestehende Seelenstörung zugeben musste, aber ich erinnere

---

1) Zeitschrift für Psychiatrie. Bd. XX. p. 464.
2) *Casper's* Vierteljahrsschrift. Bd. XXII. p. 305.
3) Zeitschrift für Psychiatrie. Bd. XIV. p. 377.

mich keines einzigen Falles, wo ein Sträfling, welcher von
mir definitiv für geisteskrank erklärt war, später der Simulation wirklich überführt worden wäre."

So sprach sich *Delbrück*[1]) auch entschieden für die
Realität der Krankheit bei dem chronisch Verrückten *C. W.
A. Claase* aus, der von andern Aerzten für einen Simulanten erklärt war. Bei dieser Vorsicht der Aerzte an den
Straf-Anstalten wird der Versuch verschmitzter Verbrecher,
sich durch Simulation von Geisteskrankheit in eine bessere
Lage zu versetzen, worauf die Verfügung vom 26. October
1858 hinweist, wohl nur höchst selten gelingen, und es
scheint daher kaum nothwendig, bei den Anordnungen für
die von den Straf-Anstaltsärzten für geisteskrank erklärten Verbrecher noch besonders auf Simulation Rücksicht
zu nehmen. Vielleicht sind sogar im Gegentheil auch einige
Anordnungen dafür nöthig, dass nicht ein Individuum zu
lange ungerechterweise für einen Simulanten gehalten und
in Folge dessen mit den strengsten Strafen belegt wird.

Wie weit man in einzelnen Gefängnissen mit der Annahme der Simulation geht, sieht man an dem von *Nöllner*[2])
mitgetheilten Fall eines „Simulanten." Derselbe verweigerte
die Nahrung und — verhungerte!

Wenn in nicht zu ferner Zeit die Reform unseres Irrenwesens stattfinden wird und eine Oberaufsichts-Behörde nach
Art der *Commissioners in lunacy* in England und Schottland
oder der General-Inspectoren in Frankreich, Belgien und Irland
kreirt wird (eine Schöpfung, zu der es meiner Ueberzeugung
nach sicher kommen wird, weil sie in allen genannten
Staaten die Verbesserung des Irrenwesens eingeleitet hat),
dann könnten bei den Rundreisen der General-Inspectoren

---

1) *Casper's* Vierteljahrsschrift. Bd. XXV. p. 50 u. 99.
2) Zeitschrift für Psychiatrie. Bd. XVI. p. 374.

diese auch von Zeit zu Zeit die Gefängnisse besuchen und über die für Simulanten gehaltenen endgültige Urtheile fällen. In England ist dies eine mit Erfolg gekrönte Praxis.

In dem Wahnsinn der Verbrecher selber soll manches Eigenthümliche liegen. Dahin gehört, dass ihr Verbrechen sie vielfach beschäftigt; einerseits läugnen oder beschönigen sie die verbrecherische That, schieben sie andern zu — z. B. den Gefängnissbeamten oder sogar den von ihnen Beschädigten, andererseits haben sie ein ganz ungewöhnliches intensives Verlangen nach Freiheit, das sich zum Theil auf ihre Hallucinationen und die Art ihrer Wahnideen gründet und zu Fluchtversuchen führt.

Bei Erwähnung ihres Verbrechens gerathen sie in eine sichtliche Gemüthserregung, theils Angst, theils leidenschaftliche Erregtheit und die wahnsinnigen und verrückten Reden nehmen bei dieser Gelegenheit sehr zu.

Eine besonders häufige, ja fast konstante Erscheinung sind „Excesse wider die bestehende Hausordnung und Widersetzlichkeiten aller Art, welche theils der Exaltation an sich, theils den schon besprochenen verrückten Ideen und Wahnvorstellungen ihren Ursprung verdanken."

Eins der frühsten Symptome sind mangelhafte Arbeitsleistung oder vollständige Arbeitsverweigerung, die in ihrer Bedeutung gewöhnlich verkannt werden, die härtesten Strafen nach sich ziehen.

Endlich sind auch Verfolgungs- und Vergiftungsideen häufig, und auch hier wirft sich der Verdacht auf die nächstliegenden, die Gefängnissbeamten.

Ausser diesen Eigenthümlichkeiten giebt *Dietz* noch an: eine „kindische Lust am Besitz werthloser Gegenstände" und „höchst abenteuerliche Pläne" — beides ist von *Delbrück* mit Recht nicht weiter erwähnt, denn es sind bekanntlich 2 ungewöhnlich häufige Eigenschaften chronisch Verrückter.

Ich kann aber auch in den andern Eigenthümlichkeiten des Verbrecherwahnsinns keine besondere Unterscheidung von andern Geisteskranken erblicken. Vergiftungs- und Verfolgungsideen sind häufig genug, und ebenso sind diejenigen zahlreich, welche meinen, dass sie unschuldig eingesperrt werden, um die Verbrechen anderer nicht zu hindern. So befinden sich z. B. in der Irren-Anstalt zu Hamburg 2 Männer, welche meinen, dass sie von den Aerzten gefangen gehalten werden, weil diese, eigentlich dem Zuchthaus entsprungene Mörder, ein Verhältniss mit ihren Frauen haben.

Dass Verbrecher häufiger Fluchtversuche machen als andere, ist möglich und das Gelingen derselben wird durch die früher erlernten Kunstgriffe sehr erleichtert. Dies ist aber nicht für das Fortbestehen des „Verbrechersinns" und damit der Zurechnungsfähigkeit beweisend, sondern es findet seine Analogie in der Thatsache, dass viele chronische Verrückte ihr Handwerk noch ganz gut ausüben können. Auf dieser allbekannten Thatsache beruht ja die Errichtung von Werkstätten in Irren-Anstalten. Uebrigens machen auch oft Unbescholtene Fluchtversuche.

Den dritten Unterschied zwischen irren Verbrechern und andern Geisteskranken giebt die sociale Stellung und Bildung der ersteren.

Verbrecher sind mit dem Brandmal behaftet, das die Gesellschaft mit Recht dem Verbrecher aufdrückt. Wie ein anständiger Mensch in seinem Umgang die mit infamirenden Strafen Belegten vermeidet, so verlangt die öffentliche Meinung, dass diejenigen Mitglieder der bürgerlichen Gesellschaft, die das Unglück haben, geisteskrank zu werden, nicht mit Züchtlingen zusammengebracht werden. Dazu kommt noch, dass die Mehrzahl der Verbrecher den niedersten Klassen entstammt, ohne Erziehung in der schlechtesten Gesellschaft aufgewachsen, eine tiefe Rohheit in ihren Ausdrücken und Gewohnheiten verräth, welche den andern Kranken zuerst anstössig ist, später aber nur zu leicht sich bei ihnen einschleicht. (Analog kann man in norddeutschen Irren-Anstalten beobachten, dass durch einzelne Kranke das Plattdeutsche bei mehreren andern, die ursprünglich hochdeutsch sprachen, zur Conversationssprache wird.)

Dies sind 2 Gründe, die sehr gewichtig gegen das Zusammenbringen der irren Verbrecher mit andern Kranken sprechen, abgesehen davon, dass, wie wir schon aus den englischen und amerikanischen Berichten sahen, diese die Aufmerksamkeit des bewachenden Personals in ganz unverhältnissmässiger Weise auf sich ziehen.

Während sich hierdurch die irren Verbrecher von andern Irren unterscheiden, besteht die Differenz zwischen ihnen und den andern (irren) Verbrechern darin, dass sie geisteskrank, d. h. unzurechnungsfähig sind. Damit fällt aber auch der vielfach erhobene Einwand gegen die Entfernung der Geisteskranken aus dem Gefängniss, den ich aus *Delbrück's* treffend kurzen Sätzen wiedergebe [1]): „Alle Strafgefangenen sollen und müssen, wenn sie erkranken, dennoch ihre Strafe verbüssen, und es sind deshalb auch alle Straf-Anstalten mit reichlichen Mitteln zur Behandlung und Heilung von Kranken ausgestattet. — — Die Geisteskrankheit ist aber eine Krankheit wie alle andern Krankheiten, nur eine andere Form, *ceteris paribus* sehe ich daher nicht ein, warum diese Kranken ein Privilegium vor den Andern voraus haben sollen." Der Unterschied liegt eben darin, dass die Geisteskrankheit nicht eine Krankheit ist „wie alle andern," indem sie die von ihr Befallenen unzurechnungsfähig macht, eine Strafvollstreckung an Unzu-

---

1) Zeitschrift für Psychiatrie. Bd. XI. p. 81.

rechnungsfähigen aber widersinnig ist. Vor den Schranken des Gerichts schützt ein Rheumatismus oder ein Bronchial-Catarrh den Angeklagten nicht vor der Verurtheilung, wohl aber eine Geisteskrankheit. In strafrechtlicher Beziehung ist diese also anders als alle übrigen Krankheiten.

Von einer rechtlichen Begründung der Zurückhaltung irrer Verbrecher in Gefängnissen kann deshalb nicht gesprochen werden. Die Frage muss vielmehr so gestellt werden: ist es zweckmässig, die geisteskranken Verbrecher im Gefängniss zu behandeln? Hier muss zunächst zwischen den acuten und chronischen Formen unterschieden werden. Die letzteren (*Dementia, paralysis*) sind in ihrer grossen Mehrzahl unheilbar, der von ihnen Betroffene muss den ganzen Rest seines Lebens „in der Nacht der Geisteskrankheit" zubringen. Solche Unglückliche sollte man der eisernen Disciplin, die in Gefängnissen herrschen muss, unterwerfen? Und wenn auch die Beamten noch so viel Rücksicht nehmen — diese Rücksichtsnahme hat in den Verhältnissen der Gefangenen-Anstalt selber sehr enge Grenzen. Die Gefangenen müssen einem ganz bestimmten Reglement sich fügen, sie müssen zu bestimmten Zeiten an die Luft, sie können sich nicht nach ihrem Willen Gesellschaft suchen, ihnen fehlt es an allen den Erheiterungs- und Zerstreuungsmitteln, welche die geläuterte Anschauungsweise unserer Zeit den Geisteskranken darbietet. So werden diese Unglücklichen zur Einsamkeit verurtheilt, kommen sie mit Andern zusammen, so sind es meist rohe, gefühllose Bursche, denen „der Vogel" des Kranken zur Erheiterung dient! Bilden doch überhaupt in den niedern Volksschichten die ruhigen Irrsinnigen einen Gegenstand nicht des innigsten Mitleidens, sondern des rohen Hohnes! Den Gefängnissen selber sind diese Kranken eine Last, was auch daraus erhellt, dass die Directionen derselben sich ihrer durch Translocation in andere Gefangen-Anstalten und auf sonstige Weise zu entledigen suchen. Ja, diese Irren sind sogar den Gefängnissen gefährlich, da sich in der Nähe irrer Verbrecher die Bande der Disciplin naturgemäss etwas lockern, so dass es um der Sicherheit des Ganzen willen nöthig wird sie zu entfernen.

Wozu sollen wir überhaupt Experimente über die Aufbewahrung Geisteskranker in Gefängnissen anstellen, wenn darüber genug Erfahrungen vorliegen?

Es war ja aller Orten der Uranfang des Irrenwesens, dass man die Kranken in den Gefängnissen einsperrte, und die Reform desselben beginnt mit dem Tage, wo man diese Unglücklichen der Gesellschaft der Verbrecher entzog und in eigene Asyle brachte! In Irland, England und Schottland hat man Geisteskranke in die Gefängnisse gesandt, als die Zahl der Asyle so gering war, dass dieselben nicht den Anforderungen um Aufnahme entsprechen konnten. Einstimmig ist das Urtheil der Behörden, sowohl der *Commissioners in lunacy* wie der Gefängniss-Directoren, über das Ungeeignete dieser Maassregel. Warum also hier noch Debatten über die Zweckmässigkeit? Die Aufbewahrung Geisteskranker (und also auch geisteskranker Verbrecher) in den Gefängnissen ist ein Schritt der äussersten Noth.

Bei den chronischen Formen ist die Aussicht auf Heilung so gering, dass man jedes Hinderniss der Heilung eifrigst zu entfernen suchen und dem Kranken alle die Mittel bieten muss, die zu seiner Beschäftigung, Erholung und Zerstreuung nöthig sind. Dies kann aber kein Gefängniss bieten, und indem es mir unzweifelhaft ist, dass die irren Verbrecher, wenn sie an chronischem Irresein leiden, auch wenn nicht alle Aussicht auf Heilung fehlt, nicht in die Gefängnisse gehören, bleiben nur zwei Möglichkeiten: sie in die gewöhnlichen Asyle oder in besondere Anstalten zu senden.

Ehe wir aber hierüber unsere Ansicht aussprechen, müssen wir noch vorher die Frage erledigen, ob die acuten Fälle (*Melancholia*, *Mania*) in den Lazarethen der Gefängnisse bleiben könnnen. In dieser Hinsicht müssen wir jedenfalls die Erfahrung anführen, dass die Aerzte der Gefangen-Anstalten eine bedeutende Zahl von Heilungen, die im Lazareth erzielt sind, aufweisen können.

In der grossherzogl. mecklenburgischen Landes-Strafanstalt Dreibergen kamen in 9 Jahren 8 Fälle von wirklicher Seelenstörung vor (bei 5 Männern und 3 Frauen), die sämmtlich in der Anstalt wieder hergestellt wurden.[1]

Götsch in Bruchsal hat innerhalb 12 Jahren in der badischen Strafanstalt Bruchsal 84 Fälle von Geisteskrankheiten behandelt, von denen 59 (70 pCt.) geheilt und gebessert wurden und zwar im Zuchthause selbst 31, wovon 2 in der Zelle und 25 im Lazareth geheilt und 4 im letztern gebessert.[2]

Die übrigen 28 Heilungen und Besserungen vertheilen sich folgendermaassen:

	geheilt	gebessert
in Illenau	14	2
durch Entlassung	11	1
	25	3

Götsch giebt an, dass die Hälfte aller Fälle einen ganz entschieden leichten Charakter hatte. Dasselbe scheint in den amerikanischen Anstalten der Fall zu sein, nach der Notiz zu schliessen, dass im Zellengefängniss zu Philadel-

---

1) *v. Witt:* die Isolirung der Sträflinge, Schwerin 1848, im Auszug in Zeitschrift für Psychiatrie. Bd. VI. p. 681.
2) Zeitschrift für Psychiatrie. Bd. XIX. p. 68.

phia von 69 Geisteskranken 58 genesen, darunter 10 in
weniger als 20 Tagen, eine Schnelligkeit der Heilung, über
die *Roller* sein Erstaunen ausspricht.

Ebenso erklärt *Delbrück* wiederholt, dass die frischen
Fälle auch in den Gefängnissen heilen und er macht auf
den Nutzen dieser Heilungen aufmerksam, dass bei man-
chem Kranken der Wahnsinn eine Folge der Freiheitsent-
ziehung selber sei, dass bei diesen, wenn sie nach der
Irren-Anstalt versetzt und von dort geheilt dem Gefängniss
zurückgesandt würden, die krankheitmachende Schädlichkeit von Neuem einwirken würde. Würden sie aber im
Gefängniss geheilt, so seien sie dann an den Aufenthalt
gewöhnt und ein Recidiv nicht so leicht zu befürchten.

Zudem ist der Transport in die Anstalten mit grossen
Weiterungen verknüpft, da einerseits der Aufnahme in die
Irren-Anstalten bei uns eine Reihe von Formalitäten vor-
hergehen müssen, andererseits der Transport an sich weit-
läufig und kostspielig ist. Zudem werden die Kranken um
so länger zurückbehalten werden, da die Anstalts-Aerzte,
die die Verantwortung für die Translocation und die damit
verbundenen Kosten tragen sollen, sich gegen Simulation
durch noch längere Beobachtungszeit schützen werden, als
wenn dieselben einfach in's Lazareth transferirt werden.

Wenn also das Lazareth passende Einrichtungen hat, so
kann ich nicht einsehen, warum nicht auch frische Fälle
von Geisteskrankheiten darin behandelt werden sollen.
Würden aber die Fälle sich in die Länge ziehen, so ist
auch hier eine Translocation nöthig, über deren Nothwendigkeit in jedem Einzelfalle der Anstalts-Arzt sein Gutachten abgeben muss. Sollen aber frische Fälle von Irrsein
der Pflege der Strafanstalts-Lazarethe überlassen sein, so
müssen diese auch die dazu unumgänglich nöthigen Einrichtungen haben. Dazu rechne ich nicht etwa grosse

Werkstätten und prächtig eingerichtete Lesehallen, „wodurch die Lasten der redlichen Staatsbürger über das dringendste Bedürfniss hinaus gesteigert würden",[1]) und die viel nothwendiger für die Irrenpflege- als für die Irren-Heilanstalt sind (was z. B. auch Dr. *L. Meyer* hervorhebt.[2])

Als solche unumgänglich nothwendigen Bedingungen rechne ich aber

1) die Räume für Geisteskranke, resp. das Lazareth, müssen ausserhalb des Hauptgebäudes liegen — eine Anforderung, der z. B. Halle und Bruchsal entsprechen;

2) die Kranken dürfen nicht zwischen andern, körperlich kranken liegen, sondern die Räume für die Irren müssen, ganz getrennt von denen für andere Kranke, eine eigene Abtheilung bilden.

Diese beiden Forderungen ausführlich zu begründen, ist wohl kaum nöthig — sie liegen im Interesse sowohl der Irren- als der Gefangen-Anstalt.

3) Mit der Irren-Abtheilung muss ein besonderer Gartenraum verbunden sein, um die Trennung der Irren von den übrigen Gefangenen durchzuführen und den Irren den, von allen Aerzten als nothwendig erkannten Genuss der freien Luft zu sichern. In Bruchsal scheinen die Gartenanlagen ziemlich bedeutend zu sein — ob die Irren eine eigene Garten-Abtheilung haben, ist nicht ersichtlich.

4) Für die Irrenräume hat der Arzt der Anstalt die „Hausordnung" zu entwerfen. Es erschiene diese Bedingung überflüssig, wenn man nicht z. B. bei *Moriz* läse: „von Wichtigkeit ist auch der Umstand, dass in Lazarethen nicht gearbeitet werden darf."

---

1) *Moriz: Casper's* Vierteljahrsschrift. Bd. XXII. p. 305.
2) Entwürfe zum Bau einer neuen Irren-Pflegungs-Anstalt in Berlin. p. 47.

Eine leichte, der Neigung und dem Belieben des Kranken zu überlassende Beschäftigung ist eins der nothwendigsten Unterstützungsmittel einer jeden Irrenbehandlung und das beste Befestigungsmittel der Reconvalescenz. Auch in dieser Hinsicht scheint z. B. Bruchsal genügende Beschäftigung im Garten und in den Werkstätten zu bieten. Nothwendig ist aber, wenn man Geisteskranke in letzteren mit gesunden Verbrechern zusammen arbeiten lässt, dass man diese sorgsam aussucht und — was wohl ohnedies im Interesse der Gefängnissdisciplin nöthig ist, unter steter Ueberwachung hält.

5) Es müssen für zeitweilige Isolirung Störender, besonders Tobender, die nöthigen Räume (Isolirzellen) vorhanden sein, wie z. B. in der Strafanstalt zu Halle) damit nicht Zustände eintreten, wie *Moriz* sie schildert:[1] „Zeitig müssen solche Individuen, wenn sie auch in der Isolirzelle zu viel lärmen, die Ordnung der ganzen Strafanstalt, die doch einmal auf die strengste Zucht gegründet ist, stören, „innerhalb des abgesonderten Lazareths an eine Kette gelegt werden," um so wenigstens die übrigen Kranken vor handgreiflichen Insulten zu schützen!!"

6) Es muss ein genügendes und mit der Bewachung und Pflege der Irren vertrautes Wartepersonal vorhanden sein. Bei der sehr verschiedenen Zahl der gleichzeitig in der Pflege befindlichen Irren lassen sich hier keine Zahlenangaben machen. Wenn - wie ich vorschlage — nur die acuten Fälle in den Gefängnissen verbleiben, so wird die Zahl der gleichzeitig vorhandenen Kranken sicher sehr gering sein. Aber zwei Dinge muss ich doch bemerken: bei Abrichtung von Verbrechern zu Wärtern von Geistes-

---

. 1) a. a. O. p. 303.

kranken muss mit noch weit mehr Sorgfalt in der Auswahl verfahren werden, als bei der Wahl für die Pflege
„somatischer" Kranken. Denn man vergesse nicht, dass
die grösste Zeit des Tages über der Kranke dem Wärter
überlassen ist.

Ferner muss der mit der Oberaufsicht des Lazareths
betraute Aufseher auch vertraut sein mit den Rücksichten,
die gerade Irre zu fordern berechtigt sind.

Sind diese Bedingungen erfüllt und erfüllbar, so können — meines Erachtens — die acuten psychischen Erkrankungen im Lazareth der Gefangenanstalt behandelt
werden. Die chronischen Fälle aber sind, wie wir schon
gesagt, vollkommen ungeeignet für die Gefangen-Anstalt.
Sollen diese Fälle nun in die gewöhnlichen Irren-Anstalten
oder in eigene, um mich des englischen *terminus technicus*
zu bedienen, „*Criminal-Lunatic-Asylums*" dirigirt werden?

Wir haben schon oben gesehen, dass die Vermischung
der irren Verbrecher mit den übrigen Geisteskranken schäd-
lich sei, weil einerseits ein Widerwillen im Publikum dagegen herrsche, den man respectiren müsse, andererseits
die Verbrecher durch ihre Sitten und Sprachweisen An-
stoss erregen und die übrigen Kranken stören. Daraus
folgt aber nicht, dass die irren Sträflinge überhaupt nicht
in die gewöhnlichen Anstalten gehören, vielmehr berechtigt
dies nur, sie auf die Abtheilung für Störende zu schicken.
Denn es giebt auch Irre, die nicht aus dem Gefängniss
kommen, gegen die doch dieselben Einwürfe gemacht werden können, wie z. B. die öffentlichen Dirnen. Sollten
also für irre Verbrecher eigene Anstalten nöthig sein, so
müssten auch für öffentliche Dirnen Separatanstalten gegründet werden. — Der Sinn der Absonderung der irren
Verbrecher kann vielmehr nur der sein, dass man sie so

lange von den übrigen trennt, bis sie sich der Disciplin fügen gelernt und in ihren Sitten und Gewohnheiten sich gebessert. Dann können sie unter die Kranken gebracht werden. Damit ist zugleich dem Vorurtheil des Publikums Genüge geleistet, da die Berechtigung desselben doch vorzugsweise auf der schlechten Führung der Verbrecher beruht. Solche Vorbereitungsstation ist aber — wie wir aus den Berichten über Dundrum ersehen — auch bei einem nur für Verbrecher bestimmten Asyle nöthig.

In der neuen Irrenanstalt für Hamburg zu Barmbeck ist für die irren Verbrecher in folgender Weise gesorgt:

Das Hauptgebäude der Anstalt bildet ein Viereck, dessen hintere Seite getrennt von den übrigen Gebäuden liegt. Diese Seite bildet also ein eigenes Gebäude, das aus einem Mittelhause und zwei Seitenflügeln besteht. Die einstöckigen Flügel enthalten die Tobzellen, das Mittelhaus, welches 2 stöckig ist, enthält im Parterre die Abtheilung für Unreinliche und eine Treppe hoch die sogenannte „Verbrecher-Abtheilung“, richtiger „Abtheilung für Störende“. Das ganze Haus ist von einer eigenen Mauer umgeben, die Abtheilungen haben getrennte Gärten. In der Verbrecher-Abtheilung können 6 Männer und 6 Weiber wohnen; eine vollständig genügende Ausdehnung, denn obschon der Irrenstation des allgemeinen Krankenhauses alle geisteskranken Verbrecher zugesandt werden und sie dieselben dauernd behält, hat sie doch zu gleicher Zeit nicht mehr als 8, die aber meist schon längere Zeit in der Anstalt sind und sich in Nichts von den übrigen Kranken unterscheiden. Ich glaube daher nicht, dass jemals mehr als 3 Männer und 2 Frauen auf der Verbrecher-Station zu gleicher Zeit sein werden.

In Irland, mit 6,000,000 Einwohnern, erkrankten in 2 Jahren 23 Sträflinge. Das würde für eine Bevölkerung von 18 Millionen 138 Erkrankungsfälle geben. Damit stimmt die englische Erfahrung, dass zu gleicher Zeit, bei einer Einwohnerzahl von 18 Millionen, circa 150 geisteskranke Verbrecher (*insane convicts*) sich finden.

Für Preussen berechnet *Moriz*[1]) nach *Delbrück* und seinen Erfahrungen 200 bis 240 geisteskranke Verbrecher. Wenn man aber hiervon die schon zur Zeit ihres Verbrechens krank gewesenen und die schnell verlaufenden frischen Fälle abzieht, so wird diese Zahl sich auf höchstens 100 bis 120 reduciren, ja, *Moriz* rechnet nur 40 bis 60 unheilbare irre Verbrecher in Preussen. Sollten diese in einer eigenen Anstalt untergebracht werden, so würden also die Dimensionen von Dundrum maassgebend sein.

Für nöthig halte ich, wie bemerkt, solche Special-Anstalten nicht — in unserm Vaterlande wenigstens — indem meiner Ansicht nach noch dagegen spricht:

1) Die unverhältnissmässigen Kosten, die eine nur für 100 bis 150 Kranke berechnete Anstalt macht.

2) Die Schwierigkeit der Classifikation, die gerade bei den irren Verbrechern vom ärztlichen Standpunkte aus höchst nothwendig erscheint.

Ein solches Asyl müsste mindestens folgende Abtheilungen haben: 1) eine Aufnahmestation; 2) Station für Bettlägerige und Melancholische; 3) ruhige Heilbare; 4) Unheilbare; 5) Tobende; 6) Epileptische; 7) Unreinliche und Störende. Rechnet man dazu noch besondere Abtheilungen für Imbecile und Idioten, so wird die Krankenzahl in jeder Abtheilung sehr klein.

3) Die enormen Kosten und die Schwierigkeit des Transports, da man nur eine Anstalt dieser Art errichten

---

1) a. a. O. p. 306.

kann, in die gleichermaassen die Sträflinge der ostpreussischen und posenschen wie die der rheinischen Strafanstalten abgegeben werden müssten.

4) Die Einrichtungen eines solchen Verbrecher-Irren-Asyls brauchen keine andern zu sein als die der andern Anstalten — sehen wir doch in Grossbritannien, dass dort der mechanische *restraint* in den *Criminal-Lunatic-Asylums* vollständig abgeschafft ist, dass die Irren zum Theil frei auf uneingezäunten Feldern arbeiten und dass die Einrichtung von Broadmoor mit seinem Areal von 290 Morgen grossartiger sind als die vieler Asyle für gewöhnliche Kranke. Jedenfalls muss ich mich aber gegen die Ansicht *Delbrück's* erklären, der sich lebhaft für besondere Anstalten ausspricht, um das Princip zur Geltung zu bringen, „dass ein Mensch ein Verbrecher und doch zugleich ein geisteskranker Mensch sein oder an Seelenstörung leiden und doch Verbrechen begehen kann, für die er noch innerhalb gewisser Grenzen verantwortlich gemacht und bestraft werden kann und muss, dass aber bei einem solchen Menschen ein anderes, seinem Seelenzustande entsprechendes Verfahren zur Anwendung kommen muss, als bei dem absolut gesunden und normalen Verbrecher."

Solche Anstalten verlangt auch *Damerow*,[1]) als in der Mitte stehend zwischen Irren-Anstalten und Gefängnissen, weil Abtheilungen für irre Verbrecher bei Straf- oder Irren-Anstalten „trotz aller papiernen Instructionen dem Geiste des Ganzen folgen müssen, wie das dem Schiff angehängte Boot."

Allein gerade um der Gefährlichkeit der *Delbrück'*schen Theorie willen und weil ich ihr entschieden entgegentreten muss, bin ich auch gegen solche Mittelanstalten zwischen

---

1) Zeitschrift für Psychiatrie. Bd. XIV. p. 391 und 393.

Irren- und Strafanstalten; eine Vermittelung zweier solcher Extreme wie diese beiden (trotz einzelner äusserer Aehnlichkeiten, die jetzt auch mehr und mehr schwinden), kann es nicht geben, und diese sogenannte Mittelanstalt wird sehr bald in eine gewöhnliche Strafanstalt umschlagen „trotz aller papiernen Instructionen."

Dagegen geben die Verbrecherstationen der Irren-Anstalten eine Garantie für eine genügende Würdigung des geistigen Zustandes der Kranken und bei der grossen Anzahl der Irren ist die Zahl der im Gefängniss selbst geisteskrank gewordenen eine so verschwindend kleine, dass von einer Benachtheiligung der Unbescholtenen durch Placirung jener in Asylen nicht gesprochen werden kann. Sind die Anstalten so überfüllt, dass sie um einen Platz für einen Kranken geizen müssen, so wird es wenig helfen, wenn man wirklich ein Paar irre Verbrecher zurückweist. Uebrigens spricht auch *Hoffmann*[1]) bei seinen Planen für Schwetz die Absicht aus, eine eigene Verbrecher-Abtheilung zu gründen.

Fasse ich den Gedankengang dieser Arbeit noch einmal zusammen, so ergiebt sich Folgendes:

„Ein Theil der sogenannten „irren Verbrecher" sind *criminal lunatics* und gehören in die gewöhnlichen Asyle.

Die andern, erst im Laufe der Haft erkrankten — *insane convicts* — können, wenn die Fälle akut sind, in eigenen Abtheilungen der Strafanstalts-Lazarethe — *lunatic wards* der Engländer — untergebracht werden, die chronischen und alle unheilbaren Fälle gehören in die Irrenanstalten, wo sie in eigenen Abtheilungen so lange zu behandeln sind, bis sie geeignet erscheinen,

---

1) Zeitschrift für Psychiatrie. Bd. XVI. p. 68.

mit den andern Geisteskranken zusammengebracht zu werden.

Eigene Asyle für Verbrecher sind bei deren immerhin nicht grossen Zahl überflüssig und können leicht durch Ueberhandnehmen des Strafanstaltswesens ihren Zweck vollständig verfehlen."

11.

Ober-Gutachten

der wissenschaftlichen Deputation für das Medicinal-Wesen

in der Untersuchungssache wider den Wirth Johann K. über die Todesursache des Tagelöhners A.

————

In der Untersuchungs-Sache wider den Wirth *K.* zu S. beantragt das K. Kreisgericht zu N. durch Anschreiben vom 18. October d. J. ein Superarbitrium über die Todesursache des daselbst am 1. Mai v. J. verstorbenen Tagelöhners *A.* Wir ertheilen ein solches in dem Nachstehenden, wie es in der Sitzung vom 28. December auf Vortrag zweier Referenten beschlossen wurde, unter Rücksendung der aus 1 Vol. 83 Fol. bestehenden Acten.

Geschichtserzählung.

Am 1. Mai d. J. fand in dem Wirthshause zu S. eine Rauferei Statt, in Folge welcher der Tagelöhner *A.* um's Leben kam. Der Letztere, ein 24 Jahre alter kräftiger Bursche, gerieth gegen 5 Uhr mit dem 28 Jahre alten *K.* in Streit, wobei sie handgemein wurden und sich gegenseitig am Halse fassten. Nachdem die Umstehenden sie auseinandergebracht hatten, stieg *K.* auf eine Bank und schlug von dieser herab mit der Faust auf den Kopf des von Neuem auf ihn eindringenden *A.* Der Letztere, welcher, wie Zeu-

gen bekunden, schon etwas angetrunken in das Wirths-
haus gekommen war, fasste hierauf den *K.* an der Brust,
zerrte ihn von der Bank herunter und warf ihn zu Boden,
wobei *A.* selbst mitfiel. Nachdem Beide wieder aufgestanden waren, fassten sie sich um den Leib und rangen mit
einander, wer von ihnen der stärkere sei. *K.* wurde von
A. dreimal zu Boden geworfen; hierauf stellten sie das
Ringen ein und tranken friedlich mit einander Branntwein.

Gegen 10 Uhr, als der Krüger *Y.* die Anwesenden
aufforderte, nach Hause zu gehen, packte *A.* den Tagelöhner *I.* an die Brust, balgte sich mit ihm, bis Beide zu Boden fielen und zwar so, dass *A.* auf *I.* zu liegen kam.

Dem Letzteren gelang es nach einiger Zeit unter dem
A. hervorzukommen; dieser blieb aber liegen und gab kein
Lebenszeichen mehr von sich. Das Ringen fand in der
Mitte des Schanklocales Statt, wo ausser dem Fussboden
keine harten Gegenstände, an welche *A.* hätte gestossen
werden können, vorhanden waren, auch hatte derselbe
während des Ringens keine Schmerzensäusserung hören
lassen.

Die am 3. Mai von dem Kreisphysikus Dr. *H.* und
dem Kreiswundarzt *K.* ausgeführte gerichtliche Obduction
der Leiche ergab im Wesentlichen Folgendes:

Ad 5. Die Stirn war blauroth gefärbt und diese Färbung zog sich über die Ohren bis zum Hinterhaupt.

Ad 6. Aus der Nasenöffnung floss dünnes Blut, auch
waren einzelne Stellen des Gesichts mit angetrocknetem
Blut bedeckt.

Ad 14. Aus dem Munde quoll bei Bewegung des
Kopfes etwas Blut hervor.

Ad 16. An der linken Seite des Hodensackes fanden
sich mehrere dunkelblau gefärbte Stellen; Einschnitte in
dieselben ergaben Bluttränkung.

Ad 18. Auf der linken Seite des Scheitel- und Schläfenbeins zeigten sich an der innern Fläche der Kopfhaut und im Zellgewebe am Schädel kleine Blutgerinnsel von unregelmässiger Form.

Ad 19. Das Schädelgewölbe war unverletzt.

Ad 20. Der linke Schläfenmuskel war mit Blut durchtränkt, seine Farbe sehr dunkel.

Ad 21. Beim Durchsägen des Schädels quoll an der linken Seite desselben roth gefärbtes Blut in der Menge eines halben Esslöffels hervor.

Ad 22. Bei der Abnahme der Schädeldecke ergoss sich linkerseits aus der Schädelhöhle eine Quantität kirschbraungefärbten Bluts von etwa 2 Unzen.

Ad 23. Unter dem linken Schläfenbein klebten auf der harten Hirnhaut Blutgerinnsel; dieselbe war an dieser Stelle in der Grösse eines Doppelthaler mit Blut bedeckt.

Ad 26. An der linken Seite des grossen Gehirns, gegenüber dem Schläfenbein, waren die äusseren Windungen einen Handteller gross mit dunklem, theilweise geronnenem Blute gefärbt.

Ad 27. Die Blutgefässe in den äusseren Windungen des grossen Gehirns zeigten sich dunkelblau und waren gleichfalls an manchen Stellen in derselben Farbe mit Blut ausgedehnt.

Ad 29. Zwischen den Hemisphären des grossen Gehirns zeigten sich überall Blutspuren und an vielen Stellen kleine Blutgerinnsel.

Ad 30. Auch ergab die nähere Untersuchung an den Schnittflächen des schichtweise abgetragenen Gehirns vielfache kleine, aber sehr dunkel gefärbte Blutpunkte.

Ad 33. Das kleine Gehirn zeigte im Allgemeinen dieselbe Beschaffenheit, wie das grosse; an seiner unteren Fläche war es jedoch mit Blutgerinnsel bedeckt.

Ad 34. Auf der Basis des Schädels ergab sich dunkel gefärbtes Blut in der Quantität dreier Esslöffel. Der Schädel war unverletzt.

Die Untersuchung der Brust- und Bauchhöhle wies keine wesentlichen Veränderungen nach; in Betreff der Hoden wird (*ad* 60) erwähnt, dass sie nichts Bemerkenswerthes. darboten.

Die Obducenten gaben ihr vorläufiges Gutachten dahin ab:

„dass *A.* an den Folgen eines Hirnschlagflusses gestorben und dass die veranlassende Ursache des Todes höchst wahrscheinlich eine äussere mechanische gewesen sei; diese letztere habe hauptsächlich auf die linke Schläfe eingewirkt; ein Quetschen und Drehen am Hodensacke und am männlichen Gliede sei nicht als Todesursache zu beschuldigen."

In ihrem unterm 20. Juli d. J. abgegebenen motivirten Gutachten führten sie diese Ansicht weiter aus; sie suchten nachzuweisen:

„dass das Blutextravasat in der Schädelhöhle zu Lebzeiten des Denatus entstanden sei; die Faustschläge des *K.* seien, obgleich eine mechanische Gewalt höchst wahrscheinlich die Veranlassung zu dem Blutergusse gegeben habe, nicht als alleinige Ursache des Todes anzusehen, sondern letzterer sei nur unter Mitwirkung einer bedeutenden Anlage, welche zur Zeit der mechanischen Insulte durch Genuss von Branntwein, Körperanstrengung beim Ringen, Aufregung etc. herbeigeführt wurde, zu Stande gekommen. Der Umstand, dass der Tod des *A.* erst 4—5 Stunden nach der Rauferei mit *K.* erfolgt sei, stehe dieser Annahme nicht entgegen, weil die geborstenen Blutgefässe nur langsam das Blut austreten liessen; es daher einer längeren Zeit bedürfe,

ehe das ergossene Blut zu einer das Gehirn lähmen-
den Menge sich ansammele. Dieser Moment sei beim
Ringen des *Denatus* mit *I.* und beim Fallen beider
eingetreten; es sei hierbei durch die Erschütterung,
durch die Anstrengung während des Ringens die Lähmung begünstigt worden.“

Dieses Gutachten befriedigte die K. Staatsanwaltschaft
nicht, weil die Causalbeziehung zwischen Misshandlung und
Tod nur als eine wahrscheinliche hingestellt worden war
und weil der so spät nach der Verletzung erfolgte Tod
durch Schlagfluss Bedenken erregte.

Es wurde daher das K. Medicinal-Collegium in P.
zu einem Superarbitrium veranlasst. Dasselbe beantwortete
die ihm in dem Requisitions-Schreiben vom 30. Juli d. J.
vorgelegten Fragen in einem ausführlich motivirten Gutachten vom 14. September d. J. dahin:

1) dass das bedeutende Blutextravasat vor der gänzlichen Erstarrung der Leiche des *A.* in dem warmen Zimmer nicht habe entstehen können;

2) dass dasselbe die Folge der durch Rausch, Zorn
   und Körperanstrengung bei dem Ringen mit *K.*
   und zuletzt mit *I.* veranlassten Blutwallung, unabhängig von den erhaltenen Schlägen, nicht habe
   sein können;

3) dass vielmehr die dem *A.* zugefügten Schläge auf
   den Kopf die Sprengung von Blutgefässen innerhalb der Schädelhöhle und damit das in demselben
   gefundene Blutextravasat verursacht haben.

Auch aus diesem Gutachten konnte das K. Kreisgericht
zu N. die Ueberzeugung nicht gewinnen, dass die durch
K. dem *A.* zugefügten Schläge die Ursache des erst
erst einige Stunden später erfolgten Todes seien, dasselbe
glaubt vielmehr, dass die Möglichkeit und resp. Wahrschein-

lichkeit nicht ausgeschlossen sei, *A.* sei während des Ringens mit *I.* auf dem ebenen Fussboden mit dem Kopf aufgeschlagen und in Folge dessen sei der Tod plötzlich eingetreten. Aus diesem Grunde beantragte dasselbe unser Obergutachten.

Gutachten.

Die Beantwortung der Frage,

> welche Ursache die Entstehung des Blutextravasats in der Schädelhöhle des pp. *A.* herbeiführte, somit den Tod desselben veranlasste?

wird dadurch erschwert, dass zwei Schädlichkeiten auf denselben einwirkten, welche beide geeignet sind, einen Schlagfluss zu erzeugen: äussere Gewalt in Form von Schlägen auf den Kopf und starke Blutwallung, hervorgerufen durch Rausch, Aufregung etc. Dazu kommt noch der Umstand, welcher mit Recht das Bedenken des K. Kreisgerichts rege machte, dass *Denatus* längere Zeit, nachdem die als Todesursache beschuldigte Schädlichkeit eingewirkt hatte, ohne irgend welche bemerkbare Erscheinung einer so schweren Verletzung in der Schänke zubringen konnte, ja sogar sich noch geneigt fühlte, abermals einen Ringkampf zu unternehmen, während dessen der Tod plötzlich und unerwartet eintrat.

Es wird uns, um zu einer sicheren Entscheidug zu gelangen, obliegen, alle Umstände, welche im vorliegenden Falle zur Entstehung des Schlagflusses beitragen konnten, sorgfältig zu prüfen, gleichzeitig auch die Frage zu erörtern,

> ob unter den gegebenen Verhältnissen die Folgen der Verletzung erst nach mehreren Stunden sich äussern konnten oder nicht?

Der Hirnschlagfluss, welcher den Tod des *A.* vermittelte, konnte auf dreifache Weise zu Stande kommen, nämlich:

1) durch die Blutwallung in Folge der genossenen Spirituosen, sowie der Aufregung und Anstrengung beim Ringen;

2) durch die Schläge, welche *K.* gegen den Kopf des *A.* führte;

3) durch eine Verletzung, welche derselbe möglicher Weise bei dem letzten Ringkampf mit *I.* davon trug.

Welche von diesen drei Schädlichkeiten als Todesursache anzusehen sein wird, darüber entscheiden vorzugsweise die Ergebnisse der Leichenöffnung. Aus dieser erkennen wir zunächst mit Bestimmtheit, dass auf die linke Seite des Kopfes, insbesondere auf die linke Schläfen- und Scheitelgegend, eine stumpfe mechanische Gewalt von erheblicher Stärke eingewirkt hat.

Beweise dafür liefern die Blutgerinnsel an der innern Fläche der Kopfhaut und im Zellgewebe am Schädel, sowie die blutige Durchtränkung des Schläfenmuskels dieser Seite. Der Umstand, dass genau an der entsprechenden Stelle der Innenwand des Schädels auf der harten Hirnhaut Blut ergossen war, welches diese von der Knochenhülle losgetrennt hatte; dass ferner unter dem linken Schläfenbein ein Blutgerinnsel von der Grösse eines Doppelthalers der harten Hirnhaut anklebte, ein anderes handtellergrosses Blutextravasat die unmittelbar darunter liegenden Hemisphären bedeckte; dass endlich an derselben Seite in der Schädelhöhle zwei Unzen kirschbraunen Bluts sich ergossen hatten, entscheidet über den Ursprung der Apoplexie. Es wird dadurch unzweideutig erwiesen, dass dieselbe Gewalt, welche die Blutergüsse unter der Kopfhaut veranlasste, auch die apoplectischen Ergüsse in der Schädelhöhle herbeiführte. Der Blutschlagfluss muss also auf eine mechanische

Gewalt, welche den Kopf des *Denatus* traf, zurückgeführt
werden.

Dieser unzweideutigen Causalbeziehung gegenüber tritt
die etwaige Mitwirkung, welche die Blutwallung in Folge
des Rausches etc. an der Hervorrufung des Schlagflusses
haben konnte, vollständig in den Hintergrund. Sie kommt
bei der Feststellung des Thatbestandes der Tödtung nach
§. 185 des Strafgesetzbuches nicht in Betracht, um so weniger als *Denatus* nicht sinnlos berauscht war, sondern sich
noch kurz vor seinem Tode in dem Maasse Herr seiner
Bewegungen fühlte, dass er noch einen Ringkampf unternehmen konnte.

Die zweite hier zu erledigende Frage ist die:

> welche äussere Gewalt vermittelte den Schlagfluss
> des *A.?* waren es die Schläge, welche *K.* von der
> Bank herab gegen den Kopf desselben führte?

oder

> war es etwa eine Verletzung, welche derselbe wäh-
> rend des Ringens mit *I.* erlitt?

Wir können uns nur für die erste Alternative aussprechen, weil in den Acten sich nirgend eine Angabe findet, nach welcher *A.*, während er mit *I.* kämpfte, eine
Contusion des Kopfes erlitt. Auch die vom *K.* Kreisgericht
angedeutete Möglichkeit, *A.* könne mit dem Kopfe auf den
ebenen Boden des Schanklocals aufgeschlagen sein, wird
dadurch entkräftet, dass *Denatus* auf dem *I.* lag und dieser sich nur mit Mühe unter demselben hervorarbeiten
konnte.

Unsere Ansicht, dass die Schläge des *K.* es waren,
welche den Schlagfluss des *A.* vermittelten, wird nicht
zweifelhaft durch den verhältnissmässig langen Zeitraum
von fünf Stunden, welcher bis zum Eintritt des Todes
verstrich.

Blutergüsse von Seiten der Hirnhäute, namentlich solche, welche mit einer Lostrennung der dem Schädel fest anliegenden harten Hirnhaut verbunden sind, wachsen langsam, bis die Menge des ausgetretenen Blutes gross genug wird, um durch Druck die Hirnthätigkeit zu lähmen. Dies ist ein Factum, welches durch anderweitige vielfache Erfahrung vollständig festgestellt ist.

Die Muthmaassung, das Blutextravasat habe sich vor der gänzlichen Erstarrung der Leiche des *A.* in dem warmen Zimmer entstehen können, wurde mit Recht von dem K. Medicinal-Collegium in P. bereits zurückgewiesen.

Wir kommen also zu dem Ergebniss:

1) dass der Schlagfluss und der Tod des pp. *A.* durch eine mechanische Gewalt, welche den Kopf desselben traf, herbeigeführt wurde;

2) dass als diese mechanische Gewalt die Schläge, welche der pp. *K.* gegen den Kopf des *Denatus* führte, anzusehen sind. [1])

Berlin, den 28. December 1864.

Die wissenschaftliche Deputation für das Medicinal-Wesen.

(Unterschriften.)

Der 53jährige Droschkenkutscher *G. Z.*, der früher stets gesund gewesen war, wurde am 24. Juni 1863, als er einem Fahrgast, um von demselben ein höheres Fahrgeld zu fordern, nachging, von demselben eine Treppe hinuntergewor-

---

1) Ein ähnlicher, aber glücklich verlaufener Fall, kam vor nicht langer Zeit in der *Frerichs*'schen Klinik zur Behandlung. Durch die Güte des Herrn Geh. Rath Dr. *Frerichs* sind wir in den Stand gesetzt, diesen Fall hier mitzutheilen. *Red.*

fen. Indem er dabei mit dem Hinterkopf heftig aufschlug,
zog er sich an der rechten Hälfte desselben eine starkblu-
tende Wunde zu. Bei vollkommen klarem Bewusstsein be-
gab er sich in das zunächst gelegene Polizeibürean und fuhr
alsdann nach Hause. Beim Ausspannen seines Pferdes, also
etwa eine Stunde nach dem erlittenen Sturz, bemerkte er
eine gewisse Schwäche zuerst des linken Armes, dann auch
des linken Beines. Nach und nach, ohne dass je das Bewusstsein getrübt war, steigerte sich dieselbe so, dass er
am folgenden Morgen die genannten Glieder nicht mehr zu
gebrauchen im Stande war. Die übrigen Functionen waren
erhalten; fieberhafte Erscheinungen wurden nicht beobachtet.
Ein am 3. Krankheitstage hinzugerufener Arzt liess spiri-
tuöse Einreibungen machen; da sich aber der Zustand nicht
besserte, so schickte er den Kranken am 14. Krankheitstage zur Charité.

Auf der medicinischen Klinik des Herrn Geh. Raths
Frerichs ergab sich folgender Befund:

Patient, von ziemlich kleiner Gestalt, bietet im Allgemeinen ein gesundes, wohlgenährtes Aussehen dar. Das
Sensorium ist vollkommen frei; er macht die oben mitgetheilten Angaben über die Entstehung seines Leidens vollkommen klar und sicher, mit geläufiger Sprache. Auch
klagt er über keinerlei Beschwerden von Seiten des Kopfes.

Es finden sich über dem rechten Scheitelbein in der
Kopfschwarte eine offenbar ganz frische, einen Zoll lange
Narbe, und an andern Körpertheilen einige ältere Blutun-
terlaufungen.

Im Gesicht bemerkt man keine Unterschiede in der
Beweglichkeit beider Hälften; auch wird die Zunge gerade
hervorgestreckt.

Auf beide linke Extremitäten kann nur ein höchst
unbedeutender Willenseinfluss ausgeübt werden, während

die rechtsseitigen normal functioniren. Die Sensibilität hat in keiner Weise gelitten.

Am *Thorax* lässt sich ein mässiger Grad von *Emphysema pulmonum* constatiren, während sich am Herzen Nichts von der Norm Abweichendes vorfindet. Die fühlbaren Arterien lassen keine Zeichen einer atheromatösen Entartung erkennen. Auch die Organe des Unterleibes verhalten sich durchaus normal.

Nach diesem Befund stellte Herr Geh. Rath *Frerichs* die Diagnose auf eine in Folge einer traumatischen Einwirkung entstandene Blutung zwischen der rechten Hälfte des Schädeldachs und der *Dura mater.*

Es leiteten ihn hierbei folgende Gesichtspunkte: die halb- und zwar linksseitige Lähmung liess die Ursache derselben in der Schädelhöhle, und zwar in deren rechter Hälfte suchen. Als solche musste, da die Lähmung, bei bisherigem vollkommenem Wohlbefinden, nicht sogleich, aber kurze Zeit nach einer starken, den Kopf treffenden, an der rechten Seite desselben eine äussere Verletzung verursachenden traumatischen Einwirkung entstanden war, und sich innerhalb weniger Stunden bis zu dem beobachteten hohen Grad gesteigert hatte, eine Blutung angenommen werden.

Dass aber die Lähmung sich erst etwa eine Stunde nach Einwirkung des Trauma äusserte, erst im Verlauf einiger Stunden den bedeutenden Grad erreicht hatte, welcher sich bei der Aufnahme zeigte, sprach für einen nicht plötzlich, sondern nach und nach eingetretenen Bluterguss. Ein solcher Verlauf liess sich aber nur denken bei der Annahme einer ausserhalb der Hirnsubstanz erfolgten Blutung, da eine solche innerhalb der Gehirnmasse eine plötzliche Zertrümmerung derselben und somit einen plötzlichen

Eintritt der Lähmung unter Mitbetheiligung des *nervus fa-
cialis* und unter Verlust des Bewusstseins zu bewirken pflegt.
Bei Blutungen aber, die zwischen die Gehirnhäute erfolgen,
treten Reizerscheinungen, namentlich Convulsionen auf, die
im vorliegenden Fall ganz fehlten. Somit blieb nur die
Annahme einer Blutung zwischen Knochen und harter Hirnhaut übrig.

Die Behandlung war eine durchaus exspectative, da
man von keinem Medicament mit Sicherheit eine Begünsti-
gung der Zertheilung des Extravasates erwarten durfte.

Ganz allmählig besserte sich die Beweglichkeit der ge-
lähmten Theile; der Arm wurde wieder zu jeder Bewegung
brauchbar und nur im Bein hinterblieb ein geringer Grad
von Schwäche, so dass Z. einen etwas hinkenden Gang be-
hielt. In diesem Zustande wurde er nach fast dreimonat-
lichem Aufenthalt in der Charité aus derselben entlassen.

12.

Zur medicinisch-forensischen Casuistik.

Von

Dr. Liman.

———

Unter obiger Rubrik beabsichtige ich in zwangloser Folge interessantere und für die Beurtheilung schwierigere Fälle mitzutheilen. Wo es erforderlich erscheint, werde ich allgemeinere Bemerkungen an dieselben knüpfen. Ein sorgfältiges Studium der Casuistik ist es, welches mehr unterrichtet, als allgemeine Abstractionen, ohne Beläge.

I. Zurechnungsfähigkeit.

Erster Fall.

Majestätsbeleidigungen. — Wahnsinn, höchst wahrscheinlich erblich. — Unzurechnungsfähigkeit.

„Klage des Erbschmidt *Carl G.* aus Tz. bei G. *contra* Se. Majestät den König von Preussen *Wilhelm I.*, wegen 118,200 Thlr."

Unter diesem Titel ging mir ein Actenstück zu, in welchem sich seit dem Jahre 1844 unausgesetzte Quärulirungen theils beim Kammergericht, theils bei Sr. Majestät eingereicht befanden, Schriftstücke, die theils noch vom bereits verstorbenen Vater des Exploraten herrührten und durch ihre Verworrenheit es höchst wahrscheinlich machen, dass auch dieser schon geisteskrank gewesen ist, und an

denselben resp. ähnlichen Wahnvorstellungen gelitten hat,
als der jetzt in Untersuchung befindliche Sohn. Besonders dieser Umstand dürfte den Fall nicht uninteressant erscheinen lassen. Alles Uebrige ergiebt sich aus dem
Folgenden:

Der pp. *G.* ist angeschuldigt in wiederholten Vorstellungen und Eingaben die Ehrfurcht gegen Se. Majestät den
König verletzende Aeusserungen vorgebracht zu haben.
Diese Eingaben betreffen sämmtlich einen Process, welchen
der verstorbene Vater des pp. *G.* gelegentlich eines Kaufes des Rittersitzes M. (Kreis B.) im Jahre 1820, gegen
den verstorbenen Oberlandesgerichts-Rath *R.* resp. dessen
Erben geführt und verloren hat. Schon der Vater des Exploraten querulirte wegen dieser Angelegenheit, wie aus
dem abschriftlich aus der Schles. Zeitung vom 29. August
1844 entlehnten Schriftstück hervorgeht, und wurde auf
wiederholentliche Immediat-Eingaben Seitens Sr. Majestät
dahin verwiesen, dass in Bezug auf seine vermeintlichen
Entschädigungsansprüche an die Geh. Rath *R.*'schen Erben
„es bei den in beiden Processen ergangenen rechtskräftigen
Erkenntnissen, welche nicht abgeändert werden können,
lediglich verbleiben muss. Das Gesuch um Revision dieser Rechtsangelegenheiten mithin unzulässig ist.“ Gleichzeitig wird dem Bittsteller eröffnet, dass „etwaige fernere,
diesen Gegenstand betreffende Eingaben nicht nur unbe-
antwortet bleiben, sondern der pp. *G.* auch wegen muth-
willigen Querulirens zur Untersuchung und Bestrafung werde
gezogen werden.“ Dieser Bescheid Sr. Majestät ist bereits
aus dem Jahre 1843 *d. d.* 10. Juli. Nichts desto weniger
ging das Queruliren Seitens des Vaters und Sohnes, wie
aus dem eben beregten, 1844 veröffentlichten Schriftstück,
sowie aus der Sr. Majestät eingereichten „Rechnung über
die fehlenden 62 Morgen Hütungsrecht etc.“ hervorgeht,

unausgesetzt weiter, bis *G.* Sohn, der Explorat, nach des
Vaters Tode, mit einer „Klage des Erbschmidt *G.* aus M.
Kreis B., *contra* Se. Majestät den König von Preussen
Wilhelm I. wegen 118,200 Thlr." hervortrat und diesen Anspruch in der erwähnten Rechnung geltend macht, in welcher er Se. Majestät nicht nur wegen des verlornen Grund-
capitals nebst Zinsen vom 1. August 1820 in Anspruch
nimmt, sondern auch wegen des am 10. October 1862
„auf Befehl des Königs ausgeführten Diebstahls" (Execution), wegen verschiedener Termine und Reisen in dieser
Angelegenheit; wegen einer auf Grund bestochener Zeugen
vom Landrath *v. T.* gegen ihn geführten Untersuchung;
wegen eines auf Veranlassung des Geh. Kabinetsraths *E.*
ausgeführten Mordversuchs und „runder" zwanizgstündiger
Belagerung seiner Wohnung „an einem Sonntag" (1000 Thlr.);
wegen Einsperrung „bei persönlicher Meldung" im Zuchthause auf die Dauer von 4 Jahren und 50 Tagen *pro* Tag
50 Thlr. (75,500 Thlr.); wegen Processkosten 1500 Thlr.,
Forderungen, die er in einem mit ihm am 15. Juni 1862
abgehaltenen Termin, zur Begründung derselben, theils gar
nicht näher zu substanziiren vermag, theils damit rechtfer-
tigt, dass ihm die betreffende Position „eine noch sehr geringe" schiene, oder dass der Satz „eine runde Zahl" sei.
Trotz aller Abweisungen, Belehrungen, mit grösster Sorgfalt und Umsicht aufgenommener protocollarischer Verneh-
mungen, denen wiederum abschlägliche, mi triftigen Gründen unterstützte Bescheide folgten, war *G.* nicht zu überzeugen, nicht zur Ruhe zu verweisen. In immer neuen
Eingaben, deren eine verworrener als die andere ist, be-
stürmt er das K. Kammergericht, die Minister *Simons* und
Graf *Lippe*, das Abgeordnetenhaus, die Bundesversamm-
lung, bei denen allen er den König verklagt, und erschöpft
sich gleichzeitig in Immediatgesuchen an Se. Majestät. Er

beschuldigt in diesen vielfältigen Vorstellungen unter Anderen den König, dass er den gegen ihn verübten Betrug,
Diebstahl und Mordversuch unterdrücken wolle, verlangt,
dass der König „criminaliter" zur Zahlung aufgefordert
werde; beantragt gegen denselben die Execution und klagt
ihn wegen falscher Anklage, Meineides und Zeugenbe-
stechung an, sowie dass er durch eine Blödsinnigkeits-
erklärung sich von einer rechtskräftigen Forderung zu befreien gesucht, ein Weg, der in den Annalen Preussens,
Seitens des Oberhauptes des Staates, noch nicht dagewesen.
Charakteristisch in diesen verworrenen Schriftstücken ist,
dass ; wie er hier seine Forderung als „rechtskräftig" ver-
kündet, er, nachdem er die Execution gegen Se. Majestät
beantragt, ausspricht, die Sache schwebe bereits in der
Executionsinstanz, oder nachdem er beantragt, Se. Majestät
zu einer Strafe von 550 Thlr. zu verurtheilen, in einer späteren Eingabe ausspricht: „Sind Se. Majestät mit 550 Thlr.
zur Armencasse bestraft." Nicht allein in schriftlichen Eingaben erschöpft sich G., die verschiedensten öffentlichen
Blätter, u. A. die Volkszeitung, das Allg. Wochenblatt für
Stadt und Land, die Vossische Zeitung, enthalten diese Angelegenheit betreffende Inserate, in deren letzterem er, obgleich er angiebt, durch Resolut des K. Kammergerichts
mit seinen Anträgen abgewiesen worden zu sein, nochmals
die Klage der in Betreff seit Juni 1860 feststehenden Forderung von 118,200 Thlr. einzuleiten beantragt; Execution
gegen Se. Majestät vollstreckt wissen will, ausspricht, dass
„die Vorstellung an Se. Majestät bereits die Rechtskraft
beschritten habe", wie überhaupt jeder Antrag seinerseits.
Er hat endlich eine Anzahl Unterschriften hiesiger Einwohner unter seine Angaben zu erlangen gewusst, erklärt
schliesslich, dass die Augen des preussischen Volkes auf
den Ausgang seiner Angelegenheit gerichtet sind.

Schon einmal, im Jahre 1849, wegen Majestätsbeleidigung zu 3 Jahren Zuchthaus verurtheilt, erschien der *G.*, wie die Registratur im Termin am 15. Juni 1862 bezeugt, dem betreffenden Gerichtsdeputirten unklar und verworren und bezüglich der betreffenden Angelegenheit von einer fixen Idee beherrscht, die er mit Hartnäckigkeit verfolgt. Bei Gelegenheit einer neuen Untersuchung wegen Querulirens beim Kreisgericht zu B. wurde abermals sein Geisteszustand fraglich, und da der Kreisphysicus S.-R. Dr. *J.* erklärte, dass „es unleugbar sei, dass *G.* nicht an einer Geistesstörung leide, welche seine Zurechnungsfähigkeit beeinträchtige, sondern dass er mit Berechnung und Ueberlegung alle diese eigenthümlichen Handlungen und schriftlichen Beschwerden erhoben, um zu seinem Ziele zu gelangen", so wurde *G.* zu dreiwöchentlicher Gefängnissstrafe verurtheilt. Bei Gelegenheit neuer querulirender und die Allerhöchste Person beleidigender Eingaben Seitens des *G.*, hält das K. Kammergericht das beregte Gutachten des S.-R. Dr. *J.* für sehr bedenklich und kann sich mit dem Resultat desselben nicht einverstanden erklären, nimmt deshalb, da eine anderweite Exploration des Gemüthszustandes *G.'s* in der Gegend von B. nicht ausführbar, von derselben Abstand und geht über den Gebrauch der in den Vorstellungen des pp. *G.* enthaltenen beleidigenden Ausdrücke hinweg. Nachdem es nunmehr gelungen, des pp. *G.* hier habhaft zu werden, ist der Unterzeichnete mit der Exploration seines Gemüthszustandes beauftragt worden.

G. ist ein ziemlich grosser, musculöser Mensch mit reichem, dunkelm, die kleine Stirn halb bedeckendem Haar, gesunder Gesichtsfarbe und einem gutmüthigen Gesichtsausdruck. Seine Lippen umspielt ein stetes Lächeln, und weit entfernt, wenn man mit ihm über die ihn so viel beschäftigende Angelegenheit spricht, in Eifer oder Aufregung

zu gerathen, bleibt er vielmehr ruhig und spricht selbst
von seinen Bestrebungen mit einer gewissen Jovialiät, ohne
Spur eines Rachegefühls oder der Rancüne. Körperlich ist
er gesund. Ueber seine Personalien, sowie auch über alle
Daten seines Lebens giebt er mit ausgezeichneter Gedächt-
nisstreue Auskunft. Ein Zug von Selbstüberhebung ist nicht
zu verkennen. Er hält sich für einen vortrefflichen Kur-
schmidt, der weit und breit gesucht wird, und giebt an,
wohl tausend Thaler jährlich durch seine Kunst zu verdienen. Es hielt nicht schwer, ihn auf das Thema seines
Processes zu bringen. In einer sehr verworrenen Weise
aber mit anscheinender Ruhe und Resignation, bringt er sein
vermeintliches Recht vor; behauptet, dass noch niemals ein
Erkenntniss gegen ihn ergangen sei und macht Se. Maj.
den König verantwortlich für das ihm geschehene Unrecht.
Der König habe wegen Querulirens eine Anklage gegen
ihn erheben lassen u. s. w., wie es oben bereits ausgeführt
ist. Gefragt, was er denn eigentlich vom König wolle, sagt
er, dass er nur seine (bei Gelegenheit der Execution gegen
seinen Vater) ihm „gestohlenen" Röcke wieder haben
wolle, die ihm immer noch nicht zurückgeschickt seien;
und darauf aufmerksam gemacht, dass diese doch unmöglich 118,200 Thlr. werth sein könnten, meinte er: „Nu
ne und was noch dazu gehört." Diese Forderung von
118,200 Thlr. betrachtet er als „feststehend" und ist gar
nicht zu überzeugen, dass davon keine Rede ist, dass er
sich bei den ihm mitgetheilten Erkenntnissen resp. Bescheiden beruhigen müsse, und sagt, die Raff- und Lesegerech-
tigkeit wolle er wohl dran geben, darüber sei er vom König
beschieden aber über das Hütungsrecht sei noch nie ein
Erkenntniss ergangen. Von Beleidigungen gegen Se. Majestät will er gar nichts wissen. Es sei ihm gar nicht
eingefallen, den König beleidigen zu wollen oder beleidigt

zu haben, versichert er unter herzlichem Lachen; er habe ihn nur in seiner Weise auffordern wollen, ihm sein Recht werden zu lassen, man wehre sich doch, er sei ja kein Studirter. Gefragt, wie er dazu komme, zu behaupten, dass der König einen Mordanfall gegen ihn habe machen lassen, stellt er in Abrede, den König damit belastet zu haben, das sei missverstanden worden. Auf mein Vorhalten, dass sich diese Aeusserung aber in einem von seiner Hand unterschriebenen Schriftstück befände, gab er zur Antwort, dass er sich die Eingaben habe machen lassen und dann unterschrieben habe, und gefragt, ob er sie denn nicht vorher durchgelesen, äusserte er: „Nu ne, wenn man den Kopf voll hat, sieht man nicht so genau hin."

G. gehört nach seinen actenmässigen Antecedentien, sowie nach seinem jetzigen Verhalten, zu den nicht zu selten vorkommenden Menschen, die gewöhnlich von Hause aus nur mit beschränktem Verstande versehen, eine wirkliche oder vermeintliche Rechtskränkung erfahren haben, die Gründe, welche eine Erschütterung ihres Rechtsbewusstseins bedingt haben, nicht einzusehen, sich nicht klar zu machen vermögen, und die, wenn ihnen durch wiederholte richterliche Erkenntnisse und Bescheide ihr vermeintliches Recht versagt wird, immer mehr und mehr in ihrem Innersten erschüttert werden. In immer stürmischer werdendem Drang, ihr vermeintliches Recht zu erstreiten, vergeuden sie ihr Vermögen, bestürmen die Rechtsinstanzen, bis zur allerhöchsten, mit immer neuen Vorstellungen und Beschwerden und erleiden nach jahrelangem Processiren und Queruliren wirklich eine Einbusse an ihren Verstandeskräften und es gestaltet sich der Gedanke, dass sie im Rechte seien, zur fixen Idee. So auch bei *G.* Es muss schon von vornherein auffallen, dass ein Mensch, der bereits zweimal wegen Majestätsbeleidigung resp. Querulirens

bestraft worden, sich nicht abhalten lässt, sofort wieder
und immer wieder gerade in derselben Weise aufzutreten,
während er sich doch bei einiger Besonnenheit sagen muss,
dass diese neuen Gesetzwidrigkeiten ihm eben so wenig
ungeahndet vorübergehen würden, als die früheren, und
hier nicht der Fall vorliegt, wie bei einem mehrfach be-
straften Diebe oder Verbrecher, der wenigstens die Hoffnung des Nichtentdecktwerdens hegen kann. Sonach drängt
sich schon hierdurch die Vermuthung auf, dass *G.* sich
bei seinen Handlungen nicht bei freiem Verstandesgebrauch
befunden habe, eine Vermuthung, die durch die erhobenen
Thatsachen zur Gewissheit erhoben wird. Denn nicht nur
die fixe Idee des Rechthabens hat in *G* Wurzeln geschlagen, wie daraus hervorgeht, dass er auf keine Weise von
seinem Unrecht zu überzeugen ist und das ewige Einerlei
immer wieder und wieder von vorn anfängt, sondern psychologisch ganz erklärlich und consequent, macht er schliesslich den König verantwortlich für alles vermeintliche Unrecht, welches dessen Beamte gegen ihn ausgeübt haben
sollen, und wird, da er auch an dieser Stelle keine Ausgleichung des Conflictes erreicht, ausfallend, beleidigend,
ehrfurchtverletzend. Aber mehr noch als dies: es knüpfen
sich noch andere Wahnvorstellungen an die ursprüngliche fixe
Idee, Wahnvorstellungen von Verfolgung seiner Person, um
sich seiner zu entledigen; denn in der Unterredung mit
ihm theilte er mir mit, dass erneuter Weise der Landrath
v. T. Wilddiebe gedungen hätte, die ihn hätten erschiessen
sollen, wie sein Bruder ihm geschrieben; dass ferner der
Cabinetsrath *Illaire*, den er an einer Stelle seiner Eingabe
den „pp. *Illaire*" nennt, „der mit im Spiele stecke und mit
seinen Schreiben, Betrügereien und Mordversuchen an der
Spitze zu stehen scheine", derjenige sei, der verhindert
habe, dass seine Eingaben zum König gelangt wären, wäh-

rend er doch selbst actenmässig Se. Majestät, wie des verstorbenen Königs Majestät, persönlich wiederholentlich angegangen ist.

Es kann somit keinem Zweifel unterliegen, dass *G.* ein seit vielen Jahren an einer fixen Idee leidender Mensch ist, der von dem Standpunkte dieser seiner Wahnvorstellungen aus die incriminirten Handlungen begangen hat. Wie weit er davon entfernt ist, deren Tragweite zu ermessen, das giebt er am Deutlichsten dadurch zu verstehen, dass er sich, seiner Angabe nach, die Eingaben hat anfertigen und zum Theil ohne genauere Kenntniss von ihrem Inhalte gehabt zu haben, unterschrieben hat.

Hienach gebe ich mein amtseidliches Gutachten dahin ab:
„dass der Erbschmidt *G.* jetzt, wie auch zur Zeit der ihm zur Last gelegten verbrecherischen Handlungen für zurechnungsfähig n i c h t zu erachten ist.“

Der folgende, in der Beurtheilung leichtere Fall, ist dem vorigen sehr ähnlich, weshalb ich ihn hier anreihe. Er beweist, wie gar nicht selten diese Form des Wahnsinns *in foro* zur Sprache kommt und gerade das dem meinigen entgegenlautende, im vorigen Fall erwähnte Gutachten bestimmt mich zur Mittheilung auch dieses Falles. Ausserdem aber ist derselbe interessant dadurch, dass Explorat das Unrecht, das Strafbare seiner Handlungen anerkennt und eine vollgültige *causa facinoris* als Motiv zu seiner Handlungsweise geltend macht, nur dass der Beweggrund zur That selbst wieder auf Wahnideen beruht.

Zweiter Fall.
Beleidigungen und Verläumdung von Beamten. — Unzurechnungsfähigkeit.

In Verfolg der Requisition vom . . habe ich den Gemüthszustand des wegen Beleidigung von Beamten verhaf-

teten Fabrikanten *J.* ärztlich explorirt und erstatte ergebenst
das erforderte Gutachten nachstehend:

Nach Ausweis der Acten ist *J.* bereits im Jahre 1860
und im Jahre 1861 wegen schriftlicher Beleidigung und
Verläumdung von Beamten und Behörden verurtheilt worden. Gegenwärtig ist derselbe abermals angeklagt, den K.
Kammergerichts-Präsidenten *von Strampff*, den Stadtgerichts-
Präsidenten *Holzapfel*, den Vorsitzenden der 2. Processde-
putation, die Salarienkassen-Verwaltung und die K. Stadt-
gerichtsräthe *Kochann* und *Model* in Bezug auf ihren Beruf
beleidigt zu haben. Seine incriminirten Schreiben sprechen
von „Schwindel, scheusslichem Missbrauch der Amtsgewalt,
Diebstahl, Fahrlässigkeit, verdientem Zuchthaus" u. s. w.
und drei zu den Acten gegangene Schreiben enden ganz
gleichlautend mit der Anrede an den Adressaten: „Spitz-
buben will ich sie nicht nennen, erwarte aber, dass eine
gerichtliche Untersuchung das Weitere aufklären werde."
Die incriminirten Schriftstücke tragen das Datum vom 21.
Juni 1862. Es muss schon an und für sich auffallen und
der Vermuthung Raum geben, dass der Thäter sich zur
Zeit der That bei freiem Verstandesgebrauch nicht befunden
habe, wenn ein Mensch, der bereits zweimal wegen eines
Vergehens, wie das vorliegende bestraft worden ist, sofort
ein drittes, viertes und folgende Male, ganz in derselben
Weise auftritt, um so mehr, als die Erfahrung gelehrt hat,
dass in nicht zu seltenen Fällen Geistesgestörte vorkommen, bei denen der Grund ihrer Krankheit die allmählig in
ihnen entstandene, mit der Zeit immer fester gewurzelte
Wahnvorstellung ist, dass sie in ihrem Rechte gekränkt
seien. Wenn sie die gewöhnlichen Schritte thun, um sich
zu ihrem Rechte, oder was sie dafür halten, zu verhelfen,
und weil eben ihre Vorstellung eine unrichtige, auf alle ihre
oft unzähligen und voluminösen Beschwerden, Eingaben u.s.w.

immer wieder neue abschlägige Bescheide erhalten, wenn
sie alle Instanzen, bis zur allerhöchsten vergeblich begehen, dann steigert sich ihre Heftigkeit und es ist von ihrem
Standpunkt psychologisch erklärlich, dass sie, schon gefes-
selt durch den Wahn des Rechthabens, vermeinen, dass nur
böser Wille, Hass, Neid u. s. w. der Richter und Behörden,
die mit ihrer Sache befasst seien, der Grund sei ihres vermeintlichen Unglückes. In allen diesen Fällen sind dann
die oft allergemeinsten Beschimpfungen der Urheber dieses
Unglückes die ganz gewöhnliche Folge, weil keine Gründe,
keine Ueberredung, keine einmal erduldete Strafe im Stande,
die Gestörten von ihrem Wahne zu überzeugen, der unheilbar zu sein pflegt. Solche Menschen, deren krankhafte
Vorstellungen nur auf einen gewissen Kreis beschränkt sind,
können sich ausserhalb dieses Kreises von Vorstellungen,
völlig wie ein geistig Gesunder geriren, ja selbst innerhalb
dieses Kreises sind sie „des Gebrauchs ihrer Vernunft nicht
völlig beraubt" (A. L. R. §. 27. Tit. 1. Th. I.), das bekundet die
oft bewundernswerthe Gesetzeskenntniss, die sich solche
Menschen, oft von niederem Bildungsstande, durch anhaltende und einseitige Beschäftigung mit ihren Rechtsangelegenheiten zu erwerben vermögen, und die sie auch in ihren
zahllosen Schriften an die Behörden mit genauen Citaten
belegen, und es entbehren ihre Handlungen nicht einer von
ihrem Standpunkte aus ganz vernünftigen *causa facinoris*. Nicht selten aber, wenn man genauer nachforscht,
findet man, dass die ursprünglich ausschliessliche zur fixen
Idee gewordene Vorstellung nicht mehr isolirt geblieben ist
und dass diese überall als unbezwingbare Prämisse einge-
schobene Idee andere verwandte Wahnvorstellungen zur
Folge gehabt hat, die schliesslich zu allgemeinem Wahnsinn
führen.

Ein solcher Mensch ist unzweifelhaft der p. *J.* Auch

er gerirt sich, oberflächlich betrachtet, wie ein geistig gesunder Mensch, insofern er klar und zusammenhängend re-
det, und in Haltung, Mienen und Geberden u. s. w. durchaus nichts Auffallendes zeigt. Sobald aber die Rede auf
seine Rechtsverhältnisse kommt, was nicht schwer hält, da
er mich, den ihm völlig Unbekannten, noch während ich
ganz allgemeine Fragen an ihn richtete, mit seinen Angelegenheiten betraute, tritt die Verwirrung seiner Anschauungen hervor. Gelegentlich eines Conkursprocesses habe er
dreihundert Thaler aus der Salarienkasse des K. Stadtge-
richtes zu fordern, sei durch alle Instanzen und wiederholte
Erkenntnisse abgewiesen worden, schon früher wegen beleidigender Aeusserungen gegen die Behörden in dieser
selben Angelegenheit verurtheilt worden. Er sähe ein, dass
er strafwürdig sei, er habe auch im vollen Bewusstsein seiner Strafwürdigkeit gehandelt, habe aber diese Briefe geschrieben, um dadurch seinen Process wieder zur
Sprache zu bringen. Es ist nicht möglich, ihn davon
zu überzeugen, dass nicht nur einzelne hochgestellte Justiz-
beamte, sondern sogar ganze richterliche Behörden ganz
und gar kein Interesse daran hätten haben können, ihn in
seinem Rechte zu kränken, und dass es unmöglich sei, anzunehmen, dass dieselben sämmtlich sich der Verbrechen
hätten schuldig machen können, deren er sie bezüchtigt.
Er bleibt consequent bei allen Vorhaltungen dabei, dass
er doch einen anderen Grund für das gegen ihn beobachtete Verfahren nicht absehen könne und hat consequent anscheinend mit einer vollgültigen *causa facinoris*, welche aber
auf der entwickelten Wahnvorstellung beruht, jene incriminirten Schriftstücke verfasst. Sollte aber noch ein Zweifel
über den Gemüthszustand des Exploraten bestehen, so wird
derselbe völlig niedergeschlagen, wenn man nach den Acten
die Thatsache erwägt, dass *J.* nach dem ärztlichen Attest

vom 10. November 1862, also wenige Monate nach den angeschuldigten Handlungen „alle Symptome des Wahnsinns, verbunden mit dem Triebe zum Selbstmord" gezeigt, und dass er „Anfälle..von Tobsucht" gehabt hat, die bereits an seine Unterbringung in eine Irren-Heilanstalt denken liessen. Dergleichen tobsüchtige Aufregun.;·n, namentlich Nachts, die jede Annahme einer blossen Simulation ausschliessen, hat derselbe sogar auch nach seiner Einbringung in die hiesige Gefangen-Anstalt gezeigt. Hieran reiht sich ferner die wichtige Thatsache, dass J. schon seit längerer Zeit an Gefühls- und Sinnestäuschungen leidet, dem charakteristischen Zeichen wahnsinniger Geistesstörung. Man habe ihn in der Anstalt zu Coblenz und neuerdings in hiesiger Anstalt, giebt er an, „im Auftrage" allen möglichen Plackereien unterworfen; so habe man ihm Weintrauben zu essen gegeben, die durch ihre chemische Zusammensetzung ihm zu Kopf gestiegen seien, auch vergiftete Cigarren zu rauchen gegeben, Nachts habe man ihm die Zunge gebrannt, ebenso Nachts in die verschiedensten Theile seines Körpers Nägel eingeschlagen, Schattenrisse habe man an die Wand gemacht und ihn das einige Deutschland, Napoleon und Friedrich den Grossen sehen lassen. Ein Rasirmesser habe man auf dem Fensterbrett liegen lassen, offenbar, damit er sich damit umbringen solle. So hat er auch noch ganz kürzlich vor seiner Zelle seinen Socius und seine Frau sprechen hören. Einen andern Grund, warum man gegen ihn ein solches Verfahren ins Werk setze, als den, dass es „im Auftrage" geschehe, ist er anzugeben ausser Stande. Hiernach kann kein Zweifel darüber bestehen, dass Explorat ein geistesgestörter, wahnsinniger Kranker ist, und da die Krankheit sich bereits tief eingewurzelt zeigt, so ist auch erfahrungsgemäss auf eine längere Dauer derselben zurückzuschliessen, die sich in dem kurzen Zeitraum eines halben

Jahres nicht zu dieser Höhe ausgebildet haben kann. Ich
glaube es hiernach motivirt zu haben, wenn ich mein Gutachten schliesslich dahin abgebe:

dass *J.* gegenwärtig wahnsinnig (§. 40. Strafgesetzbuch)
und dass er auch zur Zeit der angeschuldigten Handlungen bereits wahnsinnig gewesen ist.

Die beiden folgenden Fälle betreffen Diebstähle, die
von Personen aus besserem Stande ausgeführt waren, und
deren Beurtheilung nicht zu den alltäglich vorkommenden
Fällen gehörte.

Dritter Fall.
Diebstahl. — Unzurechnungsfähigkeit.

Der p. *K.* ist angeklagt, am 26. September c. in dem
Laden des Kaufmanns *L.* einen Shlips entwendet zu haben.
Die *L.* bemerkte, wie er mehrere Shlipse in der Hand sich
nach der Ladenthür umdrehte, um sie anscheinend besser
besehen zu können, und dass er nach längerem Hin- und
Hersuchen die rechte Hand fortwährend in der Paletottasche
halte und die Shlipse mit der linken Hand zurückreichte.
Sie trat auf ihn zu, fasste in seine rechte Tasche und zog
einen schwarzseidenen Shlips im Werthe von 15 Sgr. aus
derselben hervor. *K.* leugnete, den Shlips in diebischer
Absicht in die Tasche gesteckt zu haben, entschuldigte vielmehr sein Benehmen mit einer krankhaften Kopfschwäche,
an welcher er seit längerer Zeit leide, dass er mitunter
Dinge thue, von denen er nachher nichts wisse, erklärte
sich bereit, den Slips zu bezahlen, hielt dabei ein Portemonnaie in der Hand, das etwa sechs Thaler enthielt. Dem
ihm verhaftenden Beamten machte er im Wesentlichen dieselben Angaben, nannte sich ihm aber „*Müller*,“ legte sich
diesen Namen auch dem Untersuchungsrichter gegenüber
bei, dem er fälschlicherweise auch angab, in der Linien-

strasse 15 sich aufgehalten zu haben, während er seine
übrigen Personalien richtig angab, trat aber bald nachher
mit seinem richtigen Namen hervor, indem er als Grund
für die Beilegung eines falschen Namens anführte, dass er
es habe vermeiden wollen, dass die Behörde, bei der er
arbeite, Kenntniss davon erhalte, dass er zur Untersuchung
gezogen sei. In dem am 22. November c. angestandenen
Audienztermin blieb *K.* im Wesentlichen bei seinen früheren Angaben stehen. Er leugnete die diebische Absicht
und führte an, dass er am Kopfe leide und sehr vergess-
lich sei, Angaben, durch welche die Exploration Seitens
des Unterzeichneten veranlasst wurde.

Der p. *K.* ist 33 Jahr alt und von schwächlicher Constitution. Er giebt an, seit zwei Jahren fast ununterbrochen
an Kopfschmerzen zu leiden, welche in der Stirngegend
ihren Sitz haben, und nach einer schweren Gehirnkrankheit,
in welche er um jene Zeit verfallen, zurückgeblieben seien.
Bis dahin, und zwar seit 11 Jahren an der Provinzialbank
in N. als Buchhalter beschäftigt, habe er oft mit grossen
Summen Geldes nach Berlin zu reisen gehabt, und von einer
solchen Reise zurückgekehrt, sei er in jene Krankheit verfallen, in welcher er längere Zeit besinnungslos gewesen,
und die mit Eisumschlägen um den Kopf behandelt worden
sei. Wieder genesen, seien die Kopfschmerzen zurückgeblieben, gegen welche er vielfache Mittel, namentlich häufig
Blutegel an den Kopf, Schröpfköpfe in den Nacken angewendet habe, deren Narben an der Stirn *resp.* im Nacken
noch jetzt sichtbar sind. Durch diesen anhaltenden Kopfschmerz hätten seine Geisteskräfte gelitten, so dass er seine
Gedanken nicht gehörig zusammenhalten könne. Während
er früher geläufig im Kopf zusammengesetzte Rechenexempel habe rechnen können, namentlich Zinsberechnungen sofort habe lösen können, wozu ihn seine Stellung genöthigt

habe, sei ihm das immer schwerer geworden und sei er
endlich seines krankhaften Zustandes wegen von der Bank
verabschiedet worden. Er sei sodann diätarisch bei der
Grundsteuerregulirung in N. beschäftigt gewesen, habe aber
auch hier seines Kopfleidens wegen in diesem Sommer einen
Urlaub zu einer Badekur in R. nachsuchen müssen. Seine
Verwandten hätten ihn nicht wollen allein reisen lassen,
in der Besorgniss, dass ihm etwas zustossen möchte. Von
R. sei er hierher gereist, einerseits um womöglich eine feste
Stellung bei der Grundsteuerregulirung zu suchen, andrerseits um einen Homöopathen zu consultiren, endlich auch
um einem Freund einen Besuch zu machen. Da er einen
grünen Shlips umgehabt, habe er sich einen schwarzen kau-
fen wollen, und sei zu dem Ende in den L.schen Laden
gegangen, wo er des Diebstahls verdächtig geworden sei.

Vorweg muss ich bemerken, dass der p. K. nicht den
Eindruck eines Simulanten macht. Seine Angaben tragen
vielmehr den Charakter der Glaubwürdigkeit. Sind auch
in den Acten nicht die Beweise für die Richtigkeit jeder
einzelnen seiner Angaben vorhanden, so liefert doch in der
Hauptsache das Zeugniss des Regierungsrathes H. den Be-
weiss, dass K. nicht lüge und simulire, denn dasselbe bemerkt nicht nur, dass K. bis December 1863 an der Provinzialbank in N. beschäftigt gewesen, dass er ferner bis
August 1864 „im Ganzen zufriedenstellend" im Registerbü-
reau der Grundsteuerveranlagung gearbeitet habe, sondern
auch, dass er während seiner dortigen Beschäftigung bereits
über ein Kopfleiden geklagt, seine Arbeiten jenes Uebels
wegen mehrmals habe einstellen müssen und eben jenes
anhaltenden Leidens wegen behufs des Gebrauches einer
Kur entlassen worden sei.

In den mit ihm angestellten Unterredungen zeigte sich
K. als ein etwas beschränkter Mensch. Seine Antworten

sind weitschweifig, häufig nicht direct die Frage beantwortend. Sein Benehmen ist bescheiden und schüchtern und macht den Eindruck einer gewissen Unselbstständigkeit; seine Mittheilungen haben den Charakter der Arglosigkeit. Sein Gedächtniss ist im Allgemeinen gut. Er giebt seine Personalien mit genügender Genauigkeit an, aber das Combinationsvermögen ist entschieden geschwächt. Kleinere Rechenexempel löst er prompt und schnell, mit drei Stellen aber kann er weder multipliciren, noch subtrahiren, was ihm offenbar sonst geläufig gewesen sein muss; er kann die in erster Stelle gefundene Zahl nicht während der Berechnung der zweiten festhalten.

In Bezug auf die incriminirte That ist er sich der Einzelheiten wohlbewusst. Er weiss sehr wohl, dass er den Shlips in die Tasche gesteckt hat, auch dass er denselben eingesteckt hat, ohne ihn zu bezahlen, will aber dabei ohne Arg gehandelt haben. Wieviel Zeit früher er den Shlips aber eingesteckt habe, ehe seine Handlung zur Sprache kam, vermag er nicht anzugeben. Er giebt zu, denselben in der Zerstreuung früher eingesteckt zu haben, als die Besitzerin desselben erwarten durfte, fügt aber hinzu, dass in seiner Heimath man hierin nichts Auffallendes gesehen haben würde. Einmal des Diebstahls bezüchtigt, sei er in Verwirrung gerathen, habe gebeten, keinen Lärm davon zu machen, da er schwach im Kopfe sei und habe sich einen falschen Namen beigelegt, aus den schon oben angeführten Gründen, sei auch dem Untersuchungsrichter gegenüber dabei geblieben, immer in der Hoffnung, man werde sich von seiner Unschuld überzeugen und ihn laufen lassen. Da er indess gesehen, dass es ihm nichts helfe, sei er mit seinem wahren Namen hervorgetreten.

Aus dieser Darstellung geht hervor, dass davon, dass bei *K.* das Unterscheidungsvermögen zwischen Recht und

Unrecht aufgehoben sei, wie ein bei den Acten befindliches
Gutachten des Dr. Z. behauptet, gar keine Rede sein kann.
Nicht nur, dass er sehr wohl einen klaren Begriff von
rechtswidriger Zueignung hat, und dadurch, dass er dieselbe mit Consequenz leugnet, deren Schuld von sich ab-
zuwälzen sucht, weiss er sich auch der Details der That
sehr gut zu erinnern und giebt dadurch, dass er sich sofort
nach derselben entschuldigt und einen falschen Namen bei-
legt mit Sicherheit zu erkennen, dass auch zur Zeit der
That bei ihm das Unterscheidungsvermögen in keiner Weise
getrübt gewesen ist.

Eine andere Frage aber ist die, ob anzunehmen, dass
K. durch sein Kopfleiden an der Schwäche leide, sein
Denkvermögen nicht jeden Augenblick auf den gerade vorliegenden Zweck seines Handelns zu concentriren und dadurch Herr seiner Gedanken und Handlungen zu bleiben.
Erfahrungsgemäss können langwierige nervöse Kopfschmerzen — und als solche sind die Leiden des K. anzusprechen
— einen schwächenden Einfluss auf die Energie der geistigen Functionen haben und dass dies im vorliegenden
Fall Statt gefunden habe, dafür liefern die oben angeführten Thatsachen den Beweis, dass K. nicht mehr in gewohn-
ter Weise rechnen kann und nach 11jährigem Dienst von
der Bank seines Leidens halber hat entlassen werden müssen. Freilich fehlt es an actenmässigen Thatsachen, welche
beweisen, dass dergleichen Zerstreulichkeiten sich schon
öfters wiederholt haben, rücksichtige ich aber darauf, dass
— die Richtigkeit dieser Angabe vorausgesetzt — man ihn
überhaupt nicht habe wollen allein reisen lassen, ferner
darauf, dass er ein bisher unbescholtener Mann ist, der sich
eines guten Leumundes erfreute, so halte ich mich zu der
Annahme berechtigt, dass er die incriminirte Handlung in
einer Gedankenlosigkeit begangen hat, die eine Folge sei-

ner Krankheit gewesen und deren er nicht in jedem Augenblick Herr werden kann.

In diesem und keinem andern Sinne gebe ich
unter wörtlicher Beantwortung der mir vorgelegten
Frage mein Gutachten dahin ab:

> „dass *K.* zeitweise an Geisteszerrüttung leidet, so dass
> er die Folgen seiner Handlungen nicht zu beurtheilen
> im Stande ist."

Der Audienztermin war sehr interessant, und machte
mich in Bezug auf die Richtigkeit meines Gutachtens wirklich schwankend. Explorat blieb nämlich dabei, dass er
den Shlips habe bezahlen wollen, ferner, dass er das Gul-
denstück, womit er habe bezahlen wollen, in der Hand gehabt habe, während die Zeugenaussagen dahin lauten, dass
er erst nach der Ertappung das Portemonnaie aus der
Tasche gezogen habe. Noch viel gravirender aber ist, dass
er der *L.* nach der Aussage dieser das Packet Shlipse mit
den Worten zurückgereicht habe, diese seien nicht gestem-
pelt, er könne sie nicht gebrauchen (!). Indess bekundete
der Hofrath *C.*, dass er bei seiner Einlieferung sehr aufgeregt gewesen sei und der Zeuge *P.* sagte aus, dass er in
den Tagen, wo er bei ihm gewohnt, fortwährend und Alles
durch einander geschwatzt habe, dass ihm und seiner Umgebung das aufgefallen sei. Dies liess mich mein Gutachten,
wie oben abgeben. Der Angeklagte wurde freigesprochen.

Vierter Fall.

Diebstahl. — Unzurechnungsfähigkeit.

In diesem Falle war es ein junger Mann aus vorneh-
mer Familie, der angeklagt war, eines versuchten Ver-
kaufes eines geliehenen Pferdes, zu dessen Rücklieferung er
verpflichtet war. Der junge Mann war trotz divergirender
Gutachten zweier Sachverständigen von dem Kreisgericht zu

N. verurtheilt worden und sein Rechtsanwalt hatte mich, behufs Beschreitung zweiter Instanz um ein Gutachten nach vorgängiger Exploration des Gemüthszustandes des Exploraten ersucht. Es fehlte mir die Kenntniss der Voracten, und war ich deshalb lediglich auf meine Wahrnehmungen beschränkt, über die ich folgendes referirte:

Herr v. X. ist ein schwächlicher, blass aussehender Mensch von 18 Jahren, der mit seinen Eltern und bei diesen wohnend sich seit $1\frac{1}{4}$ Jahren etwa in B. aufhält. Seine Mutter ist apoplectisch an einer Körperhälfte gelähmt und verräth in der Unterhaltung eine auffallende Gedankenarmuth und Schwerfälligkeit in der Conversation, die nicht allein dadurch erzeugt wurde, dass sie genöthigt war, mit mir sich nicht in ihrer Muttersprache, der ...schen, sondern französisch zu unterhalten. Eine Schwester dieser Frau ist, wie der Vater des jungen v. X. mittheilt, blödsinnig und vollständig geisteszerrüttet und der Vater dieser beiden Damen, welchen v. X., der Vater, nicht mehr gekannt haben will, soll ebenfalls irrsinnig gewesen sein. Sein Sohn, giebt der Vater an, sei von Jugend auf schwer anzuhalten gewesen, etwas zu erlernen; er habe wohl Gedächtnissfähigkeiten entwickelt, aber es fehle ihm an Urtheil; er sei in seinen Anschauungen nicht anders entwickelt als ein Kind; er habe trotz vielfacher Versuche es aufgeben müssen, ihn etwas lernen zu lassen und sei daher genöthigt gewesen, allen Unterricht zu unterbrechen.

Bei der Unterredung mit dem jungen Menschen, die ich mit ihm allein, ohne Beisein des Vaters anstellte, fand ich die Angaben des Vaters vollkommen bestägt. Es ist zunächst vollständig unmöglich eine zusammenhängende Unterhaltung, wie man es von einem 18jährigen jungen Manne aus einer gebildeten Familie — der Vater ist ein .... scher Würdenträger — erwarten kann, zu führen.

Seine Antworten sind kurz, knapp, richtig, soweit sie bloss
durch das Gedächtniss aufgenommene Gegenstände betreffen, unklar, sobald es sich um Urtheile und Verknüpfung
von Thatsachen, um Combinationen handelt. Er war ausser Stande, mir eine eigentlich zusammenhängende Erzählung über die incriminirte That und seine Absichten bei
derselben zu geben, während er mit ziemlicher Vollständigkeit seinen bisherigen Lebenslauf erzählte. Ich erfuhr
von ihm, dass er bis zu seinem 14. Jahre in seinem Vaterlande war, dort wenig Unterricht genossen habe, weil
er nicht lernen konnte; dann nach L. in Pension gekommen sei, wo er viel von seinen Kameraden gehänselt und
geschlagen worden sei, „weil ich schwach war“, ;wie er
sagte, dann wieder einige Jahre nach seiner Heimath zurück und sodann auf die Gewerbeschule in B. gekommen
sei, wo er ebenfalls von seinen Kameraden gehänselt wurde
und weil er auch hier, wie er sagt, „keine Lust zum Lernen“ gehabt, habe ihn der Vater zu Hause behalten und
ihm nur einige Privatstunden geben lassen. Ein Versuch,
ihn zum Militairstande vorzubereiten, misslang ebenfalls,
und habe er auch jetzt „keine Lust“ mehr in preussische
Dienste zu treten. Auf meine Frage, womit er sich denn
also nunmehr beschäftige, erwiderte er, „mit Packen“. —
Es wurden nämlich gerade Möbel und sämmtliches Haus-
geräth der Familie behufs der Abreise eingepackt, und
nachdem ich ihn darauf aufmerksam gemacht, dass ich wissen wolle, was er treibe und womit er seine Zeit ver-
bringe, antwortete er: „mit Spazierengehen und Reiten.“
Gefragt, ob er denn nicht sich auch geistig etwas beschäftige, sagte er, „wenn ich 14 Tage Stunden gehabt habe,
bin ich krank; wenn ich in den Zug gehe, bin ich auch
krank.“

Während meiner ganzen Unterredung mit ihm, spielte

er verlegen, wie dies sehr häufig bei schwachsinnigen Personen der Fall ist, mit den Händen und konnte nicht einen Augenblick die Beine still halten, sondern scharrte mit denselben fortwährend hin und her. Seine Wangen rötheten sich, man merkte ihm die Erregung und Mühe an, die eine längere Unterredung machte, sein Blick ist unsicher und verlegen.

Alles dies vermehrte sich, als ich mit ihm auf die incriminirte That zu sprechen kam. Eine eigentlich zusammenhängende Erzählung dessen, was eigentlich geschehen, war nicht aus ihm herauszubringen. Er gab ungefähr an, dass, als er ausgegangen sei, er sich bei *T.* in der ...strasse ein Pferd gemiethet habe; er sei ausgeritten und es sei ihm eingefallen, nach S. zu reiten. In W. habe er Hafer verlangt und gesagt, das Pferd sei zu verkaufen. Er habe 100 Thlr. verlangt, man habe ihm weniger geboten und immer weniger und er habe immer „ja" gesagt; der Wirthssohn habe gesagt, dass das Pferd blind und lahm sei; ein verkleideter Polizeimann habe gesagt, dass das Pferd 15 Thlr. werth sei, und als 10 Thlr. auf dem Tisch gelegen und er habe nach Hause reiten wollen, habe man ihn nicht fortgelassen, sondern nach L. geführt. Dies etwa ist der wörtliche Gedankengang seiner Erzählung, aus der ich, wenn ich nicht gewusst hätte, um was es sich handelt, mich in keiner Weise hätte vernehmen können.

Gefragt, ob er nicht einsehe, dass er Unrecht gethan, erwiderte er: „ja"; wann ihm denn der Gedanke gekommen, dass er Unrecht handle, ob vor oder nach der That, sagte er, als ihm 10 Thlr. geboten worden, denn das sei doch zu wenig gewesen. Ob er denn nicht einsehe, dass er auch Unrecht gethan, wenn er 100 Thlr. genommen, erwiderte er, „denn ich hätte doch vielleicht können wollen nach meiner Heimath reisen" und explicirte sich nachher

genauer dahin, dass, wenn er den einen Gedanken habe,
nach Hause zu reisen, er nicht gleichzeitig den andern haben könne, dass er Unrecht thue. Ebenso sagte er auch,
dass „wenn man handle", worunter er verstand, dass ihm
so viel weniger auf das Pferd geboten worden, „man nicht
daran denke, dass man Unrecht thue". In Bezug auf die
projectirte Reise war er nun vollständig im Unklaren und
ist dieses ganze Motiv um so unklarer, als feststand, dass
seine Eltern mit ihm in kürzester Zeit B. verlassen und
nach ihrer Heimath zurückreisen wollten. Er habe, gab
er an, ursprünglich den Plan gehabt, mit dem Pferde nach
S. zu reiten. Und dann? fragte ich weiter; „dann hätte ich
geschrieben", und dann? „dann hätte Vater Geld geschickt",
und dann? „dann hätte ich wieder kommen müssen", und
dann? „dann wäre nichts gewesen". Das Pferd hatte er
bei alledem ganz vergessen, wie denn überhaupt das Kindische dieses ganzen Projectes daraus hervorgeht, dass er
gar keine Idee hat, wo S. liegt. Er ist dahin zum Neuen
Königsthor hinausgeritten, und auf meine Frage, wo der
Ort liege, sagte er: „immer die Chaussee entlang". Welche
Chaussee? „Nördlich, an der Ostsee".

Die vorstehenden Thatsachen werden vollständig genügen, zu beweisen, dass Herr v. X. ein schwachsinniger Mensch
ist, der in Bezug auf seine geistige Entwickelung auf dem
Standpunct eines Kindes steht. Aus einer Familie, in der
Geisteskrankheiten erblich sind, entsprossen, ist er auf
einer niedrigen Stufe der Entwickelung stehen geblieben
und hat namentlich in den letzten Jahren keine Fortschritte
im Lernen gemacht. Während seine Gedächtnissfunctionen,
das niedrigste geistige Vermögen, ziemlich gut entwickelt
sind — er spricht deutsch und französisch, was aber Kinder auch thun — sind seine Lebensanschauungen, sein
Handeln gleich denen eines etwa 10jährigen Kindes. Mit

kindischem Leichtsinn führt er einen ihm gekommenen Gedanken, nach N. zu reisen, ein Pferd zu verkaufen, aus,
und eine nur einigermaassen eingehendere Prüfung dieser
Plane selbst und seines Benehmens dabei zeigt die gänz-
liche Haltlosigkeit und Unzweckmässigkeit, mit einem Wort,
das Kindische dieser Plane. Er weiss wohl angeblich,
dass er Unrecht thut, aber es klebt ihm dieser Gedanke
nur, so zu sagen, an; denn sobald der ihm wichtigere Plan,
nach N. zu reisen, durch Empfang von 100 Thlr. zu reali-
siren möglich scheint, ist ihm das Unrecht nicht mehr klar,
weil „man" nicht zwei Gedanken zu gleicher Zeit haben
kann. Dabei weiss er gar nicht einmal, wohin er eigentlich hat hinreisen wollen, denn es ist ihm, wie wir gesehen,
vollständig unklar, wo S. liegt, und anstatt vorher zu fragen,
reitet er in den Tag hinein nach W., schon bei dem ersten
Halt Pferd und Freiheit verlierend. Unter solchen Umständen ist es auch vollkommen glaublich, wenn er unter An-
derem auch angiebt, dass es ihm mit Verkauf des Pferdes
gar nicht Ernst gewesen sei, und erklärlich, dass er von
der ganzen Gerichtsverhandlung, um deren Verlauf ich ihn
fragte, Nichts weiter anzugeben wusste, als dass einer
der Richter aufgestanden sei und gesagt habe, dass es ihm
nicht Ernst gewesen sei.

Durch Vorstehendes glaube ich genügend dargestellt
zu haben, dass Herr *v. X.* ein schwachsinniger Mensch ist,
in einem Grade, dass man ihn nicht sich selbst überlassen
kann und dass er unfähig ist, die Folgen seiner Handlungen zu überlegen, d. h. im gesetzlichen Sinne, als blödsinnig zu erachten ist. Einem solchen Menschen kann aber
auch eine Handlung, wie die vorliegende, die aus kindi-
schen Motiven hervorgegangen, in kindischer Weise ausgeführt ist, einem Menschen, der, selbst zugegeben, dass
er Begriffe von Mein und Dein hat, und zugegeben, dass

er auch eine allgemeine Vorstellung davon hat, dass er
Unrecht thut, dennoch unfähig ist, die Folgen seiner Handlung für sich und seine Familie zu überlegen, einem solchen kann eine wie die von *v. X.* versuchte Handlung
nicht zugerechnet werden.

Ich gebe daher mein Gutachten dahin ab:

> dass Herr *v. X.* des Versuchs des Verkaufs eines
> geliehenen Pferdes, zu dessen Rücksendung er ver-
> pflichtet war, für nicht zurechnungsfähig zu er-
> achten ist.

In zweiter Instanz wurde noch ein Gutachten des K.
Provinzial-Medicinal-Collegiums erfordert, welches im Wesentlichen den obigen Ausführungen beitrat und in Folge
dessen *v. X.* in zweiter Instanz freigesprochen.

13.

Ueber die Leichenerscheinungen nach Chloroform-Vergiftung.

Von

Dr. **H. Senator** in Berlin.

———

Die Diagnose des Chloroformtodes aus dem blossen
Leichenbefund zu stellen, wird gewöhnlich als unmöglich
betrachtet, weil die Obduction, wie man sich ausdrückt,
meist negative Resultate ergiebt. Abgesehen davón, dass
dieser Mangel fast alle Gifte trifft, die nicht zu den „ätzen-
den" gehören, so gilt er für das Chloroform gerade nur in
den wenigsten Fällen; nur muss man nicht nach thanato-
gnostischen, dieser Todesart ausschliesslich zukommenden
Befunden suchen, denn solche giebt es freilich nicht, mit
Ausnahme etwa des nur äusserst selten wahrzunehmenden
Chloroformgeruchs. Solcher specifisch diagnostischer Zeichen aber, deren es in der gerichtlichen, wie in der ganzen Medicin überhaupt nur wenige giebt, bedarf es auch
gar nicht, vielmehr kann man aus der Zeitfolge des Auf-
tretens und der Combination gewisser theils auffallender,
theils ganz gewöhnlicher Befunde werthvolle Schlüsse für
eine stattgehabte Chloroform-Vergiftung ziehen, wie sich
aus einer Vergleichung einer grösseren Zahl von Leichenöffnungen ergiebt. Ich habe hierzu 46 mehr oder weniger
ausführliche Sectionsberichte von nach Chloroformeinathmung

Gestorbenen gesammelt mit Uebergehung solcher, die keine
für diesen Zweck zu verwerthenden Angaben enthalten, so
wie ich auch diejenigen ausgeschieden habe, in denen der
Tod nicht, wie gewöhnlich, sofort oder nach wenigen Minuten, sondern erst nach mehreren Stunden oder selbst Tagen eintrat, weil hier das Chloroform vor dem Tode ganz
oder grossen Theils ausgeschieden sein musste und kein
reines Bild einer solchen Vergiftung vorliegt[1]). Zu bedauern ist, dass viele Berichte sehr dürftig und ungenau
sind, oder etwa vorangegangene Krankheiten und Verletzungen mehr berücksichtigen, als die auf das Chloroform zu
beziehenden Erscheinungen. Die bemerkenswerthen Befunde sind nun:

1) Die Todtenstarre. Man ist gewohnt, dies Phä-
nomen nur etwa bei der Strychnin-Vergiftung wegen seiner
Intensität und Dauer als charakteristisch hervorzuheben, sonst
aber darauf keinen Werth zu legen, obgleich es gewiss auch
bei anderen Vergiftungen Beachtung verdient und darunter
namentlich beim Chloroform. Denn dieses scheint in einer
gewissen Beziehung zur Todtenstarre zu stehen und zwar
als ein das Eintreten und die Intensität derselben sehr be-
günstigendes Moment. Darauf haben zunächst schon die
Versuche von *Kussmaul* hingewiesen[2]), der nach Einspritzun-
gen von Aether, ätherischem Senföl, besonders aber Chloroform in die Gefässe von Thieren den *rigor* sehr schnell ein-

---

1) Von diesen Fällen einer protrahirten Wirkung des Chloroforms
(*Casper's* chronische Chloroform-Vergiftung s. *Husemann*, Handbuch
der Toxikologie 1862. S. 681) habe ich acht mit Sectionsangaben gefunden; in allen diesen war eine eingreifende Operation (Entbindung)
vorangegangen, in allen war die Anästhesirung eine langsame und
schwierige und trotz grosser Dosen (5 ʒ, 1½ ʒ) nur unvollkommene.
2) Prager Vierteljahrsschrift 1856. II. S. 90. u. 94 und Verhandlungen des naturhistorisch-medicinischen Vereins zu Heidelberg 1857.
20. November.

treten und auffallend lange anhalten sah. Diese Erfahrungen finden eine Bestätigung und Stütze auch in den Sectionsberichten, soweit sie nicht, was leider häufig der Fall
ist, über die Starre, als eine alltägliche Erscheinung, flüchtig oder ganz mit Stillschweigen hinweggehen. In den 46
Fällen wird ihrer überhaupt 22 Mal gedacht und sie darunter 10 Mal als ungewöhnlich stark hervorgehoben,
während nur 2 Mal bei der Section keine Starre mehr vorhanden war, nämlich einmal funfzig Stunden nach dem Tode
bei schon sehr vorgeschrittener Fäulniss und einmal, wo
sie drei bis vier Stunden nach dem Tode eintrat, zur Zeit
der Section aber verschwunden war. Sonst aber wurde sie
auch bei späten Sectionen, einige Mal selbst noch nach 70
und 72 Stunden gefunden. Nicht selten war sie so stark,
dass aus den krampfhaft geballten Händen das Taschentuch,
welches zum Einathmen gedient hatte, nur mit grosser Mühe
herausgelöst werden konnte; oder die Hände waren so fest
an Mund und Nase angedrückt, dass dadurch eine bedeutende Entstellung hervorgebracht wurde, ja dass selbst beim
Versuch, sie vom Gesicht zu entfernen, die ganze Leiche
umgedreht werden konnte. Alle diese Fälle betreffen Vergiftungen durch Einathmen des Chloroforms, die bei Weitem
häufigste Anwendungsweise des Mittels, aber auch in einem
so überaus seltenen Falle von Tod (eines Kindes) nach
verschlucktem Chloroform findet sich, merkwürdig genug, nur die Notiz, dass die Starre noch nach acht
Tagen, so lange als die Eltern wegen Verdachts auf
Scheintod die Leiche bei sich behielten, vorhanden war.
(*Hartshorne, Gazette des hôpitaux 1854 p. 207*)[1]).

1) Von Vergiftungen durch inneren Gebrauch des Chloroforms
finden sich in der Literatur im Ganzen nur 7 Fälle, darunter 3 mit
lethalem Ausgang, nämlich ausser dem oben erwähnten, wo der Tod
nach drei Stunden eintrat, noch zwei von Männern, die, der eine

Bei den so zahlreich an Thieren mit Chloroform angestellten Vergiftungsversuchen ist auf die Leichenstarre fast
gar nicht geachtet worden; nur *Helfft*[1]) erwähnt Versuche
von *Tyler Smith*, nach denen bei zu Tode chloroformirten
Fröschen die Starre, die sonst erst nach drei bis vier
Stunden eintrat, schon zehn Minuten, nachdem das
Herz zu schlagen aufgehört hatte, erfolgte, das
ganze Thier war starr extendirt und vollständig steif.

Dieses Verhalten der Todtenstarre, mag es nun durch
einen chemischen Vorgang oder wie sonst immer zu erklären sein, stimmt übrigens ganz überein mit der so auf-
fälligen muskelerschlaffenden Wirkung des Chloroforms und
steht somit ganz im Einklang mit dem physiologischen Er-
fahrungssatz, dass das Eintreten, die Dauer und Intensität
der Starre in geradem Verhältniss zur vorangegangenen Erschöpfung und Lähmung der Muskelenergie stehen. (*Kussmaul* a. a. O. S. 98: „je kräftiger ein Agens die Lebens-
energie der Muskelfaser herabsetzt, desto schneller wird sie
starr.“ *Pelikan*[2]): „Diejenigen Substanzen, welche das Herz
und die Muskeln der freiwilligen Bewegung paralysiren, veranlassen auch, unter sonst gleichbleibenden Umständen, am
schnellsten die Todtenstarre“). Was Strychnin und andere
tetanisirende Agentien (Elektrizität) indirect durch die mus-
kelerschöpfenden Krämpfe hervorbringen, das bewirkt Chloroform direct durch seine Herz und Muskeln unmittelbar
lähmende Kraft.

---

nach 48, der andere nach etwa 24 Stunden starben. Nur von letzterem liegt ein Sectionsbericht vor; man fand 38 Stunden nach dem
Tode Starre in allen Muskeln der Extremitäten und des Halses, Hy-
perämie der Magenschleimhaut etc.

1) Neue Zeitschrift für Geburtskunde. 1850. Bd. XXVIII. S. 47.
No. 13: Ueber die Anwendung des Chloroforms in der Geburtshülfe.

2) Beiträge zur gerichtlichen Medicin, Toxikologie und Pharma-
kodynamik. Würzburg 1858. S. 212. No. 9.

Nach alledem scheint das Verhalten der Starre beim
Chloroform der Aufmerksamkeit wohl werth; mögen weitere Beobachtungen lehren, ob sie in der That in unge-
wöhnlichem Maasse auftritt; jedenfalls ist schon ihr
blosses Vorhandensein an der Leiche von Wichtigkeit gegenüber gewissen anderen noch zu be-
sprechenden Befunden, neben welchen die Leichenstarre sonst gewöhnlich nicht mehr besteht.

2) Die Beschaffenheit des Blutes. Mit Ausnahme von 6 Fällen, in denen darüber Nichts gesagt wird,
ist in allen hier benutzten und in vielen nicht mitgezählten
die Dünnflüssigkeit des Blutes und fast ebenso oft seine
auffallende Farbe, die allermeist dunkel, dintenartig, einige
Male der des Brombeer- oder Kirschsafts ähnlich war, hervorgehoben. Dieses Aussehen des Blutes, das einzige Zeichen, worin alle Berichterstatter übereinstimmen, verliert
dadurch an Werth, dass es sich nicht nur auch bei andern
Vergiftungen, besonders durch *Narcotica*, sowie nach jeder
Art von Erstickung findet, sondern auch abgesehen von
den gewaltsamen Todesarten, ein sehr gewöhnlicher Befund bei raschem und plötzlichem Eintritt des Todes aus
inneren Ursachen ist. [1]) Ob diesem letzteren Umstande,
oder lediglich der Einwirkung des Chloroforms auf das
Blut, die Dünnflüssigkeit desselben beizumessen sei, kann
dahingestellt bleiben. Denn wenn auch das Mittel, dem
todten Blute beigemischt, dessen Gerinnfähigkeit selbst auf
Jahre hinaus vermindert (*Jackson*), so gilt dasselbe noch
nicht unbedingt für das lebende Blut, wie es denn auch
bei Vergiftungsversuchen an Thieren, die sofort geöffnet

---

1) S. *Herrig* u. *Popp*: Der plötzliche Tod aus inneren Ursachen.
Regensburg 1848. S. 366.

wurden, nicht immer flüssig, sondern auch mitunter dicker und geronnen gefunden wurde. [1])

So constant also nach den vorliegendenden Beobachtungen die beschriebene physikalische Blutveränderung ist, so wenig charakteristisch ist sie, für sich allein betrachtet, in Bezug auf die Todesart.

3) Luftblasen im Blute, ein Befund, der vom Bekanntwerden der ersten Sectionen an Aufsehen erregt und zu vielen Discussionen Anlass gegeben hat, indem man ihn bald als blosses Verwesungsphänomen ansah, bald ganz im Gegensatz dazu, auf ihn die Hypothese von Gasbildung im lebenden Menschen baute. Was zunächst das Vorkommen dieses Zeichens betrifft, so ist unter den 46 Fällen 11 Mal ausdrücklich von lufthaltigem oder schaumigem Blute die Rede; 3 Mal ist, wie bemerkt wird, keine Luft gefunden worden. Nimmt man selbst an, dass dies auch in allen übrigen der Fall war, obgleich der in Rede stehende Befund leicht übersehen werden kann, so ist das Vorkommen desselben in fast einem Viertel aller Fälle immerhin bemerkenswerth. Auch *Virchow* [2]) gedenkt ganz kurz zweier Todesfälle nach Anwendung von Chloroform, in denen er bei der Section schaumiges Blut fand und fügt hinzu, dass Luftblasen sich nur in dem venösen Blute finden. Letzteres lässt sich nach den vorliegenden Berichten nicht bestätigen, denn zweimal zeigten sich die Luftblasen in den Meningeal-Arterien und ein Mal in den Lungenvenen, also auch in arteriellem Blute. Ob das Gas Chloroform oder Fäulnissproduct des sich zersetzenden Blutes sei, ist, wie gesagt, unentschieden, da eine chemische Unter-

---

1) *Snow* in *London med. Gaz.* 1848. VII, 615, *Glover* in *Lancet.* 1848. April; *Casper* gerichtl. Med. 1860. II. S. 655 etc.
2) Medicinische Reform. Herausg. von *Virchow* und *Leubuscher.* 1849. S. 244.

suchung, die am besten darüber Aufschluss geben könnte,
meines Wissens bis jetzt nicht gemacht ist und auch ihre
Schwierigkeiten haben dürfte. *Stanelli*[1]) hält es für Chloroform, gestützt auf Versuche an Kaninchen, die durch con-
centrirte Chloroformdämpfe getödtet wurden und bei denen
er sonderbarer Weise Gasblasen im Herzen nur sofort nach
dem Tode, nicht aber bei später Obduction der Thiere
wahrgenommen haben will. Ausser ihm ist aber bei **Versuchen an Thieren**, wo die Section gleich nach dem
Tode stattfindet, **Luft im Blute von keinem Beobachter gefunden worden.** Auch ist nicht einzusehen,
wieso der Tod, wenn die Gasbildung im Blute ihn be-
dingte, in manchen Fällen erst mehrere Stunden nach der
Einathmung erfolgte. **Und doch ist gerade in diesen
lethalen Fällen von protrahirter Chloroform-
wirkung verhältnissmässig weit häufiger Luft
gefunden worden, als in allen anderen.** In den
8 Sectionen (s. S. 311, Anmerkung) solcher Fälle ist der
Befund von Luftblasen 3 Mal erwähnt; *Malgaigne*[2]) kennt
schon 1852 aus eigener Erfahrung zwei Fälle mit Luft im
Blute der Leichen, wo der Tod 24 *resp.* 48 Stunden nach
gebrauchtem Chloroform eintrat. Sollten alle diese Verunglückten mit Gasblasen im Blute, die sonst blitzschnell den
Tod zur Folge haben, noch Stunden und Tage gelebt
haben? Viel wahrscheinlicher ist es doch, dass hier das
durch Chloroform veränderte Blut, welches schon während
des Lebens oft als verändert, von dunkler, dintenartiger
Farbe wahrgenommen wurde, seine normale Beschaffenheit
nicht wiedererlangt hatte und dass seiner schädlichen Ein-

---

1) Was ist der Chloroformtod und wie ist er zu verhüten? Berlin 1850. S. 5.
2) Nach *Durand-Fardel* in *Revue méd.* 1852. Febr. *Schmidt's*
Jahrb. 1852. Bd. 74. S. 291.

wirkung der Organismus endlich erlag. Gegen die Annahme, als würden die Luftblasen von Chloroform gebildet, spricht ferner der Umstand, dass in keinem Falle von
lufthaltigem, schaumigem Blut in der Leiche Geruch nach
Chloroform erwähnt wird, er vielmehr, wie ein paar Mal
ausdrücklich angegeben ist, vermisst wurde, ja, dass umgekehrt in den wenigen Fällen, wo der Geruch bemerkt
wurde, von Luftblasen keine Rede ist; und doch müsste,
wären diese in der That Chloroformgas, der Geruch darnach sehr deutlich sein, dieser müsste überhaupt kein so
überaus seltener Befund (s. unten), sondern ein mindestens
eben so häufiger sein, als die Luftblasen. Ganz dasselbe
gilt von dem öfter beobachteten interlobulären und
subpleuralen Emphysem, dessen Entstehung wohl
auch Manche auf freies Chloroformgas zurückgeführt haben;
auch hier müsste ein intensiver Geruch danach wahrgenommen werden und gerade in den Lungen mehr als in
anderen Organen, was nicht der Fall ist; dagegen ist all-
bekannt, dass diese Art Emphysem eine ganz gewöhnliche
Folge der Fäulniss ist.

Alles das zusammengenommen, lässt wohl keinen Zweifel darüber, dass die Luftblasen erst nach dem Tode entstehen und dass sie, wie schon *Casper* vermuthet hat,
Folge der durch Chloroform frühzeitig eingeleiteten Blut-
zersetzung seien. Nichts destoweniger sind sie ein werthvolles Zeichen, eben weil diese Zersetzung auffallend früh und
bei sonst noch frischen Leichen gefunden wurde (ein Mal
im Winter schon nach 14 Stunden!), während sich sonst
bekanntlich Luftblasen nur bei vorgeschrittener Verwesung
zeigen. In jenen 11 Fällen waren die Leichen, mit Ausnahme von einer oder zweien, noch frisch, wie entweder
ausdrücklich angegeben wird, oder aus der kurzen, nach
dem Tode verflossenen Zeit, bei kalter Temperatur, dem

Fehlen sonstiger Verwesungserscheinungen, dem Vorhandensein bedeutender Starre zu entnehmen ist.

Dem Chloroform allein eigenthümlich ist übrigens dieser Befund, selbst bei frühzeitigen Sectionen, nicht; man hat Luftblasen, wenn auch weit seltener, noch bei anderen Todesarten, abgesehen von Lufteintritt durch eine Verletzung, beobachtet, auch zuweilen bei manchen Vergiftungen, wie durch Wuthgift, Strychnin und Kohlendunst. [1]

4) Das Herz ist in 41 Fällen, wo seiner mit Bezug auf die hier in Betracht kommende Beschaffenheit gedacht wird, 33 bis 34 Mal welk, schlaff und in beiden Höhlen fast oder ganz blutleer und nur 2 bis 3 Mal in beiden Hälften stark bluthaltig gefunden worden, während 5 Mal die rechte Hälfte allein mehr oder weniger, zuweilen lufthaltiges Blut zeigte. Einige Mal wird es als „ganz bleich“, „wie abgewaschen“ und als förmlich „plattgedrückt“ oder „wie eingeknickt“ geschildert. Dieser Befund, an sich schon so auffallend, in sonst noch frischen Leichen, die zum Theil sehr frühzeitig (13—24 Stunden) nach dem Tode geöffnet wurden, wird es noch mehr im Vergleich zu der Starre der willkürlichen Muskeln. In allen Fällen, wo das Herz das geschilderte schlaffe Ansehen darbot, war, soweit dies erwähnt wird, noch Leichenstarre vorhanden, ja in einigen exquisiten Fällen, wo das Herz „concav“ oder „faltig“ aussah, fand sich eine ungewöhnliche Starrheit der Muskeln. Das Herz ist so gut, wie diese, der Todtenstarre unterworfen, es lässt sich also nicht annehmen, dass es von vornherein schlaff oder welk sei und bleibe; auch sprechen die Versuche an Thieren dagegen, bei denen man vielmehr das Herz, besonders das rechte

---

1) Vergl. *G. Cless:* Luft im Blut in patholog. Beziehung. Stuttgart 1854 und *Dieberg* in *Casper's* Vierteljahrsschr. 1864. II. S. 337.

derb, mit Blut überfüllt fand.[1]) Es scheint daher,
dass die Leichenstarre, das sichere Zeichen der erloschenen
Muskelreizbarkeit, bei Chloroformvergiftung sehr bald nach
dem Tode im Herzen eintrete, wohl auch viel früher als in
allen übrigen Muskeln, d. h., **dass die Reizbarkeit
des Herzens nach Chloroformeinwirkung sehr
früh schon erlösche.** Bei der dem Chloroform in so
vieler Beziehung nahestehenden Blausäure tritt nach *Kölli-
ker*[2]) die Starre im Herzen sehr früh ein. Für das Chloroform fehlen bisher Angaben über diesen Punkt, nur
Donders[3]) fand, dass das Herz sofort nach dem Tode seine
Reizbarkeit verliere.

Ein Befund, wie der geschilderte, der einerseits bei
Versuchen an Thieren constant vermisst wurde, andererseits durch vorgeschrittene Verwesung in jeder Leiche auftritt, lässt sich wohl nicht einfacher erklären als durch
die Annahme, dass er auch beim Menschen nicht gleich
nach dem Tode vorhanden sei, sondern erst durch Veränderungen in der Leiche sich bilde. Hiergegen lässt sich
auch nichts Anderes einwenden, als dass das Herz sonst
eben diese Leere und Schlaffheit erst viel später nach dem
Tode zeigt; nach einer anderen Erklärung aber sieht man
sich vergebens um. Bedenkt man, dass das Blut, wie gezeigt worden, unter der Einwirkung des Chloroforms viel

---

1) *Snow* a. a. O. u. *London Journal of Medecine*. April — June
1852. *Union médicale 1855, II*. Bericht d. Commission d. *Société
d'émulation*. *O. Weber*, Chirurgische Erfahrungen u. Untersuchungen.
Berlin 1859. S. 7, 17 etc. *Ali-Cohen*, Versuche über den Tod durch
Chloroform und Aether. *Prakt. Tydschr. for de Geneesk*. Juli, Aug.
1856. *Schmidt's* Jahrb. 1851, LXXII. S. 25.

2) Physiologische Untersuchungen über d. Wirkungen einiger Gifte.
Virchow's Archiv X. 1856. S. 272, 279.

3) Nach *Husemann*, Toxikologie S. 688 u. *van Hasselt*, Giftlehre,
bearb. v. *Henkel*. 1862, I. S. 522.

früher, als unter gewöhnlichen Umständen sich zersetzt und
verdunstet und dass es ausserdem vermöge seiner grossen
Flüssigkeit sich aus dem Herzen sehr leicht in tiefer gelegene Partieen senkt, so leuchtet ein, dass dieses, nachdem die Starre geschwunden und sein Inhalt entleert ist,
wie ein Beutel schlaff zusammenfallen muss. Dass es
manchmal sogar faltig und eingeknickt erschien, beruht
wohl darauf, dass ein so beschaffenes Herz dem von unten
andrängenden Zwerchfell keinen Widerstand entgegensetzen
kann; vielleicht auch mag es in einem stellenweise schnel-
leren Zerfall der Substanz seinen Grund haben, zumal bei
fettiger Entartung derselben, die ja so sehr häufig beim
Tode durch Chloroform gefunden und als disponirend zum
lethalen Ausgang angesehen wird.

Wenn nun auch die geschilderte Beschaffenheit des
Herzens als ein Leichenphänomen aufzufassen ist, so behält doch dieses Zeichen noch mehr, als die bei Weitem
weniger constanten Luftblasen, seinen Werth für die Diagnose des Chloroformtodes besonders, da bei ähnlich wirkenden Giften, namentlich der Blausäure, ein wenigstens
rechterseits gefülltes, selbst von Blut strotzendes Herz der
gewöhnliche Befund an nicht zu verwesten Leichen ist.

5) Geruch nach Chloroform oder ein ihm ähnlicher, aromatischer ist unter den 46 Fällen nur 4 Mal bemerkt worden bei der Section, die 3 Mal davon nach 24
und 1 Mal nach 32 Stunden stattfand; sonst aber ist der
Geruch auch bei frühzeitiger Leichenöffnung vermisst worden. *Hüter*[1]) erzählt einen Fall von einem durch den
Kaiserschnitt während der Narcose entwickelten Kinde, das
bald starb und in allen Höhlen einen auffallenden Chloro-

---

1) Beobachtungen über die Wirkung d. Chloroforms bei geburts-
hülflichen Operationen in Neue Zeitschr. für Geburtsk. 1850. XXVI, 3.

form geruch darbot, der bei der Section der Mutter, die
erst nach 17 Stunden (!) starb, nicht wahrgenommen wurde.
Vorzugsweise und am stärksten trat der Chloroformgeruch,
wenn überhaupt vorhanden, in der Gehirnhöhle auf, nur
zwei Mal ausserdem auch in der Brust- und Bauchhöhle.
Dies erklärt sich sehr gut aus der namentlich von französischen Forschern nachgewiesenen stärkeren Anhäufung des
Chloroforms in den Nervencentren. So kommt die von der
Société d'émulation in Paris ernannte Commission[1]) im
Jahre 1855 nach mehr als 150 an verschiedenen Thieren
angestellten Versuchen zu dem Satz, dass das Chloroform
eine ganz besondere Wahlverwandtschaft zu den Nerven-
Centraltheilen besitzt, in deren Substanz es während der
Inhalation angehäuft und nach dem Tode in grösseren Mengen gefunden wird, als in anderen Organen. In demselben Sinne sprechen sich *Lallemand, Perrin* und *Duroy* in
ihrem der *Académie des sciences* vorgelegten Bericht[2]) über
die Wirkung des Alkohols und der Anästhetika aus; nach
der von ihnen beigegebenen Tabelle findet sich vom Chloroform im Gehirn 3,92 pCt., in der Leber 2,08 pCt., im
Blut 1,00 pCt., in den Muskeln und im Zellgewebe 0,16 pCt.
Aus diesem Grunde müssten auch, wie beiläufig bemerkt
sei, bei einer chemischen Untersuchung stets und vor Allem die Nerven-Centraltheile berücksichtigt werden, und
vielleicht wäre durch diese Vorsicht das Resultat weniger
oft ein negatives geworden. — Im Ganzen tritt also der
Chloroformgeruch, das einzig sichere Zeichen, das allein
schon die Beibringung des Mittels absolut beweist, sehr

---

1) *Union méd.* 1855. S. 42 und *Berend:* Ueber die Gefahren der
Chloroforminhalation in *Henke's* Zeitschr. 78, 1859. S. 23.
2) *Comptes rendus* 1860. II. S. 402. Sitzung v. 10. Sept.

selten auf und ist auch bei Thieren viel öfter vermisst als
gefunden worden.

Hiermit sind die auffallenden und mehr oder weniger
constanten Befunde erschöpft, denn die Beschaffenheit, der
Blutgehalt der übrigen Organe ist durchaus verschieden und
unwesentlich. Als Gesammtergebniss aber stellt sich heraus, dass den Leichen der durch Chloroformeinwirkung
Gestorbenen ein frühzeitiges Eintreten später Verwesungserscheinungen, das sich vorzugsweise an Herz
und Blut kundgiebt, eigenthümlich ist. Von diesen Erscheinungen ist allerdings nur Eine, das schlaffe, welke
Herz, constant oder wenigstens in der weitaus überwiegen-
den Mehrzahl vorkommend, allein so auffallend, dass in
einem speciellen Falle ihr Auftreten bei einer sonst frischen Leiche neben noch vorhandener, vielleicht gar besonders starker Leichenstarre und dunkelflüssigem Blute,
eine Chloroformvergiftung vermuthen, ja mit Wahrscheinlichkeit und, wenn noch der Befund von Luftblasen erhoben würde, selbst mit hoher Wahrscheinlichkeit annehmen
liesse. Mehr als dieses, positive Gewissheit, wird die Obduction für sich allein beim Chloroform so wenig, wie bei
den meisten anderen Giften, wo diese etwa in Substanz
noch vorgefunden werden, bieten, es müsste denn Geruch
nach Chloroform deutlich wahrzunehmen sein, der natürlich die Einverleibung desselben ausser allem Zweifel
setzte.

Zum Schluss sei noch bemerkt, dass auch für die
Frage von der eigenen oder fremden Schuld am
Tode die blosse Leichenbesichtigung ein recht werthvolles,
ja untrügliches Zeichen bieten kann, nämlich die krampf-
hafte Einklemmung des zum Chloroformiren benutzten Tu-
ches, Schwammes oder dergl. in die Hand der Leiche, wie
sie bei Selbstmördern einige Male gefunden wurde (s. S. 312).

Dieses Zeichen hat hier dieselbe vorzügliche Beweiskraft für Selbsttödtung, wie beim Tode durch Erschiessen die Einklemmung der Schusswaffe, die bekanntlich durch keine Procedur an der Leiche nachgeahmt werden kann. [1]

----

1) S. *Casper* a. a. O. II. S. 297.

14.

Ob Mord? Ob zufällige Verletzung?

Mitgetheilt von

Dr. **Schrader**,

Kreis-Physikus zu Neustadt in Westpreussen.

Mit einem

Gutachten des K. Medicinal-Collegii zu Königsberg.

———

Am 28. Juni 1855 wurde im Walde von O., Kreis T., von Pflügern die Leiche eines bekleideten und mit einem Lutschbeutel versehenen Kindes gefunden und nach gemachter Anzeige am folgenden Tage durch den Kreis-Physikus Dr. *T.* und Kreis-Wundarzt *R.* gerichtlich obducirt.

Der Befund war nachstehender:

A. Aeussere Besichtigung.

1) Die männliche Kindesleiche wiegt nach ihrer Entblössung von den Kleidungsstücken 4½ Pfund bürgerlichen Gewichts.

2) Die Länge beträgt vom Scheitel bis zur Ferse gemessen genau 12 Zoll.

3) Die Hautoberfläche des sehr magern Kindes ist von sehr blasser Farbe, nur die Bauchhaut ist blaugrünlich gefärbt, an keinem anderen Körpertheile sonst sind die gewöhnlichen Todtenflecke zu finden.

4) Um die Afteröffnung herum bis über das Kreuzbein hinauf und bis über den Hodensack herunter, ingleichen an der Innenseite der Oberschenkel ist die Oberhaut abgestreift und lässt sich von da aus weiter abschälen.

5) An der linken Backe und an einigen Stellen des Halses auch an dem rechten Händchen finden sich grössere und kleinere Flecke von denen die Oberhaut ebenfalls fehlt, die entblösste Cutis jedoch hornartig erscheint.

6) Die blonden Kopfhaare sind meistens 1½ Zoll lang.

7) Die Augäpfel waren nur wenig von den Augenlidern bedeckt, und die Hornhaut derselben sehr getrübt.

8) Der Nabel war vollkommen verschlossen. ganz wie bei einem Erwachsenen.

9) Im Hodensack befand sich linker Seits ein Hode.

10) Die natürlichen Höhlen sind sämmtlich frei von fremden Körpern und Verletzungen.

11) Die verschiedenen Durchmesser des Kopfes verhalten sich folgendermaassen:

    a) der gerade Durchmesser von der Stirn bis zum Hinterhauptshöcker beträgt 4½ Zoll;

    b) der quere 3½ Zoll;

    c) der schräge vom Kinn nach dem Hinterhaupte 5½ Zoll.

12) Die Schulterbreite beträgt 4½ Zoll, die Hüftbreite 3½ Zoll.

13) Der Umfang des Brustkastens am untern Ende des Brustbeins gemessen hält 10½ Zoll.

14) Der grösste Umfang des Kopfes von der Stirn nach dem Hinterhaupte gemessen beträgt 13½ Zoll.

15) Am untern und vordern Rande des rechten Scheitelbeins befindet sich eine schwappende Geschwulst.

16) Bei genauer Besichtigung des Kopfes zeigt sich an der rechten Schläfe, ½ Zoll vom äussern Augenwinkel entfernt, schräg nach oben und hinten zu eine kleine, nur linienlange Oeffnung, welche die Haut nur eben durchdrungen hat. Es lässt sich mit der eingeführten Sonde ein entblösster Knochen nicht fühlen. Die Hautfarbe um diese kleine Wunde ist durchaus nicht verschieden von der benachbarten, namentlich ist keine Blutunterlaufung wahrzunehmen.

B. Innere Besichtigung.

I. Eröffnung der Kopfhöhle.

17) Zunächst wurde ein Einschnitt an der *sub* 15 bezeichneten schwappenden Geschwulst gemacht, wobei sogleich geronnenes Blut zum Vorschein kam, welches sich bei weiterer Trennung der Kopfschwarte über mehr als die rechte Hälfte des Schädels verbreitet zeigte. Nach Entfernung des geronnenen Blutes zeigt sich

18) ein Längsbruch durch das ganze rechte Scheitelbein; ein zweiter Bruch erstreckt sich vom Pfeilnahtrande, ein dritter vom Lambdarande unfern des hintern untern Winkels gegen den mittleren Höcker des Scheitelbeins, ohne jedoch in den Längsbruch einzumünden.

19) Nach Entfernung dieses Scheitelbeins, welches aufbewahrt wurde, erscheint das noch sehr gut erhaltene Gehirn ebenfalls mit etwas geronnenem Blute bedeckt, welches sich auch zwischen die einzelnen Lappen und bis in die Falten der weichen Hirnhaut hineinzieht.

20) In der rechten Seitenhöhle des grossen Gehirns ist das Adergeflecht leicht geröthet, dagegen ist die linke Seitenhöhle ganz normal.

21) Alle übrigen Hirntheile, auch das kleine Gehirn, sind durchaus normal und vollkommen gesund.

22) An keinem der übrigen Schädelknochen ist irgend eine Spur einer Verletzung wahrzunehmen.

II. Eröffnung der Brusthöhle.

23) Die Eingeweide liegen normal; ein Leichengeruch ist weder an der ungeöffneten Leiche, noch auch bisher aus den geöffneten Höhlen wahrgenommen. Es ist daraus zu schliessen, dass der gewaltsame Tod erst vor wenigen Tagen erfolgt sein kann, etwa vor 2 bis 3.

24) Die Lungen sahen hellroth aus und überragten den Herzbeutel mit ihren vordern Rändern soweit, dass sie nur $\frac{1}{2}$ bis 1 Zoll von einander entfernt waren.

25) Die Thymusdrüse ist von noch ziemlich grossem Umfange, wiegt aber genau nur 75 Gran.

26) Im Herzbeutel befindet sich beinahe gar kein Wasser.

27) In beiden Herzkammern und Vorkammern findet sich eine sehr unbedeutende Menge dunkelflüssigen Blutes, so dass es kaum die innere Fläche derselben färbt.

III. Eröffnung der Bauchhöhle.

28) Die Leber ist am untern Rande der vordern Fläche und an der ganzen hintern Fläche dunkelblau gefärbt, der obere Theil zeigt dagegen die gewöhnliche Leberfarbe.

29) Die Gallenblase enthält wenig dunkele Galle.

30) Die Milz ist von normaler Beschaffenheit.

31) Die Nieren haben eine ungewöhnlich dunkele Färbung, welche sich auch im inneren Gewebe zeigt.

32) Der Magen enthält nur wenig ungefärbten Schleim und durchaus keine Speisereste.

33) Die dünnen Därme enthalten nur etwas Gas.

34) Der Dickdarm ist in seinem obern Theile ganz leer, im untern dagegen und im Mastdarm ist nur eine Wenigkeit eines gelben flüssigen Kothes vorhanden.

35) Die Harnblase enthält etwas Urin.

Nachträglich wird noch bemerkt, dass unter der Haut des ausserordentlich abgemagerten Kindes sich nirgends eine Spur eines Fettpolsters gezeigt hat.

Hiermit wurde die Section für geschlossen erklärt und die Sachverständigen gaben ihr vorläufiges Gutachten dahin ab:

„dass der Tod des wahrscheinlich schon mehrere Wochen alten Kindes durch die gewaltsame Verletzung des Schädels erfolgt zu sein scheint; dass die Verletzung des Schädels aber höchst wahrscheinlich dadurch herbeigeführt ist, dass das Kind entweder mit dem Kopfe gegen einen harten Körper geschleudert ist, oder umgekehrt, dass ein stumpfer, harter und schwerer Körper, etwa ein abgerundeter Stein darauf eingewirkt hat."

Erst nach einiger Zeit wurde die Dienstmagd *A.* als Mutter des Kindes ermittelt und am 1. August gerichtlich vernommen. Nach dieser ihrer Aussage hat sie bei dem Gutsbesitzer *W.* in G. im Dienst gestanden und ist dort von dem Inspector *W.*, einem Verwandten ihres Brodherrn, geschwängert worden. Diese Schwangerschaft hat sie erst 8 Wochen vor der Geburt des Kindes bemerkt. Sie hat ferner der Frau des *W.* öfter geklagt, dass ihr der Inspector immer nachstelle, und um Dienstentlassung gebeten. Dieselbe ist ihr jedoch erst nach mehrmaligem Ansuchen darum gewährt worden, als ihr Schwängerer sie fortwährend schimpfte und schlug, da sie sich ihm nicht so oft, als er es verlangte, hingab. Nach ihrer Entlassung hat sie verschiedene vergebliche Versuche gemacht, wieder einen Dienst zu bekommen und wurde sie schliesslich von dem Bauer *St.* aufgenommen. Hier wurde sie nach vierwöchentlichem Aufenthalte entbunden; das Kind wurde am 4. Tage nach der Geburt getauft, doch konnte die Angeklagte nicht mit zur Kirche fahren, weil sie sich zu angegriffen fühlte. Sie machte in dieser Zeit verschiedene Anstrengungen, von ihrem Schwängerer für das Kind etwas zu bekommen, derselbe leugnete jedoch die Vaterschaft und warf sie regelmässig zur Thür hinaus.

Acht Tage nach ihrer Entbindung verliess sie den *St.* und brachte das Kind bei den *G.*'schen Eheleuten unter, während sie selbst einen Ammendienst suchte. Da ihr dies nicht gelang und sie zur Frau *G.* zurückkehrte, klagte ihr Letztere, dass das Kind immer krank sei und ihr keine Nacht Ruhe lasse. Zugleich forderte sie ein so hohes Kostgeld, dass sie sich entschliessen musste, das Kind wieder an sich zu nehmen. Sie ging mit demselben eines Sonntags Morgens von den *G.*'schen Eheleuten weg; am Nachmittag desselben Tages will sie, vor dem Spotte eines Hirtenjungen flüchtend, schnell einen Berg hinaufgelaufen und dabei hingestürzt sein. Sie selbst will sich dabei nicht beschädigt haben; das Kind aber stiess sich angeblich den Kopf und schrie danach heftig; geblutet soll es nicht haben. Als sie ihm aber am folgenden Morgen, nachdem es die ganze Nacht sehr geschrien hatte, das Mützchen abnahm, war der Kopf an der rechten Seite, wie sie sich zu erinnern glaubte, schwarz. Die Nacht über hatte die *A.* unter freiem Himmel zubringen müssen und das hungernde Kind, da sie keine Milch hatte, nur mit etwas Brod und Zucker füttern können. Als sie am andern Vormittage an einem Walde anlangte, in dessen Nähe sie einen Jungen Vieh hüten sah, kam ihr in der Verzweiflung der Gedanke, das Kind im Walde niederzulegen, damit es durch sein Geschrei die Aufmerksamkeit des Hirten auf sich ziehen und von diesem aufgenommen werden möchte. Dies hat sie denn auch ausgeführt.

Soweit die erste Aussage der *A.* Bei einer zweiten

Vernehmung giebt sie an, dass, als sie später 2 Tage sich bei den *G.*'schen Eheleuten aufhielt, sie sich überzeugte, dass das Kind beständig schrie. Frau *G.* gab ihm deshalb auch Mohnabkochung ein. Den Sturz mit dem Kinde beschreibt sie jetzt ausführlicher folgendermaassen. Sie sei über gerodetes Land gegangen, dabei vor einem Hirtenjungen gelaufen und auf einer abschüssigen Stelle vornüber auf das Kind, das sie auf dem Arme unter ihrem Tuche trug, gefallen. Das Kind habe sich dabei wahrscheinlich an einem vorstehenden Stubben gestossen, denn es habe von dort an immerfort geschrieen, bis es am andern Nachmittage nicht mehr recht schreien konnte, sondern nur stöhnte. Sie fürchtete, es möchte ihr auf dem Arme sterben, und weil sie nicht wusste, was sie dann anfangen sollte, so beschloss sie, es in dem Walde, wo sie das Läuten von Vieh hörte, niederzulegen, in der Hoffnung, der Hirt würde es finden. Sie will es ganz leise auf den Rücken niedergelegt und beim Davongehen noch sein Geschrei gehört haben. Ob sich im Uebrigen bei dem Falle das Kind an dem Stubben oder an einem der in Menge umherliegenden Steine gestossen habe, wisse sie nicht, da sie zu sehr mit sich selbst beschäftigt gewesen sei. Sie habe den Kopf des Kindes erst am andern Tage besehen, kurz ehe sie es im Walde niedergelegt. Als sie damals dem Kinde das Käppchen abgenommen, habe sie in der Gegend über der rechten Schläfe einen blauen Fleck bemerkt.

Abweichend mit diesen Angaben deponirt die Zeugin verehelichte Gutsbesitzer *W.*, dass die Angeklagte ihr über ihr Verhältniss zum Inspector nie etwas mitgetheilt, ihr auch nicht gesagt hat, dass sie schwanger sei. Als sie nach Entlassung aus dem Dienste einige Tage später wiedergekommen sei und ihr erzählt habe: sie habe sich wieder vermiethet, habe sie der Angeklagten erwidert: „wie

kannst Du Dich vermiethen, da du hochschwanger bist,"
worauf ihr jene entgegnet habe: „Das sollen sie von mir
nie erfahren." Zeugin *W.* sagt ferner aus, dass die Angeklagte einer Frau *R.*, mit der sie umging, das Geständniss
ihrer Schwangerschaft gemacht, dabei aber auch geäussert
habe: „wenn ich das Kind bekomme, drehe ich ihm den
Hals um."

Die *G.*'schen Eheleute geben an, das Kind sei nur
Anfangs schwächlich gewesen und habe viel geschrieen.
Dies hätten sie der *A.* mitgetheilt und auch hinzugefügt,
sie sei selbst Schuld daran, denn sie werde wohl dem
Kinde nicht die Brust gegeben haben und es wolle deshalb auch bei der Frau *G.* nicht recht saugen. Damals
habe auch das Eingeben eines halben Theelöffels Mohn
mit Milch abgekocht stattgefunden. Später und noch zur
Zeit als die *A.* das Kind mitgenommen habe, sei dasselbe munter und gesund gewesen, auch habe sie es aus
freiem Antriebe von ihnen fortgenommen.

Seitens der Staatsanwaltschaft wurden den Obducenten
für die Abfassung des Obductions-Berichts nachstehende
Fragen vorgelegt:

1) Ob die bei dem Kinde der *A.* vorgefundenen Verletzungen die Ursache des Todes gewesen sind?

2) Ob dieselben nach ihrer Beschaffenheit vorsätzlich
oder auch zufällig durch einen Fall auf einen Stubben oder
Stein hervorgebracht sein können?

3) Ob im Falle der Bejahung der letzteren Alternative es möglich oder wahrscheinlich ist, dass das Kind
nach erhaltener Verletzung noch längere Zeit, namentlich,
wie die *A.* angiebt, vom Sonnabend Nachmittag bis zum
Vormittag des andern Tages gelebt hat?

Diese Fragen werden im Obductions-Bericht folgender-

maassen beantwortet und zwar auf eine etwas originelle
Weise.

Ad I. Verletzungen, wie sie an der Kindesleiche aufgefunden sind, können allerdings als die Ursache des Todes bei einem Kinde angesehen werden. Eine absolute
Todesursache giebt die vorhandene Verletzung aber durchaus nicht ab, denn der Blutaustritt hat hauptsächlich ausserhalb des Schädels stattgefunden; innerhalb desselben war
die ergossene Blutmenge zu unbedeutend, um einen Druck
auf das Gehirn ausüben zu können. Blos kalte Umschläge
um den Kopf hätten die Verletzung zur Heilung bringen
können; dahingegen hätte eine Vernachlässigung in der
ärztlichen Behandlung wegen der Contiguität der Theile zu
einer Entzündung des Gehirns und seiner Häute führen
können und hat höchst wahrscheinlich auch dazu geführt.
Es kann also nur von einer relativen Tödtlichkeit dieser
Verletzung die Rede sein, und bei einem so schwachen
Kinde, wie dies gewesen, könnte schon eine Verwundung
noch geringeren Grades den anderweitig vorbereiteten Tod
beschleunigen. Es geht nämlich aus der Obductions-Ver-
handlung hervor, dass das Kind ein sehr frühzeitiges und
schwächliches gewesen und dass es an einem hohen Grade
der Abzehrung gelitten. Daher ist mit höchster Wahrscheinlichkeit anzunehmen, dass das Kind unter den traurigen
Umständen, in denen es sich seit seiner Geburt befunden,
auch ohne diese Verletzung wohl schwerlich noch lange
hätte leben können. Es kann also die *qu.* Verletzung —
wie bereits gesagt — höchstens den Tod etwas früher herbeigeführt haben.

Das Kind, namentlich ein so frühzeitig gebornes, konnte
bei der schlechten Pflege, die es bei der Frau *G.* hatte,
unmöglich gedeihen, sondern musste allmälich in Abzehrung verfallen. Das Kind muss durchaus schon bei der

Geburt schwächlich erschienen sein und hätte einer sehr
sorgfältigen Pflege bedurft, um erhalten und gross erzogen
werden zu können. Alle von den verschiedenen Zeugen
gemachten Aussagen, dass das Kind kräftig gewesen, müssen hier wissenschaftlich bezweifelt werden. Die erste
Woche hat es die Mutter selbst gestillt; dass letztere aber
im höchsten Grade „vergrämt" war, geht aus der in den
Acten nachgewiesenen Behandlung hervor, die ihr von
Seiten ihres Schwängerers zu Theil geworden, aus der dadurch herbeigeführten grossen Verlegenheit, das Kind unterzubringen und der Sorge, die Mittel zur Bezahlung der
Pension anderweitig zu erwerben, was ihr, wie sie richtig
glaubte, am Besten durch einen Ammendienst möglich geworden wäre, den sie aber nicht erlangen konnte. Dass
aber die Milch durch Gemüthsbewegungen eine schlechte
und dem Säugling nachtheilige Beschaffenheit annimmt, ist
ärztlich anerkannt und gefürchtet; dass also das Kind in
den ersten Wochen nicht gedeihen konnte, ist hieraus ersichtlich. Es ist daher allerdings schon vernachlässigt in
die Pflege der Frau *G.* gelangt. Leider werden die meisten
Kinder selbst wohlhabender Eltern selten in ihren ersten
Lebenstagen richtig diätetisch behandelt: es wird durch
Ueberfütterung — selbst mit der Mutter- oder guter Am-
menmilch — schon frühzeitig der Grund zur Scrophel-
krankheit gelegt, die über kurz oder lang auch in Abzehrung übergehen kann. Dass so etwas bei einem Sieben-
monatskinde — so weit kann die Schwangerschaft höchstens gelangt sein; da selbst für 7 monatliche Kinder eine
grössere Länge angegeben wird als 12 Zoll, es sei denn,
dass das Kind zwergartig geboren wäre — dass also so
etwas, wie oben angegeben, sich im vorliegenden Falle um
so eher ereignen konnte, ist Jedermann ersichtlich. Das
Verfahren der *G.*, die diesem schwächlichen Kinde geständ-

lich zweimal Mohnabkochung gereicht und dasselbe mit
Weissbrod und Zucker gefüttert hat, ist jedenfalls demselben höchst verderblich gewesen. Es kann also unmöglich
bei seiner Wegnahme ganz gesund und kräftig gewesen
sein, wie die Zeugen eidlich ausgesagt haben. Es ist der
A. auch nicht als Lieblosigkeit auszulegen, wenn sie dem
Kinde sehr oft nur Thee gereicht hat; glauben doch höher
gestellte Mütter ihrem Kinde durch Darreichung von Camillen- oder Fenchel-Thee Nahrung zu geben, wie jeder
Arzt oft genug in Erfahrung gebracht haben wird. Ebensowenig ist ihr ein Vorwurf daraus zu machen, dass sie
dem Kinde keine besondere Zärtlichkeit erwiesen hat. Können sich doch höher gestellte Eltern kaum über die Geburt
eines Kindes freuen, wenn sie schon anderweitig mit Nahrungssorgen zu kämpfen haben. Es würde sogar ein psychologisches Räthsel sein, wenn die A. unter ihren Umständen grosse Freude über die Geburt und das Dasein
ihres Kindes geäussert haben würde. Gleichwohl hat sie
trotz ihrer Verzweiflung ein mütterliches Gefühl durchaus
nicht verleugnet; denn sie hat es mehrmals besucht. Dass
aber endlich das Kind, wenn es beim Abgange von G.'s
wohlgenährt gewesen wäre, bei seinem höchst wahrscheinlich schon am nächsten Tage erfolgten Tode nicht so klein
und abgezehrt erscheinen konnte, wie es das Obductions-Protocoll nachweist, ist ebenfalls ohne Weiteres ersichtlich.

Zur Beantwortung der 2. Frage: „ob die vorgefundenen Verletzungen nach ihrer Beschaffenheit vorsätzlich oder
auch zufällig durch einen Fall auf einen Stubben oder Stein
hervorgebracht sein können" — übergehend, kann allerdings die Möglichkeit, dass durch einen zufälligen Fall auf
einen Stubben oder einen unebenen harten Körper, besonders wenn er, wie die A. angiebt, während des Herunterlaufens von einer Anhöhe sich ereignet hat — nicht be-

stritten werden. Die Wahrscheinlichkeit würde sich mehr
oder minder herausstellen, wenn die Beschaffenheit des
fraglichen Stubbens oder Steins mit den Brüchen des Knochens verglichen und ausserdem ermittelt werden könnte,
wie sie eben das Kind an sich gehalten als sie gefallen.
Die Möglichkeit wird aber noch dadurch verstärkt, dass
das zerbrochene Scheitelbein bei diesem unreifen und win-
zigen Kinde sehr dünn und zerbrechlich gewesen, wie der
vorliegende Knochen beweist. Die Glaubwürdigkeit ihrer
Aussagen über den Vorgang bei diesem Falle und der
Aussetzung des Kindes möge der künftige Vertheidiger vertreten, da dies nicht unseres Amtes ist. Es folgt daher
sogleich die Beantwortung der dritten Frage:

„Ob im Falle der Bejahung der letzteren Alternation
es möglich oder wahrscheinlich ist, dass das Kind nach
erhaltener Verletzung noch längere Zeit, namentlich wie
die *A.* angiebt, vom Sonnabend Nachmittag bis zum Vormittag des folgenden Tages gelebt hat"?

Eine solche Möglichkeit kann aus den schon *ad* 1.
angeführten Gründen durchaus nicht bestritten, noch weniger
bezweifelt werden. Wir erinnern hier an die vielfache Spal-
tung des Schädels sogar mit bedeutendem innerem Blutaustritt, welche vor 1½ Jahren ein Knecht in K. eines Sonntags
Abend erlitten hatte und mit welchem er noch bis Mittwoch
Nachmittag lebte. Gegen jene Verletzung ist die hier vorliegende nur eine sehr unbedeutende. Uebrigens ist die in
der rechten Hirnhöhle vorgefundene Röthung des Geflechts
als ein Zeichen der begonnenen Reaction, folglich der An-
dauer des Lebens nach der erlittenen Verletzung anzusehen.

Neustadt, den 12. Februar 1856.

(Unterschriften.)

Dieses Gutachten ist von der Staatsanwaltschaft vielfach bemängelt worden. Dieselbe hebt hervor, dass sie bei der Aufstellung der den Obducenten vorgelegten speciellen Fragen von der durch das vorläufige Gutachten gerechtfertigten Voraussetzung ausgegangen sei, dass. die Schädelverletzungen als die unmittelbare Todesursache anzusehen seien. Indem die Obducenten in ihrem motivirten Gutachten diese Ansicht aufgegeben und die Verletzung nur für ein *accidens* bei einer bereits vorhandenen selbstständigen Todesursache erachtet hätten, dennoch aber sich auf Beantwortung der aufgestellten Fragen beschränkten, blieben sie den Nachweis der eigentlichen Todesart des Kindes schuldig. Es sei wohl besonders noch der Erörterung werth gewesen, ob das Kind nicht vielleicht in Folge seiner Aussetzung den Hungertod gestorben. sei; der Befund des Magens und des Darmes könnte einen solchen Verdacht rege machen. Ferner sei noch ein erheblicher Punct mit Stillschweigen übergangen worden: die Inquisitin habe nämlich auf Befragen angegeben, dass sie vor Aussetzung des Kindes den Kopf desselben besichtigt und dabei als Folge des angeblichen Falles einen blauen Fleck über der rechten Schläfe bemerkt habe. Diese Aussage stimmt mit dem bei der Section ermittelten Sitze der Verletzung auf der rechten Seite des Kopfes überein, während doch der Inquisitin letzterer Umstand nicht bekannt sein konnte. Dagegen sei ein blauer Fleck an der bezeichneten Stelle nicht vorgefunden worden, obgleich er doch bei dem höchst wahrscheinlich sehr bald nach der Aussetzung erfolgten Tode des Kindes nicht mehr hätte verschwinden können. Endlich — wenn die Obducenten auch im Allgemeinen die Möglichkeit angenommen hätten, dass das Kind mit der Verletzung noch bis zum andern Tage gelebt haben könne — so bliebe doch die Frage unerledigt, ob dies Leben ein

so reges hätte sein können, wie es die Aussagen der Inquisitin würden voraussetzen lassen. —

Wegen aller dieser Bedenken hat die Staatsanwaltschaft ein Superarbitrium von dem Medicinal-Collegium zu
K. erfordert, das hier folgt.

Ober - Gutachten.

Wir werden — so fährt das Gutachten des Medicinal-
Collegiums nach Weglassung der üblichen Einleitungen fort
— mit einer Beleuchtung der von den Obducenten ausgesprochenen Ansichten beginnen und dabei Gelegenheit finden, die von der Staatsanwaltschaft angeregten Zweifel zu
erledigen.

Das motivirte Gutachten der genannten Sachverständigen hebt zuvörderst die sehr geringe Länge und Schwere
des Leichnams hervor und folgert daraus und aus dem Zurückbleiben des einen Hoden in der Bauchhöhle, dass das
Kind unreif etwa von 7 Mondsmonaten zur Welt gekommen
sei. Nach der gewöhnlichen und wohlbegründeten Annahme
beginnt die Lebensfähigkeit der Frucht im Allgemeinen erst
mit Ablauf der 30. Woche und eine solche von 7 Mondsmonaten oder 28 Wochen würde demnach lebensunfähig
gewesen sein. Wenn wir aber auch annehmen wollen, dass
die Obducenten sich nur im Ausdruck vergriffen und Son-
nenmonate gemeint haben, so müssen wir doch ihren Schluss
als ganz ungerechtfertigt bezeichnen. Die Register jeder
Entbindungsanstalt, in welcher die Neugeborenen gemessen
und gewogen werden, können Zeugniss ablegen, innerhalb
wie weiter Gränzen Maass und Gewicht auch der unzweifelhaft reifen Kinder variiren und die von den Obducenten
aus dem Werke von *Rolfs* citirten Angaben von 15 Zoll
haben eben nur als Durchschnittszahlen, nicht als Regeln
Gültigkeit. Man wird folglich ohne anderweitige Zeichen

ebensowenig eine Frucht von 12 Zoll und $4\frac{1}{4}$ Pfund für unreif, als umgekehrt eine von 20 Zoll und 9 Pfund für eine Spätgeburt erklären dürfen. Auch das Zurückbleiben des einen Hoden im Bauche begründet die Annahme der Unreife keineswegs, da es als Bildungsfehler bekanntlich auch bei ausgetragenen Kindern vorkommt und nicht selten bleibend wird. Das Kind qu. ist also nur sehr schwächlich zur Welt gekommen; ausserdem müssen wir den Obducenten dahin beipflichten, dass das Kind auch nach seiner Geburt im Wachsthum keine Fortschritte, in Bezug auf Körperfülle sogar Rückschritte gemacht zu haben scheine, dass es mit einem Worte nicht gediehen, in Atrophie verfallen sei. Die Ursache dieses krankhaften Zustandes haben die Obducenten hinlänglich nachgewiesen, auch haben sie mit vollem Rechte ausgesprochen, dass das Kind unmöglich noch an dem Tage vor seinem muthmaasslichen Tode ganz gesund und wohl gewesen sein könne, wie die Gr.'schen Eheleute behauptet haben. Es kann nun nicht bezweifelt werden, dass das Kind unter den gegebenen traurigen Verhältnissen wohl bald der Atrophie erlegen sein würde, ob aber das Leben ohne Dazwischenkunft anderer Ereignisse noch Tage oder Wochen lang fortbestanden hätte, lässt sich durchaus nicht entscheiden. Noch weniger würde man die Atrophie für eine absolut tödtliche Krankheit erklären können; es hätte vielmehr wohl bei der Unversehrheit aller Organe wahrscheinlich nur einer bessern Pflege und Nahrung bedurft, um das Kind zu erhalten und in seiner Entwicklung zu fördern. Demnach würden wir die unmittelbare Ursache des Todes in der Atrophie nur dann zu suchen haben, wenn keine anderweitige aufzufinden wäre.

Als solche bieten sich nun aber zunächst die Schädelverletzungen dar. Die Obducenten sagen von denselben, sie könnten allerdings als Todesursache eines Kindes be-

trachtet werden, absolut tödtlich seien sie aber durchaus
nicht; denn der Blutaustritt habe hauptsächlich ausserhalb
des Schädels stattgefunden, innerhalb desselben sei er so
unbedeutend gewesen, dass das Blut durchaus keinen Druck
auf das Gehirn habe ausüben können. Blosse kalte Umschläge hätten Heilung erzielen können, dagegen würde
bei der Vernachlässigung jeder ärztlichen Hülfe höchst
wahrscheinlich mit der Zeit eine Entzündung der Hirnhäute
eingetreten sein, ja die Röthung des Geflechts in der rechten Hirnhöhle spreche dafür, dass eine solche bereits begonnen habe. Demnach könne hier nur von einer relativen
Tödtlichkeit der Verletzung die Rede sein. Bei einem so
schwachen Kinde aber habe wohl selbst noch eine geringere
Verwundung den anderweitig vorbereiteten Tod beschleunigen können.

Wir bemerken zuvörderst, dass es uns nicht klar geworden ist, ob die Obducenten mit dem Ausdruck „relative
Tödtlichkeit" die Lethalität *per accidens* nämlich wegen
Mangels jeder ärztlichen Hülfe (No. 3 des §. 167 der Cr.
Ord.) oder eine individuelle d. h. nur für ein schwerkran-
kes geschwächtes Individuum gültige haben bezeichnen
wollen. Wenn auch die Beantwortung der Fragen des §.
167 der Cr. O. nicht mehr nothwendig ist, so hätten doch die
Sachverständigen, sobald sie die darin enthaltenen Begriffe
benutzen wollten, sich auch der einmal gebräuchlichen und
unzweideutigen Ausdrücke bedienen sollen statt eines neuen,
der eine sehr willkürliche Auslegung zulässt. Eine Dritte
aber ausser jenen beiden Kategorien, ein blosses Beschleu-
nigungsmittel bei schon vorher wirksamer anderweitiger
Todesursache muss vom richterlichen Standpunkte aus als
unlogisch bezeichnet werden; denn es versteht sich von
selbst, dass nur von der unmittelbaren und nächsten Ursache des Todes hier immer die Rede ist; diese aber wird

immer. nur . ei n e sein und in einer bestimmten äussern Einwirkung wird sie entweder enthalten sein oder nicht, *tertium non datur!* — Wie dem aber auch sein möge, in jedem Falle müssen wir das Urtheil der Obducenten für ein irrthümliches halten. Die Kopfverletzung des Kindes der *A.* erscheint uns als eine sehr schwere und wir . stehen nicht an, sie für die Ursache des Todes zu erklären. Brüche der Schädelknochen können begreiflicher Weise nur durch eine sehr bedeutende Gewalt, welche den Kopf trifft, zu Stande kommen. Diese aber wird ausserdem unvermeidlich: - · 1) eine mehr oder mindere heftige Erschütterung des Gehirns und 2) mehr oder minder beträchtlichen Bluterguss aus zerrissenen Gefässen zur Folge haben. Hirnerschütterung höheren Grades wirkt bekanntlich oft genug unmittelbar tödtlich ohne in der Leiche sehr in die Augen fallende Spuren zurück zu lassen. Bei negativem Befunde im Gehirn wird sich also auf den Grad einer stattgefundenen Erschütterung nur annäherungsweise ein Schluss machen lassen aus den Veränderungen am Schädel und den äusseren Decken desselben und der Beschaffenheit des zur Einwirkung gelangten Gegenstandes, weil scharfe oder kantige verhältnissmässig weniger erschütternd wirken, als solche mit breiten Flächen. Im vorliegenden Falle finden wir einen Bluterguss unter der Kopfschwarte, der sich über mehr als die rechte Hälfte des Schädels verbreitet und drei Brüche des rechten Scheitelbeins; einen der Länge nach mitten durch, die beiden andern von verschiedenen Seiten her gegen den härtesten und am meisten hervorragenden Punkt des Knochens hin verlaufend. Diesen letzteren hat also wohl der Stoss zunächst getroffen und nach innen gedrängt. Die Hautdecken über diesem Theil des Schädels waren unversehrt, was sich selbst unter Berücksichtigung des Schutzes, den die Mütze der Kopfhaut gewähren konnte,

doch nur dadurch erklärt, dass der mit dem Kopfe in
Berührung tretende Gegenstand stumpfe Flächen hatte. Wir
sehen also sehr erhebliche Verletzungen des Schädels hervorgebracht durch einen stumpfen Körper, mithin gerade
diejenigen Umstände, welche auf einen hohen Grad statt-
gehabter Hirnerschütterung schliessen lassen. Dieses Moment erscheint uns als das wichtigste bei Erklärung der
Todesart des qu. Kindes. Ausserdem finden wir noch das
Gehirn mit etwas geronnenem Blute bedeckt, welches sich
auch zwischen die einzelnen Falten der weichen Hirnhaut
hineinzog. Die Obducenten nennen zwar im Gutachten
diesen Bluterguss unbedeutend und meinen, er habe keinen
Druck auf das Gehirn ausüben können. Allein dieses Gutachten ist mehrere Monate nach der Obduction angefertigt
worden, das Protokoll selbst enthält nicht die geringste
Angabe über Ausbreitung und Dicke jenes Blutgerinsels,
wohl aber wird in der unmittelbar darauf zu Protokoll gegebenen gutachtlichen Aeusserung, die Kopfverletzung für
die Todesursache erklärt. Damals muss also wohl das
Extravasat den Obducenten nicht so unbedeutend und un-
wichtig erschienen sein, denn dass sie vorzugsweise auf die
Hirnerschütterung Gewicht gelegt haben sollten, ist kaum
anzunehmen, da sie derselben nirgends auch nur Erwähnung thun. Hirndruck muss aber jedes Extravasat auf die
Oberfläche des Gehirnes bedingen, namentlich wenn es sich
rasch gebildet hat.

Zu diesen speziell auf den vorliegenden Fall bezüglichen Erörterungen fügen wir die Bemerkung hinzu, dass
unendlich oft Verletzungen gleicher Art den Tod junger
Kinder, besonders Neugeborener herbeigeführt haben. Die
Literatur sowohl wie die Akten jedes Kriminalgerichtshofes
enthalten Beispiele genug unter denen wir jedoch nur einen
einzigen mit dem unsrigen vergleichbaren Fall auffinden

konnten, in welchem der Ausgang ein günstiger gewesen war. (s. Landsberg in *Henke's* Zeitschrift 1847. B. 54, S. 64). Dabei lässt dieser Fall in Betreff der Richtigkeit der Diagnose des Knochenbruchs manche Zweifel zu und ein innerer Bluterguss .hat wohl gar nicht stattgefunden.

Somit müssen wir sowohl nach theoretischer Betrachtung als nach dem Zeugniss der Erfahrung die Kopfverletzung des Kindes der *A.* für tödtlich halten.

Ueber die von der Königl. Staatsanwaltschaft erwähnte Möglichkeit des Verschmachtens oder Verhungerns nach der Aussetzung werden wir nun kurz hinweggehen können. Wir halten uns einfach daran, dass jene Verletzung dem Kinde jedenfalls lebend zugefügt sein muss, wie die Blutergiessung beweisst, und dass sie ganz geeignet ist, den Tod innerhalb so kurzer Zeit zu bewirken, dass vom Verhungern oder Verschmachten gar nicht weiter die Rede sein kann.

Wenden wir uns nunmehr zu der Frage, wie die Kopfverletzung entstanden sei. Schon oben wurde ausgeführt, dass sie jedenfalls von dem gewaltsamen Zusammenstoss des Kopfes mit einem stumpfen breiten Gegenstande herrühren musste. Ob aber dieser dem Kopfe genähert worden sei wie bei Schlag und Stoss, oder umgekehrt, der Kopf dem fremden Körper wie beim Sturz — das lässt sich natürlich aus dem Erfolge an sich nicht ermitteln, sondern wird sich nur aus den äussern Umständen mit mehr oder minder Wahrscheinlichkeit entscheiden lassen. In unserem Falle ist besonders die Aussage der Mutter von Wichtigkeit, dass sie am Nachmittage des 23. Juni mit dem Kinde auf dem Arme beim Laufen auf abschüssigem und unebenem Boden gefallen und letzteres dabei mit dem Kopfe gegen einen Stubben gestürzt sei. Es kann an sich keinem Zweifel unterliegen, dass Verletzungen wie die vorliegende

auf solche Weise erzeugt werden können. Es fehlt nicht
an sicheren Beispielen, wo bei übereilter Geburt durch
den Sturz des Kindes aus den mütterlichen Geschlechtstheilen auf den Boden, also durch einen Fall aus viel ge-
ringerer Höhe ganz ähnliche Beschädigungen hervorgebracht
sind. Auch kann das Kind qu. obwohl einige Wochen
alt seiner schwächlichen Körperbeschaffenheit wegen wohl
einem Neugeborenen gleichgeachtet werden; allein die weiteren Angaben der Inquisitin sind so entschieden unglaub-
würdig, dass sie auch jene damit im engsten Zusammenhange
stehende Erzählung im höchsten Grade verdächtigen. Das
Kind soll bei dem Falle selbst und auch noch in der Nacht
und am andern Morgen bis zur Aussetzung heftig geschrieen
haben. Wir wollen die Möglichkeit nicht läugnen, dass es
die Verletzung 20 — 24 Stunden überlebt haben könne,
aber soviel lässt sich mit Sicherheit behaupten, dass es
wenigstens in betäubtem schlummersüchtigem Zustande gelegen haben müsste, der zuerst durch die Hirnerschütterung und falls es diese überstanden hätte, durch das hin-
zutretende Blutextravasat bedingt worden wäre. Ein an-
haltendes lebhaftes Schreien des Kindes nach erlittener
Verletzung halten wir also für durchaus unglaublich.

Die Königl. Staatsanwaltschaft erwähnt noch eines Umstandes, welcher auf den ersten Blick der von uns bezwei-
felten Aussage der Inquisitin zur Stütze zu gereichen
scheint. Dieselbe hat nämlich angegeben, dass sie den
Kopf des Kindes nicht gleich nach dem Falle, wohl aber
kurz vor der Aussetzung besichtigt habe. Ob dies an sich
psychologisch wahrscheinlich sei, wollen wir dem Urtheil
jedes Unbefangenen überlassen! — genug bei dieser Besichtigung habe sie einen blauen Fleck entdeckt, den sie
für eine Folge jenes Falls gehalten habe. Auf Befragen
des Untersuchungsrichters fügte sie hinzu, dieser Fleck

habe sich über der rechten Schläfe befunden und gerade
an dieser Stelle war wirklich bei der Sektion die Kopfverletzung vorgefunden worden, was die Inquisitin doch
nicht füglich wissen konnte.

Wir machen jedoch darauf aufmerksam, dass ein blauer
Fleck im Obd. Prot. nirgends erwähnt, *sub* No. 16 sogar
ausdrücklich geleugnet wird, und doch hätte er sich bei
dem gewiss binnen sehr kurzer Zeit erfolgten Tode des
Kindes unmöglich spurlos verlieren können. Auch diese
Angabe der Inquisitin stimmt also mit der Wirklichkeit
schlecht überein. Die richtige Bezeichnung des Orts der
Verletzung aber erscheint uns grade als ein besonders gravirender Umstand, denn es ist wohl klar, dass bei einer
dolose zugefügten Verletzung die Inquisitin den Ort derselben sicherer kennen musste, als wenn jene durch einen
zufälligen Sturz entstanden war, den Mutter und Kind gleichzeitig erlitten und wobei die erstere auch mit sich beschäftigt sein musste.

Schliesslich wollen wir uns noch gegen den Ausspruch
der Obducenten verwahren, dass die Röthung des rechten
Adergeflechts im Gehirn auf eine bereits begonnene Entzündung und somit auf eine längere Fortdauer des Lebens
nach der Verletzung schliessen lasse. Dieser Schluss ist
ein so unhaltbarer, dass er eigentlich kaum der Widerlegung bedarf; denn jeder Gerichtsarzt sollte doch billiger
Weise wissen, dass eine ungleiche Blutvertheilung innerhalb des Schädels, also unter Andern auch stärkere Anfüllung der Gefässe der einen Hälfte des Gehirns, schon
einfach durch die Lage des Leichnams auf der einen oder
andern Seite bewirkt werden kann. Die blosse Röthung
des einen Adergeflechts ist also im vorliegenden Falle völlig
bedeutungslos.

Nach allen bisherigen Erörterungen fassen wir unser Gutachten in nachstehende Sätze zusammen:

1) das Kind der *A. A.* ist zwar sehr schwächlich zur Welt gekommen, auch nach seiner Geburt schlecht gediehen und in Atrophie verfallen;

2) dieser krankhafte Zustand ist jedoch nicht die Ursache des erfolgten Todes gewesen, sondern es muss die Kopfverletzung als solche betrachtet werden;

3) ob die Verletzung durch den von der Inquisitin angegebenen Sturz oder auf andere Weise entstanden sei, lässt sich an sich nicht entscheiden;

4) die Aussagen der Inquisitin über das Verhalten des Kindes nach dem angeblichen Sturze tragen aber entschieden das Gepräge der Unwahrheit an sich.

Königsberg, den 13. März 1856.

(Unterschriften.)

Die Angeklagte wurde wegen Aussetzung ihres Kindes mit 3 Monaten Gefängniss bestraft.

15.

Hiebwunde in das Ellenbogengelenk. Wer war der Urheber der Verletzung?

Gutachten

von

Dr. R. Gieseler
zu Bremerlehe bei Bremerhaven.

———

Das nachfolgende Gutachten, welches auf Verlangen K. Obergerichtes zu L. in Untersuchungssachen gegen mehrere beurlaubte Soldaten wegen Körperverletzung des Tischlergesellen *T.* von mir verfasst worden ist, möchte insofern von einigem medicinisch-forensischen Interesse sein, als die darin niedergelegte Beschreibung einer Verletzung des Ellenbogengelenkes, welche als Verstümmelung hier hauptsächlich von Bedeutung war, in Verbindung mit den durch die richterliche Untersuchung gewonnenen Thatsachen auf den Urheber dieser Verletzung leiten konnte.

Durch die richterliche Untersuchung ist nämlich nur ermittelt worden, dass zwei verschiedene Soldaten mit ihren zuvor geschärften Hirschfängern den Verwundeten angegriffen haben, dass ferner der letztere und einer jener beiden Soldaten während ihres kurzen Handgemenges immer in der Frontstellung einander gegenüber standen, und dass endlich dieser Soldat den Verletzten vermittelst eines auf den Kopf geführten Hiebes zu Boden gestreckt hat. Dieser

Hieb war auch der letzte, welchen der erwähnte Soldat
ausgeführt hat. Hiernach begann alsdann die Thätigkeit
des Andern, welcher von der rechten Seite des auf dem
Boden liegenden Verwundeten aus, demselben gleichfalls
mit dem Hirschfänger zu Leibe gegangen ist.

Weder durch die Aussagen des Verwundeten selbst,
noch durch die der Zeugen konnte nun festgestellt werden,
welcher der beiden Soldaten Urheber der Verletzung des
Ellenbogengelenkes sei. In Verbindung mit dem eben be-
rührten thatsächlich Ermittelten war daher die im Gutachten gegebene Beschreibung der Wunde, insbesondere insofern darin die Richtung, in welcher der Hieb gefallen sein
musste, hervorgehoben worden ist, von grosser Bedeutung.
Man wird nämlich aus derselben sofort ersehen, dass bei
jeder denkbaren, aufrechten Stellung des Verwundeten dem
Thäter gegenüber (also auch bei der Frontstellung, bei welcher zudem sehr gezwungene Haltungen des verletzten Armes zu supponiren wären) der verletzende Hieb immer von
Unten auf den Arm geführt werden musste, um die zu be-
schreibende, entsetzliche Verstümmelung desselben hervorzubringen.

Jeder mit der Fechtkunst einigermaassen Vertraute
weiss aber, dass überall ein von Unten geführter Hieb von
schwacher Wirkung ist, insbesondere wenn dazu ein kurzer
Hirschfänger angewandt wird. Es gehört zudem, um eine
sogenannte Seconde, tiefe Quart oder tiefe Terz überhaupt
nur scharf auszuführen, eine grosse Uebung in der Fechtkunst, welche wenigstens nicht bei dem gemeinen Mann
der Infanterie gefunden zu werden pflegt.

Ohne allen Zweifel ist daher der zweite Soldat, welcher den bereits auf dem Boden liegenden Verwundeten
von Neuem misshandelt hat, Urheber der Verletzung des
Ellenbogengelenkes.

Gutachten.

Am 5. April d: J. 11 Uhr Nachts wurde von den unterzeichneten Aerzten der Dr. *G.* eiligst in die Gesellenherberge gerufen, um einen daselbst angeblich schwer Verwundeten zu verbinden.

Der Verwundete, der Tischlergeselle *T.*, 42 Jahr alt, aus Hamm, lag bei der Ankunft des genannten Arztes in jenem Locale halb entkleidet auf einem Bette, man hatte ihm die Stiefel und den Rock ausgezogen. Er war bei völligem Bewusstsein und beantwortete die an ihn gerichteten Fragen mit Ruhe und Bestimmtheit.

Seiner Angabe nach war er in dem Tanzsaale von einem ihm unbekannten Soldaten, der eine Mütze getragen habe, von Vorn mit einem Säbel über den Kopf und darauf (ob von demselben? darüber wusste er wenigstens in jener Nacht nichts Bestimmtes anzugeben) in den linken Arm gehauen worden. Nichts lag ihm mehr am Herzen, als über den Zustand dieses verwundeten Armes Beruhigung zu erhalten, den er für „abgehauen" erklärte, während ihm die Kopfwunde keine Sorge machte.

Da sich nach der Untersuchung der sogleich näher zu beschreibenden Armverletzung dieselbe als sehr ernst und bedenklich herausstellte, so wurde von dem oben genannten Arzte der Obergerichts-Physikus, Dr. *H.*, sofort zu Hülfe gerufen.

Inzwischen ergab die Untersuchung:

a) eine 3 Zoll lange und in der Mitte etwa einen Zoll klaffende, bis auf den Schädel, ohne Verletzung desselben und seiner Knochenhaut, dringende Kopfwunde, welche einen Zoll von der Pfeilnaht entfernt und mit dieser Naht auf dem rechten Scheitelbeine parallel laufend, bis ungefähr auf die Lambdanaht sich erstreckt. Die glatten und scharfen

Ränder der genannten Wunde charakterisirten dieselbe so-
fort als eine Hiebwunde. Es wurde dieselbe noch vor der
Ankunft des Dr. *H.* vom Dr. *G.* vermittelst der blutigen
Naht geheftet.

Nach Ankunft des Dr. *H.* wurde beim Ausziehen der
Beinkleider an dem Verwundeten

b) eine Hiebwunde auf der Kniescheibe des linken
Beines bemerkt, welche von Oben und Innen nach Unten
und Aussen in der Ausdehnung von 2 Zoll verlief. Da die
Wunde im untern Drittheil der Kniescheibe gelegen und in
ihrer Mitte der Knochen der letztern etwa in der Strecke
von einem halben Zolle sichtbar war, ohne aber selbst, so
wenig wie die ihn bedeckende Knochenhaut, verletzt zu
sein, so beschränkte sich natürlich die Wunde nicht allein
auf das Terrain der Kniescheibe, sondern überschritt dasselbe in der genannten Richtung nach Aussen und Innen,
ohne aber die Sehnen des äussern und innern Schenkel-
muskels zu berühren. Diese Wunde wurde gleichfalls vermittelst der blutigen Naht vereinigt.

Die Untersuchung des verwundeten linken Armes
ergab:

c) eine Verletzung des Ellenbogengelenkes. Eine etwa
in der Mitte 2 Zoll klaffende und 3 Zoll lange Hiebwunde
lief auf der hintern Fläche des Ellenbogengelenkes unterhalb der beiden Knochenfortsätze (oder Knorren), welche
auswärts und einwärts die eigentliche Gelenkfläche des
Oberarmbeins begrenzen, und die den Beuge- und Streck-
muskeln des Vorderarms und der Hand zum Ansatzpunkte
dienen. Die allgemeinen Bedeckungen (Haut, Unterhautzellgewebe) und Muskeln waren in gerader Richtung, scharf
durchgehauen, es hatten sich jedoch wegen der bei der
Entkleidung des Armes nicht zu vermeidenden Bewegung
des Gelenkes und auch durch die dadurch sowohl als durch

die Verwundung der Muskeln provocirte Zusammenziehung derselben die Wundränder in der oben angegebenen Breite von einander entfernt.

Dass die Wunde übrigens vermittelst eines einzigen Hiebes war beigebracht worden, erhellte auch daraus, dass der Rock des Verwundeten an der der Wunde entsprechenden Stelle einen einzigen, geraden Schnitt zeigte, dessen scharfe Ränder dicht neben einander lagen.

Von Muskeln war der äussere Ellenbogenmuskel wahrscheinlich gänzlich, der gemeinschaftliche Fingerstrecker bloss partiell, von der innern Armseite her, durchgehauen worden. Von namhaften Gefässen war nur die Zwischenknochenader, von den grösseren Nervenstämmen kein einziger verletzt worden.

Das Köpfchen der Speiche, des vordern Röhrenknochens des Vorderarms, war innerhalb dieser Wunde sichtbar, und zwar war dasselbe nicht allein aus seiner Gelenkverbindung mit dem Oberarmbein, sondern auch aus der mit dem halbmondförmigen Einschnitt der Ellenbogenröhre (dem hintern Röhrenknochen des Vorderarms) in der Höhe von etwa 5 Linien vollständig losgelöst worden. Jener Einschnitt der Ellenbogenröhre, mit welchem in der Norm das Köpfchen der Speiche durch ein ringförmiges Band verbunden ist, war, vermöge der Trennung dieses Köpfchens von ihm, der Untersuchung zugänglich; er zeigte nach Unten zu eine Splitterung, die in dieser Richtung über jenen Einschnitt hinaus auf eine Knochenwunde der Ellenbogenröhre führte, durch welche in einer von Innen und Unten nach Aussen und Oben laufenden Richtung dieser Knochen vollständig in der Continuität getrennt war. Diese sich dem Querdurchschnitt des Armes in ihrer Richtung nähernde Knochenwunde war auswärts 8 Linien, einwärts einen Zoll vom Kronenfortsatz, welcher nach Vorn die Gelenkverbin-

dung der Ellenbogenröhre mit dem Oberarmbein vermittelt,
entfernt. Nach der Resection des durch diese Wunde iso-
lirten Gelenkes zeigte dasselbe eine glatte Wundfläche, wie
sie nur durch Sägen oder durch ein scharf schneidendes
und stark wirkendes Instrument hervorgebracht werden
kann.

Mit der genannten vollständigen Lösung des Köpfchens
der Speiche war nun aber nicht allein eine Entblössung
der für dasselbe bestimmten Gelenktheile (der kopfförmigen
Erhabenheit des Oberarmbeins und des halbmondförmigen
Einschnittes der Ellenbogenröhre) verbunden, sondern auch
die noch übrigen Theile des Ellenbogengelenkes, (die Rolle
des Oberarmbeins, und das ihr gegenüber liegende Gelenkende der Ellenbogenröhre) waren deshalb von der Aussenseite zugänglich, weil ein gemeinschaftliches Kapselband das
gesammte Ellenbogengelenk einschliesst, mit der Lösung
des Speichenköpfchens aber nothwendig zerrissen werden
musste. — An dem Köpfchen der Speiche fehlten ferner
zwei feine Segmente, eins an der knorpeligen Circumferenz
desselben, das andere unmittelbar daneben. Beide müssen
durch eine nach der Längenachse des Arms hin wirkende
Gewalt verloren gegangen sein. Obgleich ihrer Feinheit
wegen diese kleinen Defecte erst nach der Resection des
Speichenköpfchens bemerkt worden sind, so kann ihr Sitz
nach der Richtung, in welcher muthmaasslich der Hieb
vollführt worden ist, nur dem halbmondförmigen Einschnitte
der Ellenbogenröhre gegenüber gesetzt werden.

Wir glauben nun dasjenige, was aus der objectiven Betrachtung der Wunde Aufschluss über die Richtung, in
welcher der Hieb gefallen ist, zu geben im Stande ist, der
obigen Beschreibung anreihen zu müssen, da erstens in
Rücksicht hierauf die Angaben des Verwundeten widerspre-
chend sind, und da zweitens dieser Punkt zur Ermittelung

der Stellung des Verwundeten dem Thäter gegenüber im Augenblick der erlittenen Verletzung vielleicht von Bedeutung sein könnte.

Aus der obigen Schilderung der Ellenbogenwunde geht hervor, dass dieselbe mit einem Hiebe vollzogen worden ist, ferner, dass die Knochenwunde der Ellenbogenröhre kein Bruch, sondern eine Hiebwunde ist. Es bleibt also nur die Beantwortung der Frage übrig, ob durch den Hieb zuerst das Köpfchen der Speiche exarticulirt und alsdann die Ellenbogenröhre zerhauen wurde, oder aber ob zuvörderst die Knochenwunde der letzteren und darauf die Exarticulation der Speiche Statt fand.

Aus der Beschreibung der Armverletzung erhellt:

1) dass die bedeutendste Verletzung die Ellenbogenröhre getroffen hat: es ist dieselbe unterhalb ihrer Gelenkverbindung mit dem Oberarm vollständig durchgehauen. Das Köpfchen der Speiche fand sich dagegen, ohne dass sich eine wesentliche Verletzung desselben zeigte, einfach exarticulirt.

Die stärkste Gewalt, die zweifellos dem Hiebe im ersten Momente eigen war, hat also offenbar auf die Ellenbogenröhre gewirkt, die schwächste auf die Speiche.

2) die Gelenkverbindung der Speiche mit dem Oberarmbein liegt aber zudem 8 Linien höher, als das ihr gegenüber liegende Ende der Knochenwunde der Ellenbogenröhre.

Wollte man annehmen, der Hieb hätte zuerst die Speiche exarticulirt und alsdann die Knochenwunde der Ellenbogenröhre gesetzt, so würde man nicht erklären können, warum die letztere nicht in gleicher Höhe mit dem Köpfchen der Speiche getroffen worden sei. Denn das rundliche, mit einer flachen Vertiefung versehene Speichenköpfchen liegt dem für sie bestimmten Theil des Gelenkendes des Oberarmbeins dergestalt an, dass nur ein zur Längenachse des Vorderarms senkrecht gerichteter Querschnitt dasselbe ohne Verletzung der Gelenkenden selbst aus seiner Verbindung trennen kann. Die Fortsetzung eines solchen Querschnitts fällt aber in die Gelenkverbindung der Ellenbogenröhre mit dem Oberarmbein. Da nun das Köpfchen der Speiche fast ganz, die ihm gegenüber liegende Gelenkfläche des Oberarmbeins aber völlig unversehrt war, so hätte das schneidende Instrument, wenn es diese beiden Knochen zuerst gelöst hätte, die vorher genannte Richtung der Längenachse des Vorderarms gegenüber beibehalten, also gleichfalls das Gelenk der Ellenbogenröhre treffen müssen, was, wie bereits oben angegeben, nicht der Fall ist.

Endlich steht der Annahme, dass die Gewalt zunächst das Speichengelenk und alsdann die Ellenbogenröhre getroffen, entgegen, dass ein Hiebwerkzeug von solcher Schmalheit nicht existirt, welches nach vollbrachter Trennung jenes Gelenkes senkrecht zwischen Speiche und Ellenbogenröhre einzudringen und darauf sich zwischen beiden Knochen, ohne dieselben bedeutend von einander zu entfernen, in einer sich dem Querdurchschnitte des Armes nähernden, von Oben nach Unten laufenden Richtung zur Durchschneidung der Ellenbogenröhre unterhalb ihres Gelenkes anzuschicken vermöchte.

Nimmt man dagegen an, dass mit einem stark wirkenden und scharf schneidenden Instrumente zuerst die Ellenbogenröhre von Hinten und Unten durchgehauen wurde, so ist begreiflich, dass nach dieser Wirkung die Kraft des Instrumentes nicht mehr genügte, die Speiche gleichfalls zu zerhauen. Die Masse des wirkenden Werkzeuges war nur noch im Stande, die letztere, ohne sie wesentlich zu beschädigen, aus ihren sämmtlichen Gelenkverbindungen herauszudrängen.

Dieser Auffassung entspricht auch die Art der Splitterung, wie sie sich an dem zur Aufnahme des Köpfchens der Speiche bestimmten halbmondförmigen Einschnitt der Ellenbogenröhre zeigt: die Splitterung hat ihren Anfang offenbar nicht von dem Köpfchen der Speiche her sondern von der Knochenwunde der Ellenbogenröhre her genommen.

Die kleinen, ohne Zweifel dem halbmondförmigen Einschnitt dieses Knochens gegenüber liegenden Defecte an und unter der knorpeligen Circumferenz des Speichenköpfchens können zudem nur durch eine der Längsachse der Speiche parallel wirkende Kraft herbeigeführt sein. Ein Hieb, welcher das Köpfchen der Speiche, ohne dasselbe nicht wesentlich und das entsprechende Gelenkende des Oberarmbeins gar nicht zu verletzen, exarticuliren soll, muss aber, wie bereits erwähnt, die Richtung der Querachse des Vorderarms verfolgen. Es erklären sich daher diese Defecte nur dadurch, dass, nachdem mit möglichster Gewalt die Ellenbogenröhre durchgehauen, und die Speiche vollständig aus ihren Gelenkverbindungen gelöst war, dieselbe darauf momentan durch das nachdringende Werkzeug in eine solche Lage gebracht wurde, dass jene der Längenachse der Speiche entsprechenden kleinen Defecte entstehen konnten.

Was die Behandlung der Armwunde anlangt, so war zuerst durchaus nöthig, das vollständig gelöste Köpfchen der Speiche zu reseciren. Das durchgehauene Gelenkende der Ellenbogenröhre erheischte darauf deshalb dieselbe Operation, weil die Knochenwunde derselben nicht allein nahe unter dem Gelenke sich befand, sondern auch weil das Gelenk selbst von Aussen her geöffnet und das Gelenkende sich gesplittert zeigte. Eine spätere, durch die Ent-

zündung und ihre Folgen nothwendig gebotene Entfernung
dieses Gelenkendes würde für den Verletzten nicht allein
ungleich schmerzhafter, sondern auch gefährlicher gewesen
sein. Endlich war nach dieser partiellen Resection der
Gelenkenden des Vorderarms die Resection des Oberarm-
gelenkendes zweckmässig, da nach den Erfahrungen aus
dem schleswig-holsteinschen Feldzuge diese Operation darum folgen muss, weil nach der partiellen Resection eher
Anchylose (Steifheit des Armes) zu befürchten ist.

Die angegebene Operation wurde am folgenden Tage
nach erlittener Verletzung vom Dr. *G.* unter Assistenz des
Dr. *H.* und Dr. *B.* vorgenommen.

Was das gegenwärtige Befinden des Patienten anlangt,
so ist dasselbe vollkommen zufriedenstellend. Die Kopfwunde ist bereits geheilt; die Kniewunde schickt sich zur
Heilung an. Auch die Operationswunde zeigt gesunde Gra-
nulation und Eiterung.

Ueber das endliche Resultat ist freilich nichts Bestimmtes zu sagen.

Es muss unter Andern hervorgehoben werden, dass
im schleswig-holsteinschen Feldzuge, den darin gemachten
Erfahrungen zufolge die Resection des linken Ellenbogengelenkes gefährlicher als die des rechten anerkannt werden
musste."

_____

Nachträglich mag die Notiz noch eine Stelle finden,
dass die Operationswunde des verletzten Armes bereits
vollständig geheilt ist, dass auch die Finger desselben ihre
natürliche Beweglichkeit und Kraft wiedererlangt haben,
dass aber ein bestimmtes Urtheil über den Grad der
Brauchbarkeit des verstümmelten Gliedes, besonders in Erwägung des vorgerückten Alters seines Inhabers, auch jetzt
noch nicht abgegeben werden kann.

16.

Kleinere Mittheilungen.

1. Nothzucht an Kindern.

Ein Schwurgerichtlicher Fall.

Verbrechen gegen den §. 144, 3 des Strafgesetzbuches.

Von Dr. Leader zu Soldin.

Am 11. November 18 . . kam vor dem Schwurgerichte
zu N. eine Anklage gegen den Korbmacher *E.*, mit der
achtjährigen *L. N.* aus E. am 22. Juni 18 . . unzüchtige
Handlungen vorgenommen zu haben (Strafgesetzb. §. 144, 3),
zur Verhandlung. — Die Staatsanwaltschaft beantragte, da
die Oeffentlichkeit der Verhandlung ausgeschlossen war,
dass im Interesse der Sache der Sachverständige der ganzen Verhandlung beiwohne; der Gerichtshof entschied sich
für den Antrag der Staatsanwaltschaft. — Der Sachverständige, aufgefordert, den Inhalt seiner Gutachten vorzutragen,
sprach ungefähr Folgendes:

Am 26. Juni 18 . . wurde mir auf dem Kreisgerichte
zu N. die achtjährige *L. N.*, welche von ihrem zwei Meilen
entfernten Heimathsorte, dem Dorfe E., nach N. gebracht
worden war, zur Untersuchung überwiesen. — Die äusseren
Geschlechtstheile und die dieselben umgebenden Körpertheile
waren mit mehr oder weniger eingetrocknetem Blut hier
und da befleckt, die kleinen Schamlefzen, welche auffallender Weise nicht von den grossen Schamlefzen bedeckt wur-

den, vor Allem die Scheide annähernd in der vorderen
Hälfte ihres Verlaufes, waren durch Berührung sehr schmer-
zend, abnorm roth, geschwollen, hie und da des hornigen
Ueberzuges beraubt und blutunterlaufen, — die Scheiden-
klappe war deutlich frisch zerrissen, so dass ihre wunden
Reste an der Scheidenwand zu bemerken waren; ausserdem
zeigte der wollene Unterrock dicke und zahlreiche Blut-
flecke. — Offenbar war ein Körper in gewaltsame Berührung mit den Geschlechtstheilen gekommen und so tief in
die Scheide eingedrungen, dass nicht allein die Scheiden-
klappe fetzig zerrissen worden war, sondern auch die Wan-
dungen des Scheidencanales über die natürlichen Grenzen
ihrer Nachgiebigkeit erweitert und so verletzt worden waren. — Da der Zeigefinger bequem eindringen konnte, so
wurde das Gutachten abgegeben, dass ein Körper, dicker,
als der Zeigefinger eines Erwachsenen, in die Geschlechtstheile der *L. N.* gewaltsam eingedrungen sei; es wurde
ferner erklärt, dass, weil *L. N.* am 22. Juni 18.. sollte
verletzt worden sein, die Verletzungen recht wohl ein Alter
von ungefähr 4 Tagen haben könnten. — Eine Untersuchung
des Scheideninhaltes fand am 26. Juni im Termine nicht
statt, weil der Zweck der Untersuchung vor dem Termine
mir nicht bekannt gemacht worden war. Am 28. Juni
wurde daher zu E., an dem Wohnorte der *L. N.*, ein zweiter Termin angesetzt, welcher nur der Untersuchung des
Scheideninhaltes gewidmet sein sollte, um vielleicht ein Urtheil über die Natur des gewaltsam in die Geschlechtstheile
eingedrungenen Körpers abgeben zu können. — Die *L. N.*
lag auf dem Bette; ihre Geschlechtstheile waren in Folge
der der Verletzung gefolgten Entzündung noch geschwollener,
gerötheter, schmerzhafter, als am 26. Juni und mit Eiter
angefüllt, welcher schon dicke Flecke auf dem die Geschlechtstheile überdeckenden Unterrocke gebildet hatte. —

Dieser Eiterfluss liess vermuthen, dass Samenfäden, wenn
sie am 22. Juni in der Scheide vorhanden gewesen waren,
am 28. Juni schon ausgespült und nicht mehr vorhanden
sein würden; — vorausgesetzt jedoch, dass am 22. Juni
die Geschlechtstheile der *L. N.* durch ein männliches Glied
verletzt worden und Samenfäden in die Scheide eingedrungen waren, so konnten diese Samenfäden höchstens noch
in einer grubenförmigen Vertiefung, in einer Ausbuchtung
der Scheide oder in den Flecken des Unterrockes nachzuweisen sein. — Samenfäden, die charakteristischen Kennzeichen des Samens, wurden allüberall nicht aufgefunden,
dagegen wurde aus der Tiefe der Scheide eine kleine, von
Eiter durchtränkte und überzogene Masse mit der Pincette
hervorgeholt, welche sich durch microscopische Untersuchung als aus Wollfäden bestehend erwiesen hat; diese
Wollfäden waren theils unregelmässig, filzig gelagert, theils
schwachblau, dunkelblau, braun, schwarz und roth gefärbt.
— Erwägt man nun, dass das Hemdchen des Kindes seiner
Kürze wegen die Geschlechtstheile und Hinterbacken nicht
bedeckte, dass der Unterrock, auf welchem das Kind unmittelbar lag, ein wollener Filzrock war, dessen Fäden
nicht allein aufs verschiedenste künstlich gefärbt, sondern
auch den Fäden der hervorgezogenen Scheidenmasse gleich
gefärbt waren, — bedenkt man, dass kein anderer Gegenstand aus der Umgebung des Mädchens in seinen Eigenschaften vergleichbar mit der der Scheide entnommenen
Masse war, so war der Schluss wohl gerechtfertigt, dass
die fremdartige Scheidenmasse, welche weder ein normales,
noch abnormes Product des menschlichen Körpers sein konnte,
lediglich ein Theilchen des wollenen Filzrockes war, auf
welchem das Mädchen auch am 22. Juni gelegen hatte. —
Da nun die Scheide einen fremden vor ihr liegenden Körper weder anzuziehen, noch aufzusaugen im Stande ist, so

lag es nahe, anzunehmen, dass mit demselben Körper, welcher in die Scheide gewaltsam eingedrungen ist, unabsichtlich ein Theilchen des Filzrockes in die Scheide geschoben worden ist. — Wenn *L. N.* auf den Füssen stehend die Scheidenverletzung erlitten hätte, so würde man nicht begreifen, auf welche Weise ein Theilchen des Unterrockes abgelöst und in die Scheide geschoben worden sein konnte; nimmt man hingegen an, dass das Mädchen auf dem Rücken und zumal auf dem Rücken im Bette in der Zeit, in welcher es verwundet worden ist, gelegen hat, so ist es ein durchaus begreiflicher Vorgang, dass von dem den Geschlechtstheilen unmittelbar angelagerten und durch das weiche Unterbett gewölbt vorgelagerten Unterrocke ein Theilchen unabsichtlich in die Scheide geschoben worden ist. — Das Vorhandensein eines Theilchens des wollenen Filzrockes in der Scheide der *L. N.* macht daher höchst wahrscheinlich, dass die Verletzungen der *L. N.* in der **Rückenlage** beigebracht worden sind. — Mit dem männlichen Gliede wird diese Wollmasse schwerlich in die Scheide geschoben worden sein, aus zwei Gründen, welche nur auf besondere Fragen zu nennen sind; mit einem an der Spitze mit einem Nagel bewehrten Finger dagegen, welcher, um zur Scheide des auf dem Rücken liegenden Mädchens zu gelangen, bogenförmig über den Unterrock hin streifte, kann recht wohl dem liegenden Mädchen ein Theilchen des Unterrockes abgelöst und in die Scheide geschoben worden sein, und zwar um so eher, je roher und gewaltsamer mit einem oder mehreren Fingern das Mädchen verletzt worden ist. — Wenn daher in diesem Falle am 22. Juni wirklich ein Beischlaf beabsichtigt oder vollführt worden ist, was sich gerichtsärztlich nicht beweisen lässt, so ist es wahrscheinlich, dass mit einem oder mehreren Fingern, um dem Gliede eines Erwachsenen das Eindringen in die Scheide des achtjährigen Kindes zu erleichtern, der.beabsichtigten oder wirklich vollzogenen Nothzucht vorgearbeitet worden ist. — Es verdient daher auch Erwähnung, dass das männliche Glied des Angeklagten, welches, um festzustellen, ob es mit einer ansteckenden Krankheit behaftet war, am 30. Juni untersucht worden ist, ungewöhnlich dick ist.

. Die achtjährige *L. N.*, in geringem Grade und weniger geistig entwickelt, als der sechsjährige *H. N.*, erzählte, dass der Angeklagte ihr, während sie auf dem Bette lag, zweimal einen Finger in den Leib gestossen habe, dass der Angeklagte auf ihr gelegen und sie durch Zuhalten. des Mundes am Schreien möglichst gehindert habe; der sechsjährige *H. N.* theilte mit, dass er ausserdem gesehen habe, wie der Angeklagte sein langes und dickes „Ende" hervorgeholt habe. — Die am 22. Juni Nachmittags vom Felde zurückkehrende Mutter des *H. N.* fand ihre Schwestertochter, die achtjährige *L. N.* mit blutenden, schmerzenden Geschlechtstheilen auf dem Bette liegend. — Der Angeklagte gab zu, vielleicht in seinem angetrunkenen Zustande am 22. Juni Nachmittags mit seinem Finger an die Geschlechtstheile der *L. N.* gerathen zu sein, jedoch könne er sich nicht erinnern, dass dieses wirklich geschehen sei, wohl aber erinnere er sich, dass der sechsjährige *H.* die achtjährige *L.* vor seinen Augen am 22. Juni „genudelt" und auf diese Weise ihr die aufgefundenen Verletzungen beigebracht habe. —

Der Vorsitzende fragte nun, welche Bedeutung und Folgen die Körperverletzung an und für sich für die Gesundheit der *L. N.* gehabt habe und es folgte die Erklärung, dass die Verletzung keine erheblichen Nachtheile für die Gesundheit und die Gliedmaassen der *L. N.* zur Folge gehabt habe und nach ungefähr 14 Tagen wohl geheilt worden sei, dass die Verletzung daher nach ihrer Bedeutung,

nach ihrem Grade den „leichten" Körperverletzungen des
§. 187 des Strafgesetzbuches zuzuzählen sei.

Der Sachverständige wurde nun vom Vorsitzenden zum
Angeklagten geführt und gefragt, ob ein Finger des Angeklagten ausreichend gewesen sei, die Verletzungen der
L. N. hervorzubringen? Die Antwort war, dass ein Finger
höchst wahrscheinlich nicht- ausreichend gewesen sei, jene
Verletzungen hervorzubringen, auch nicht irgend ein Finger
des Angeklagten. — Der Sachverständige wurde ferner vom
Vorsitzenden befragt, ob die Verletzungen der Scheide der
L. N. durch die Geschlechtstheile des sechsjährigen H. N.,
wie es der Angeklagte angebe, hervorgebracht sein könnten; dieser Frage folgte die Antwort, dass die Geschlechtstheile des sechsjährigen H. N. mechanisch und physiolo-
gisch, nach ihrer räumlichen Ausdehnung und nach ihren
möglichen Veränderungen nicht im Stande seien, die L. N.
in der früher geschilderten Weise zu verletzen. — Die Frage
des Vertheidigers des Angeklagten, ob H. N. nicht mit der
Hand der L. N. die Verletzungen beigebracht haben könne,
wurde dahin beantwortet, dass nicht die einzelnen Finger-
chen, nur das zusammengelegte Händchen im Verein mit
der Armkraft des H. N. wohl physisch ausreichend gewesen seien, der L. N. die erwähnten Verletzungen beizubringen, dass jedoch alle die Gründe, weshalb H. N. die
Verletzungen des Mädchens nicht hervorgebracht haben
würde, so auf der Hand lägen, dass die Erörterung derselben meinerseits wohl überflüssig sei.

Der Vorsitzende erklärte den Geschworenen, dass, um
ein Verbrechen zu begehen, welches unter den §. 144 des
Strafgesetzbuches falle, es keineswegs nothwendig sei, dass
ein gewaltsamer Beischlaf Seitens eines Angeklagten stattgefunden habe, und dass es daher auch in diesem besonderen Falle für sie nur darauf ankäme, zu beurtheilen, ob

Seitens des Angeklagten mit der *L. N.* unzüchtige Handlungen vorgenommen worden seien.

Die Geschworenen sprachen über den Angeklagten nach kurzer Berathung das Schuldig aus, mit der *L. N.* unzüchtige Handlungen vorgenommen zu haben und der Gerichtshof verurtheilte den Angeklagten auf Antrag der Staatsanwaltschaft und ohne Widerspruch des Vertheidigers auf Grund des §. 144 des Strafgesetzbuches zu vier Jahren Zuchthaus.

---

2. Vergiftung eines Kindes durch Salzsäure.

(Tödtung aus Fahrlässigkeit.)

Vom Kreis-Physikus Dr. Otto in Rudolstadt.

Die ledige *Caroline G.* in L., 22 Jahre alt, Mutter eines 1 Jahr alten Kindes, hatte sich am 8. December 1860 auf Anrathen ihrer Schwester aus der dortigen Apotheke für 4 Kreuzer „Scheidewasser" zum Scheuern ihrer Stube geholt und diese Flüssigkeit in einer Obertasse neben einer andern mit Zuckerwasser auf den Tisch der Wohnstube hingestellt. An demselben Abend verlangte ihr Kind, welches bisher wohl und munter war, zu trinken; worauf sie ihm die Tasse mit dem „Scheidewasser", da sie glaubte, dass es Zuckerwasser sei, darreichte. Nachdem das Kind aus dieser Tasse einen Schluck genommen, fuhr es zurück und schlug der Mutter diese Tasse aus der Hand, so dass es sich noch mit dem Rest der Flüssigkeit beschüttete. „Es schrie nicht, sondern wimmerte nur" und blieb, da *Caroline G.*, aus Furcht vor dem Zorne ihres Vaters, diesen Vorfall zu verschweigen suchte, die ganze Nacht hindurch ohne ärztliche Hilfe. Erst Tags darauf wurde ein Arzt herbeigerufen, welcher das Kind in folgendem Zu-

stande fand: Um den ganzen Mund herum und auf der
linken Seite des Gesichts, vom Auge an bis an das Kinn
ein braungelber Brandschorf, welcher sich herunter bis zum
Hals und in den Nacken, wo die Haare gelb gefärbt erschienen, erstreckte; die Zunge und die ganze Mundschleimhaut mit einem gelben Schorf bedeckt. Das Kind vermochte nicht zu schlingen und erbrach jedesmal, so oft es
auch zum Trinken angehalten wurde. Aus den Brand-
schorfen schloss der Arzt, dass dem Kinde Salpetersäure
oder Scheidewasser beigebracht sei und setzte deshalb die
Caroline G. zur Rede. Dieselbe leugnete anfangs den
wahren Sachverhalt und gestand erst einige Tage später
ihre beispiellose Fahrlässigkeit. Das Kind, welches während der ganzen Krankheitsdauer immer einen üblen Geruch aus dem Munde und sehr harte schwarze Darmaus-
leerungen hatte, starb am 16. des genannten Monates, also am 7. Tage nach genommenem Gifte.

    Die am 19. December obigen Inhalts geschehene Ob-
duction ergab, laut des nachstehenden Protocolles, aus
welchem die unwesentlichen Punkte weggelassen sind,
Folgendes:

A. Aeussere Besichtigung.

    1) Ein Leichnam weiblichen Geschlechts, 1½ Ellen
lang, von regelmässigem Körperbaue und musculöser kräftiger Beschaffenheit.

    2) Der Leichnam ist kalt anzufühlen und trägt noch
kein Zeichen der Verwesung.

    3) Die allgemeine Hautbedeckung des Körpers ist, mit
Ausnahme des Gesichtes, Halses und der linken Hand,
bleich, straff, glatt und trocken.

    5) Das Gesicht lässt eine intensiv braungelbe Fär-
bung wahrnehmen, welche von dem innern linken Augen-

winkel bis zur linken Hälfte der Oberlippe herablaufend
sich über die ganze Unterlippe und das Kinn bis zum
Sternaltheile des Halses ausdehnt und von hier aus über
die linke Schlüsselbeingegend bis zur Mitte der linken
Schläfe, sowie bis zur Mitte des Hinterhauptes sich erstreckt. Ausserdem zeigt sich dieselbe Hautfärbung in
Form eines circa 1 Zoll breiten und 3 Zoll langen Strei-
fens in der rechten Halsgegend bis zur Mitte des Hinter-
kopfes, parallel mit dem der linken Seite. Bei näherer
Besichtigung dieser Hautfärbung, deren Umfang und Be-
grenzung in der angegebenen Weise sich darstellt, fand
man fast sämmtliche Hautstellen entblösst, excoriirt und
feucht, während die nicht entblössten lederartig hart erschienen.

Die Augäpfel eingesunken und zwar der linke auffallend tiefer als der rechte, dessen Hornhaut weich und eindrückbar, während die *Cornea* und Regenbogenhaut des
linken Auges sich ganz zerstört zeigte.

Der Mund fest geschlossen. Beide Lippen, namentlich die untere, mit weissen Bläschen überzogen und die
Oberhaut entblösst. Die ganze Mundschleimhaut excoriirt
und missfarbig, bleigrau. Das Zahnfleisch theilweis abgelöst und mit Geschwüren bedeckt. Die Zunge weiss, ihre
Schleimhaut aufgelockert und leicht ablösbar.

Der untere und vordere Theil der linken Ohrmuschel
mit dichen gelblichgrauen Krusten bedeckt.

6) Die vordere und namentlich die linke Seite des
Halses zeigt sich in hohem Grade excoriirt und das unter-
liegende Zellgewebe theilsweis brandig zerstört.

11) Die Extremitäten steif und mit Ausnahme der
linken Hand, auf deren Dorsalfläche eine circa 1 Quadrat-
zoll grosse Excoriation sichtbar ist, von normaler Beschaffenheit.

B. Innere Besichtigung.

I. Section der Brusthöhle.

13) Der Herzbeutel eine circa ½ Unze betragende Quantität wasserheller Flüssigkeit enthaltend.

14) Das Herz, welches von normaler Form und Grösse, zeigt an der äussern Oberfläche injicirte Capillargefässe. Der rechte Vorhof mit geronnenem Blute angefüllt. Der rechte Herzventrikel bis zur Hälfte seines Raumes ein dickflüssiges und kirschrothes Blut enthaltend, während die linke Herzkammer ganz blutleer. Die innere Wandung beider Herzventrikel von normaler Beschaffenheit.

15) Die Lungen mässig ausgedehnt, von bleicher Färbung, schlaff, beim Einschneiden knisternd, indess ziemlich blutleer.

16) Die Luftröhre leer, deren Schleimhaut gelblichweiss. Die Larynxschleimhaut schwach geröthet, welche Färbung am Eingange des Kehlkopfes intensiver.

17) Die Innenfläche der Speiseröhre an einzelnen Stellen injicirt. Die Pharynxschleimhaut geschwürig und zerstört.

II. Section der Bauchhöhle.

22) u. 23) Das grosse Netz und das Gekröse injicirt.

24) Der Magen ist mit einer schwärzlichgrauen breiigen Flüssigkeit, deren Quantität in ein irdenes Gefäss behufs der chemischen Untersuchung gebracht wurde, angefüllt. Die ganze hintere Wand des Blindsackes röthlichbraun und so erweicht, dass die Häute dieser Wand bei Berührung mittelst der Pincette sogleich zerrissen. Die Magenschleimhaut röthlich, aufgelockert und erweicht und an einzelnen Stellen, insbesondere an der hintern Wandung des Blindsackes bis herauf zur *Cardia*, sowie am *Pylorus* ganz zerstört. — Der Magen ist in ein zweites irdenes Gefäss zur chemischen Untersuchung gelegt worden.

25) Die Schleimhaut des *Duodenum* injicirt und gleichwie diejenige des Magens aufgelockert und erweicht.

26) Der untere Theil des Dünndarmes unversehrt, hingegen die Cöcalschleimhaut etwas injicirt.

27) Die Leber von normaler Grösse und Beschaffenheit. Die Gallenblase leer.

28) Die Milz stark geröthet, fest und ziemlich blutleer.

30) Die Nieren etwas injicirt.

Die gerichtlich-chemische Untersuchung sowohl des Mageninhaltes als auch des Magens selbst ergab die Abwesenheit der Salpetersäure, aber das Vorhandensein der Salzsäure auf das Bestimmteste, indem das für Salpetersäure empfindlichste Reagens, nämlich Eisenvitriol nach Zusatz concentrirter Schwefelsäure, ein negatives Resultat darbot; während hingegen eine Lösung des salpetersauren Silberoxydes den bekannten käsig-flockigen Niederschlag sehr stark hervorrief.

17.

Amtliche Verfügungen.

___

Auf den Bericht vom 30. v. Mts. erwiedere ich der Königlichen Regierung, dass ich die Beschwerde des Apothekers N. zu R. über verlangte Rabattbewilligung als durch die Anführungen des Berichts erledigt, nicht erachten kann.

Zu den in dem Erlass vom 25. Januar d. J. (Ministerialblatt S. 37) bezeichneten Medicamenten, an welchen, wenn sie im undispensirten und unzusammengesetzten Zustand öfter in Anwendung kommen, in öffentlichen Krankenanstalten erhebliche Kostenersparnisse erzielt werden können, wie z. B. Salben, Tincturen etc., gehören nur diejenigen Medicamente, welche als solche nach der in der Pharmacopoe gegebenen Vorschrift in den Apotheken bereits fertig vorhanden sind und in dem vorhandenen Zustand in grösseren Quantitäten für die betreffende Anstalt im Allgemeinen gefordert werden. Dagegen müssen z. B. Augensalben, welche aus Unguentum Hydrargyri cinereum und Opium oder aus Adeps und Argentum nitricum fusum in bestimmten Verhältnissen vom Arzt componirt sind und andere dergleichen nach dem Recept anzufertigende Magistralformeln des Anstaltsarztes um so mehr als dispensirte Arzneien angesehen werden, als dieselben bei ihrer Anfertigung Dispensirarbeiten erfordern.

Hiernach ist der N. berechtigt gewesen, für zusammengesetzte Magistralformeln, selbst wenn dieselben nicht für einen einzelnen Kranken verschrieben worden, den Rabatt zu verweigern, wogegen es ihm beispielsweise zugestanden hätte, für Lieferungen von Unguentum Hydrargyri cinereum, von Adeps, von Argentum nitricum fusum und dergl. mehr allein für die Krankenanstalt eine Ermässigung des Taxpreises zu bewilligen.

Die Königliche Regierung veranlasse ich, den etc. N. auf seine

Vorstellung vom 17. v. Mts. in diesem Sinne zu bescheiden und in analogen Fällen demgemäss zu verfahren.

Berlin, den 17. December 1864.

Der Minister der geistlichen, Unterrichts- u. Medicinal-Angelegenheiten.

In Vertretung: *Lehnert.*

An
die Königliche Regierung zu N.

II. Betreffend die Influenza der Pferde.

Auf den Bericht vom 22. November v. J., die im dortigen Departement herrschende Influenz der Pferde betreffend, übersende ich der Königlichen Regierung hierbei zur Kenntnissnahme, Auszug aus dem von mir erforderten Gutachten der Direction und der Lehrer der hiesigen Königlichen Thierarzneischule vom 20. vor. Mon. u. J.

In Uebereinstimmung mit den Ausführungen dieses Gutachtens kann ich mich mit der Anordnung besonderer veterinär-polizeilicher Maassregeln zur Beseitigung der in Rede stehenden, niemals ohne Mitwirkung äusserer klimatischer oder atmosphärischer Einflüsse unter den Pferden auftretenden Krankheitsgruppe nicht einverstanden erklären, sondern muss der Königlichen Regierung überlassen, bei einem etwa in besonderer Verbreitung und in bösartiger Form erfolgten Ausbruch der Krankheit auf Grund der Bestimmungen des Gesetzes über die Polizei-Verwaltung vom 11. März 1850 das Erforderliche zur veterinär-polizeilichen Behandlung der Seuche für den Umfang des dortigen Regierungsbezirks anzuordnen.

Berlin, den 2. Januar 1865.

Der Minister der geistlichen etc. Angelegenheiten.

In Vertretung: *Lehnert.*

An die Königliche Regierung zu N.

Mit „Influenza" werden bei Pferden im Allgemeinen verschiedenartige, in grösserer Verbreitung (seuchenartig) erscheinende, acute, fieberhafte Krankheiten bezeichnet. Die Bezeichnung schliesst einen bestimmten Begriff von einem besonderen localen Krankheitsprocesse oder einer besondern Krankheitsform nicht ein; dieselbe wird vielmehr auf verschiedene Organerkrankungen angewendet und drückt nur das mit Bestimmtheit aus, dass ein fieberhaftes entzündliches Leiden eines oder mehrerer innerer Organe gleichzeitig oder kurz hinter einander bei einer grösseren Zahl von Pferden auftritt. Damit steht die bisherige Erfahrung im Einklange, dass die „Influenza" in den verschiedenen Jahreszeiten und in verschiedenen Gegenden eine verschiedene Form zeigt, je nachdem die Pferde in ihrem gemeinsamen Verhalten von besondern schädlichen, namentlich Witterungseinflüssen betroffen werden. Der Behauptung des Departements-Thierarztes Dr. R....,

dass die Influenza vorzugsweise nur in edleren Pferdebeständen aus-
gebreiteter grassirt, können wir nicht unbedingt beipflichten, aber es
ist richtig, dass sie bei veredelten gekreuzten Raçen häufiger vorkommt und gefährlicher ist.

Demnach können auch die Krankheitsursachen von verschiedener
Art sein, und sowohl in rein localen Verhältnissen, als auch in weiter
verbreiteten atmosphärischen Schädlichkeiten, resp. Miasmen, begründet liegen. Erfahrungsgemäss besitzen zwar auch gewisse Krankheiten der Pferde, die zu der Reihe der mit Influenza bezeichneten Leiden gehören, eine Ansteckungsfähigkeit. Es ist jedoch bisher nicht
beobachtet worden, dass dieselben allein oder vorzugsweise vermittelst
ihrer Contagiosität eine weitere Verbreitung erlangt haben.

Aus diesen Gründen dürfte die Anordnung der Verpflichtung zu
einer polizeilichen Anzeige aller Influenzfälle der Pferde im Allgemeinen nicht gerathen erscheinen. Laien würden kaum im Stande sein,
zu unterscheiden, ob eine in concreto bei Pferden vorkommende Krankheit zu dem mit jenem Namen bezeichneten Krankheitsgebiete gehört,
zumal diese Differenzial-Diagnose selbst für Sachverständige nicht in
allen Fällen leicht ist. Dahingegen dürfte es sich empfehlen, in denjenigen Districten, in welchen seuchenartige Krankheiten der Pferde
zu erscheinen pflegen, die Ortsbehörden zur polizeilichen Anzeige des
durch einen approbirten Thierarzt festgestellten Ausbruchs der Influenz unter den Pferden zu verpflichten. Dieses Verfahren würde
auch insofern als genügend zu erachten sein, als nur diejenigen
Seuchekrankheiten besondere polizeiliche Maassregeln zu ihrer Be-
kämpfung erfordern, welche nicht blos unter einzelnen Pferdebeständen erscheinen, sondern durch gleichzeitige oder kurz nach einander
folgende Erkrankungen der Pferde in mehreren Ställen, die Neigung
eine weitere Verbreitung anzunehmen, bereits gezeigt haben.

Wir halten es daher nicht für zweckmässig, für die Influenza be-
sondere polizeiliche Maassregeln zu befürworten, da in jedem einzelnen
Falle die Polizei-Behörden berechtigt sind, nach sachverständigem
Ermessen zu verfahren.

Berlin; den 20. December 1864.

Die Thierarzneischul-Direction.

III. Betreffend die Berliner Klinische Wochenschrift.

Die Preussische Medicinal-Zeitung, herausgegeben von dem Verein für Heilkunde in Preussen, hat mit dem 1. Januar d. J. zu erscheinen aufgehört. Ich habe beschlossen, die dieser Zeitung bisher
und zuletzt in der Circular-Verfügung vom 19. December 1860 zuge-
sicherten amtlichen Mittheilungen des Ministeriums und der Königlichen Regierungen künftig der in der Aug. Hirschwald'schen Ver-
lagshandlung hierselbst erscheinenden „Berliner klinischen Wochen-

schrift" zugehen zu lassen. Es sind mithin die Bestimmungen der gedachten Circular-Verfügung von jetzt ab auf die Berliner klinische Wochenschrift in Anwendung zu bringen und so viel als möglich zu fördern, zu welchem Zweck die amtlichen Mittheilungen fortan unter portofreiem Rubrum an die Geheime Medicinal-Registratur des Ministeriums zu senden sind. Auch ist die Wochenschrift den Medicinal-Beamten und den Aerzten des Verwaltungs-Bezirks durch das Amtsblatt zu empfehlen.

Berlin, den 13. Januar 1865.

Der Minister der geistlichen, Unterrichts- u. Medicinal-Angelegenheiten.
(gez.) *v. Mühler.*

IV. Betreffend die Prüfung der Apotheker-Lehrlinge.

Von einigen Königlichen Regierungen sind Anfragen über die Ausführung des §. 7. des Reglements vom 11. August v. J., betreffend die alljährliche Prüfung der Apotheker-Lehrlinge, gestellt worden. Zur Hebung derartiger weiterer Bedenken bestimme ich hiermit, dass die in dem gedachten Paragraphen vorgeschriebenen periodischen Prüfungen der Lehrlinge in den Apotheken ausserhalb des Wohnorts des Kreis-Physikus in der Regel bei gelegentlicher Anwesenheit des letzteren an den betreffenden Orten vorzunehmen sind, und nur in den Fällen, wo eine solche Gelegenheit im laufenden Jahre nicht eingetreten, den Kreisphysikern zu gestatten ist, nach hierzu für jeden einzelnen Fall vorher eingeholter Genehmigung zu dem gedachten Zweck eine besondere Dienstreise zu unternehmen. Hierbei sind die Kreisphysiker zu verpflichten, diese Gelegenheit zugleich zu einer unvermutheten Inspection der betreffenden Apotheken ihres Kreises ausserhalb der regelmässigen Visitationszeit zu benutzen.

Die daraus erwachsenden Kosten sind auf den Diäten- und Fuhrkosten-Fonds der Königlichen Regierung anzuweisen. Neben den Diäten sind für die Prüfung selbst keine Remunerationen zu bewilligen. Auch für die vom Kreisphysikus an seinem Wohnort vorzunehmenden Prüfungen bezieht derselbe keine Gebühren.

Was die Gehülfen-Prüfungen anbelangt, so ist nichts dagegen zu erinnern, dass in den hierzu geeignet erscheinenden Fällen ausnahmsweise die Genehmigung zur Ausführung derselben am Wohnorte des Kreisphysikus, jedoch mit Anhalt an die wesentlicheren Bestimmungen des §. 11. des Reglements vom 11. August v. J. ertheilt werde.

Berlin, den 14. Januar 1865.

Der Minister der geistlichen, Unterrichts- u. Medicinal-Angelegenheiten.
In Vertretung: *Lehnert.*

An sämmtliche Königliche Regierungen (excl. die zu Cöslin, Frankfurt, Oppeln, Magdeburg und Münster) an jede besonders, und das Königliche Polizei-Präsidium hier.

V. Betreffend die Ausstellung von Leichenpässen.

Nach Inhalt des Circular-Erlasses vom 19. December 1857 ist durch Allerhöchste Ordre vom 16. Mai 1857 genehmigt worden, dass die Ausstellung der Leichenpässe, welche bis dahin den Königlichen Regierungen vorbehalten war, den Landräthen übertragen werde.

Inzwischen hat sich auch diese, in Betreff der Beschaffung der Leichenpässe, gewährte Erleichterung nicht überall als völlig ausreichend erwiesen; vielmehr hat bei der Beförderung von Leichen aus dem Auslande auf der Eisenbahn der Umstand, dass die Grenzstationen nicht gleichzeitig Sitz der betreffenden Landrathsämter sind, häufig zu einer nachtheiligen Verzögerung der Leichentransporte, und zu unverhältnissmässiger Kostenaufwendung für die Betheiligten Veranlassung gegeben.

Um diese Uebelstände zu vermeiden, haben Se. Majestät der König, auf unsern Vortrag, durch Allerhöchste Ordre vom 12. December v. J. zu genehmigen geruht,

dass die Ausstellung der Leichenpässe, wie solche durch die Ordre vom 16. Mai 1857 für die Landräthe nachgegeben ist, nach Bewandniss der Umstände auch den Polizei-Verwaltungen in den an der Landesgrenze belegenen diesseitigen Eisenbahn-Stationsorten übertragen werden könne.

Indem wir die Königliche Regierung hiervon in Kenntniss setzen, veranlassen wir Dieselbe zugleich: die Ertheilung der Befugniss zur Ausstellung der Leichenpässe für alle oder einzelne Polizei-Verwaltungen der gedachten Gattung, falls sich auch dort ein Bedürfniss hierzu herausstellen sollte, bei uns zu beantragen.

Berlin, den 27. Januar 1865.

Der Minister der geistlichen, Unterrichts-   Der Minister des
und Medicinal-Angelegenheiten.   Innern.
            von Mühler.   Graf *zu Eulenburg.*

An sämmtliche Kgl. Regierungen und das Kgl. Polizei-Präsidium hier.

VI. Betreffend die Abrundung der Taxpreise bei Berechnung der Recepte.

Auf den Bericht vom 16. v. M. eröffne ich der Königlichen Regierung, dass die in der Arzneitaxe für 1865 unter die allgemeinen Bestimmungen nicht wieder aufgenommene, in den Arzneitaxen für 1863 und 1864 unter No. 4. aufgeführte Festsetzung in Betreff der Abrundung der Taxpreise der Recepte nicht fortbesteht, sondern, da sie überhaupt nur für die Dauer der Gültigkeit der gedachten Taxen erlassen war, durch Weglassung aus den allgemeinen Bestimmungen zu der Taxe pro 1865 von selbst ausser Kraft getreten ist.

Einer ausdrücklichen Aufhebung der in Rede stehenden Bestimmung bedurfte es nicht, da auch die vorjährige Arzneitaxe selbst nicht jedesmal ausdrücklich aufgehoben wird und es sich von selbst versteht, dass hinsichtlich des Gebrauchs der Arzneitaxe jedesmal nur diejenigen allgemeinen Bestimmungen gelten, welche derselben vorgedruckt sind.

Die Königliche Regierung wolle die Apotheker Ihres Departements durch Amtsblatt-Bekanntmachung darauf aufmerksam machen, dass beim Austaxiren der Recepte die aus dem Summiren der einzelnen Positionen sich ergebenden Taxpreise nicht weiter abgerundet werden dürfen.

Berlin, den 10. Februar 1865.

Der Minister der geistlichen, Unterrichts- u. Medicinal-Angelegenheiten.

In Vertretung: *Lehnert.*

An die Königl. Regierung zu N.

VII. Betreffend das Verfahren zur Wiederbelebung Ertrunkener.

Die englische Admiralität hat ein neues Verfahren zur Rettung Ertrunkener vom Scheintode als bewährt empfohlen, welches mit erläuternden Abbildungen durch die Buchhandlung von W. J. Peiser, (Berlin, Friedrichsstrasse No. 142, Preis 5 Sgr.) zur öffentlichen Kenntniss gebracht worden ist.

Dieses Verfahren unterscheidet sich von dem bisher üblichen hauptsächlich in folgenden beiden Vorschriften:

1) dass die Hülfsmittel zur Wiederherstellung der Körperwärme und des Blutumlaufs so lange auszusetzen seien, bis ein regelmässiges Athmen des Verunglückten sich eingestellt hat, weil sonst der Rettungszweck verfehlt werde;

2) dass die Wiederherstellung des Athmungs-Processes nicht durch Lufteinblasen, sondern durch gewisse, aus dem Baue des menschlichen Körpers abgenommene und von Jedem leicht auszuführende Körperbewegungen zu bewirken sei.

Zu dem letzteren Zwecke sind folgende Vorschriften aufgestellt worden.

Nach Entfernung der nassen Bekleidungen und Entleerung der Mundhöhle von Flüssigkeiten durch einfache Lagerung auf den Bauch, nicht aber mittelst Aufrichtung des Körpers an den Füssen, wird unter die Brust des Verunglückten eine aus Kleidungsstücken fest zusammengebundene Walze von mindestens 6 Zoll Höhe gelegt, über welcher derselbe in Zwischenräumen von 4—5 Sekunden wechselweise auf die Seite oder auf den Bauch gedreht wird, während der Arm nach der Längeseite hart am Kopfe in die Höhe gerichtet ist. Die Elasticität der Rippen führt in der Seitenlage den Lungen wieder Luft zu, nachdem dieselbe durch einen kräftigen Druck auf den Rücken des Verunglückten während der Bauchlage ausgetrieben worden war.

24*

Bleibt dies Verfahren nach Verlauf von 5 Minuten ohne deutlichen Erfolg, dann sei der Athmungs-Process auf folgende Weise künstlich nachzuahmen. Der Ertrunkene wird mit dem Rücken auf eine etwa um einen Fuss aufsteigende schräge Fläche gelegt. Man ziehe die Zunge, um den Kehldeckel von der Stimmritze aufzuheben, nach vorn über die Zähne hervor und befestige sie in dieser Lage durch ein um den Unterkiefer gelegtes Band oder klemme sie zwischen die Zähne. Man kniee nunmehr hinter den Kopf des Verunglückten nieder, ergreife dessen beide Arme über dem Ellenbogengelenke und ziehe sie sanft und fest während einiger Sekunden neben dem Kopfe des Kranken an sich heran. Hierdurch werden die Rippen mittelst der am Oberarm und dem Schulterblatte befestigten Muskeln kräftig gehoben, in Folge dessen Luft in die Lungen eingesogen wird. Demnächst führe man die Arme in sanfter Bewegung wieder herab an den Rumpf und drücke sie fest an die Seite auf die Rippen, um die eingeführte Luft wiederum aus den Lungen herauszutreiben. Dies Verfahren ist in einer Minute etwa 10 Mal zu wiederholen.

Nach der Wiederherstellung des natürlichen Athmens schreite man zur Erwärmung des Körpers durch Reiben mittelst Flanell oder Handtüchern unter der Decke oder durch Auflegen von erwärmtem Flanell, Wärmflaschen, heissen Steinen auf Herzgrube, Ellenbogen und Fusssohlen. Wenn das Bewusstsein und die Fähigkeit zum Schlucken zurückgekehrt ist, können kleine Portionen erwärmten Weins, verdünnten Branntweins oder Kaffee eingeflösst werden.

In diesem Rettungsverfahren darf man nicht ermüden, auch wenn längere Zeit keine Lebenszeichen sich entdecken lassen. Nicht selten ist erst eine mehrstündige Fortsetzung mit Erfolg gekrönt worden.

Die Herren Kreisphysiker werden veranlasst, von diesem Verfahren, dessen erfolgreiche Anwendung die Aufsicht eines Arztes erfordert, nähere Kenntniss zu nehmen und die Herren Aerzte im Kreise darauf aufmerksam zu machen.

Den Polizei-Verwaltungen derjenigen Städte aber, welche im Besitze einer öffentlichen Badeanstalt unter Aufsicht eines Bademeisters sind, wird empfohlen, dem Letzteren die vorstehende, auch von diesseitigen Aerzten beifällig aufgenommene Anweisung zum Rettungsverfahren Ertrunkener auszuhändigen und nach Befinden unter Mitwirkung eines Arztes Anleitung zu deren Verständniss und praktischer Ausführung zu ertheilen.

Merseburg, den 28. Januar 1865.

Königliche Regierung, Abtheilung des Innern.

VIII.   Polizei-Verordnung.

Von Seiten der Kreis-Behörden und der Bezirks-Impfärzte sind bei uns wiederholt Beschwerden darüber erhoben worden, dass die Impflinge zur Vaccination und Revision in den, durch den §. 52 des

Regulativs zur Allerh. Kabinets-Ordre vom 8. August 1835 angeordneten Terminen der öffentlichen Gesammt-Impfungen nicht prompt gestellt werden, was um so bedauerlicher ist, als das häufigere Auftreten der Menschenpocken in den letzten Jahren die genaueste Ausführung der Schutzpocken-Impfung, als des sichersten Schutzmittels gegen die Pockenseuche, dringend erheischt.

Zur Sicherstellung des ordnungsmässigen Ganges des Impfgeschäfts und der Impf-Erfolge verordnen wir daher auf Grund des §. 11. des Gesetzes für die Polizei-Verwaltung vom 11. März 1850 und zwar unter Aufhebung resp. Abänderung der Vorschriften in den §§. 1 bis incl. 4 des Impf-Regulativs vom 16. November 1852 (Ausserordentliche Beilage zum Amtsblatt No. 47 de 1852) für den ganzen Umfang unseres Verwaltungsbezirks, was folgt:

1. Diejenigen, welche ohne haltbaren Grund ihre in den Impflisten verzeichneten Angehörigen zu dem ihnen rechtzeitig bekannt gemachten Impf- resp. Revisions-Termine nicht gestellt haben, verfallen in eine Geldstrafe von 15 Sgr. bis 1 Thlr. oder im Unvermögensfalle in verhältnissmässige Gefängnissstrafe.

2. Der Behinderungsgrund für die Gestellung zur Impfung resp. zur Revision der Geimpften muss dem Impfarzte im Impf- resp. Revisions-Termin durch ein Attest der Ortspolizei-Behörde oder durch ein ärztliches Attest nachgewiesen werden. Ist die Impfung eines Impflings bereits früher durch einen Privat- oder Hausarzt ausgeführt worden, so muss der bezügliche Impfschein dem Bezirks-Impfarzte vorgelegt werden.

3. Ein Impfzwang wird durch die Pflicht zur Gestellung der noch nicht geimpften Kinder in den vom Gesetz vorgeschriebenen Terminen der öffentlichen Gesammt-Impfungen nicht beabsichtigt. Es verfällt daher derjenige, welcher im Impftermine dem Bezirks-Impfarzte erklärt, sein Kind nicht impfen lassen zu wollen, nicht in Strafe.

4. Die Bezirks-Impfärzte haben nach Beendigung des Impfgeschäftes alljährlich den Herren Landräthen, resp. den Polizei-Verwaltungen diejenigen Personen, welche vorstehende Vorschriften nicht beobachtet haben, zur Herbeiführung der Bestrafung derselben anzuzeigen. —

5. Die ausgebliebenen Impflinge, so wie diejenigen, deren Impfung in den öffentlichen Impf-Terminen nach No. 3 dieser Verordnung verweigert worden ist, werden bis zur endlichen Gestellung zur Vaccination in den Listen als ungeimpft fortgeführt und haben die angehörigen Eltern resp. Vormünder solcher ohne triftigen Grund ungeimpft gebliebenen Kinder die im §. 54 des Regulativs zur Allerh. Kab.-Ord. vom 8. August 1835 angedrohte polizeiliche Strafe, welche von uns auf 5 bis 10 Thlr. Geld- oder verhältnissmässige Gefängnisstrafe hiermit festgesetzt wird, zu gewärtigen, wenn die ungeimpften Kinder resp. Pflegebefohlenen nach Ablauf des ersten Lebensjahres von den Blattern befallen werden.

Frankfurt a. O., den 23. Januar 1865.

Königliche Regierung.

IX. Erkenntniss des K. Ober-Tribunals vom 19. October 1864.

1. Approbirte Thierärzte sind, auch wenn sie ihre Praxis im Umherziehen ausüben, zur Entrichtung einer Gewerbesteuer nicht
   verpflichtet, und bedürfen keines Gewerbescheins. Das gilt
   selbst dann, wenn sie bei ihren Kuren die nöthigen Medikamente
   selbst verabreichen. (Gewerbesteuer-Gesetz vom 30. Mai 1820
   §. 2. Hausir-Regulativ vom 28. April 1824 §. 6.)
2. In einem solchen Falle bleibt auch §. 345 No. 2 des Strafgesetzbuchs ausser Anwendung, möchte auch ein verabreichtes Medi-
   kament Gift enthalten. (Strafgesetzbuch §. 345 No. 2.)

In der Untersuchung wider den approbirten Thierarzt zweiter
Klasse Friedrich E. zu H., auf die Nichtigkeitsbeschwerde des Angeklagten, hat das Königliche Ober-Tribunal, Senat für Strafsachen,
I. Abtheilung, in der Sitzung vom 19. October 1864 etc., für Recht
erkannt: dass das Erkenntniss des Kriminal-Senats des Königlichen
Appellationsgerichts zu I. vom 25. Mai 1864 zu vernichten, und auf
die Appellation des Angeklagten das Erkenntniss des Königlichen
Kreisgerichts zu D. vom 12. August 1863 dahin abzuändern, dass
der Angeklagte von der Anschuldigung des unbefugten Gewerbebetriebes im Umherziehen und des verbotenen Verkaufs von Gift freizu-
sprechen, auch die Kosten aller Instanzen niederzuschlagen.
Von Rechts wegen.

Gründe.

Die vorigen Richter bestrafen den Angeklagten wegen unbefugten Gewerbebetriebes durch Ausübung der thierärztlichen Praxis und
des Handels mit Medikamenten im Umherziehen, und wegen verbotenen Verkaufs von Gift, welches in den gedachten Medikamenten enthalten gewesen.

Die gegen diese Entscheidung vom Angeklagten wegen unrichti-
ger Anwendung des Gesetzes eingelegte Nichtigkeitsbeschwerde muss
jedoch für begründet erachtet werden.

Der Angeklagte hat, nachdem er die für Thierärzte zweiter Klasse
vorgeschriebenen Staatsprüfungen bestanden, unterm 28. April 1853
vom Ministerium der geistlichen, Unterrichts- und Medicinal-Angelegenheiten die Approbation als Thierarzt zweiter Klasse in den Königlichen Landen erhalten. Davon, dass er in Ausübung seiner
Praxis auf seinen Wohnort, oder auch nur auf einen bestimmten Re-
gierungsbezirk beschränkt sein soll, enthält seine Approbation nichts.

Die vorigen Richter gehen nun aber davon aus, dass auch die
approbirten Thierärzte zur Entrichtung der Gewerbesteuer verpflichtet
sind, sobald sie die thierärztliche Praxis im Umherziehen ausüben.
Dies beruht aber auf einem Rechtsirrthum.

Approbirte Thierärzte gehören zu den Medicinalpersonen und
unterliegen ebensowenig wie die Aerzte bei Ausübung ihrer Wissen-

schaft oder Kunst nach §. 2 des Gewerbesteuer-Gesetzes vom 30. Mai 1820 einer Gewerbebesteuerung.

Aber auch, wenn sie diese ihre Wissenschaft oder Kunst im Umherziehen ausüben, sind sie zur Lösung eines Gewerbescheins nicht verpflichtet, weil sie eben kein Gewerbe treiben, und daher auch zu den im §. 6 des Hausir-Regulativs vom 28. April 1824 gedachten, zur Lösung eines Gewerbescheins verpflichteten Personen nicht gezählt werden können, deren Gewerbebetrieb darin besteht, dass sie im Umherziehen Dienste oder Arbeiten anbieten.

Zwar soll der Angeklagte auch im Umherziehen einen Handel mit Medikamenten getrieben haben, worin allerdings ein Gewerbebetrieb liegen würde. Es ist aber von den vorigen Richtern nicht festgestellt, dass der Angeklagte auch dann, wenn es sich nicht um die Heilung ihm zur Behandlung anvertrauter kranker Pferde handelte, Medikamente im Umherziehen gewerbsmässig verkauft hat. Wenn er aber nur bei Gelegenheit seiner thierärztlichen Kuren zugleich die nöthigen Medikamente verabreichte, und dafür und für die Kur zusammen ein Honorar erhielt, so kann hierin weder im Sinne des §. 2 des Gewerbesteuer-Gesetzes vom 30. Mai 1820, noch des Hausir-Regulativs vom 28. April 1824 ein gewerbsteuerpflichtiger Handel rechtlich gefunden werden.

Dadurch erledigt sich denn aber auch die Beschuldigung, dass der Angeklagte verbotswidrig Gift verkauft hat, weil seine Medikamente theilweise auch Gift enthielten. Denn dass auch in den für Thiere bestimmten Medikamenten zum Theil Gift enthalten sein kann, versteht sich von selbst, und wenn daher der Angeklagte zu dem festgestellten Verabreichen der Medikamente befugt war, so kann ihm auch daraus kein Vorwurf gemacht werden, dass diese von ihm verabreichten Medikamente theilweise auch giftige Stoffe enthielten.

Auf einen solchen Fall findet der §. 345. No. 2 des Strafgesetzbuchs keine Anwendung.

Hiernach unterliegt das angefochtene Erkenntniss in Gemässheit des Art. 107. No. 1 des Gesetzes vom 3. Mai 1852 der Vernichtung, und war das erste Erkenntniss auf die Appellation des Angeklagten dahin abzuändern, dass auf Freisprechung des Angeklagten zu erkennen.

18.

Kritischer Anzeiger.

I.

Die Behandlung Verunglückter bis zur Ankunft des Arztes
zur Anweisung für Heilgehülfen, Polizei- und Gemeinde-
Beamte u. s. w. Im amtlichen Auftrage herausgegeben
von Dr. *E. H. Müller*, Geh. Medicinalrath zu Berlin.
Berlin, 1865. Verlag von Ad. Enslin.

Die vorliegende Anweisung eignet sich durch ihren populär
gehaltenen allgemein verständlichen Ton vortrefflich dazu, die
nothwendigen Maassregeln, welche in Fällen von Vergiftung,
Asphyxie u. s. w. zunächst ins Werk zu setzen sind, den mit
diesem Rettungswerke beschäftigten Laienhänden zu vergegen-
wärtigen und durch die angegebenen Illustrationen zu veran-
schaulichen; namentlich bezieht sich dies auf die zur Einleitung
der künstlichen Respiration (nach der Methode von Marshall
Hall) indicirte Methode. Wenn man bedenkt, wie viele Ver-
unglückte aus Mangel an schneller zweckmässiger Hülfe zu
Grunde gehen, und bei wie vielen durch ungeschickte oder gar
schädliche Manoeuvres der nur schwach glimmende Lebensfunke
vollends erstickt wird, so kann man die Veröffentlichung vor-
liegender Anweisung nur beifällig begrüssen, um so mehr, als
sich dieselbe durch ihr Format dazu eignet, in den betreffenden
Localitäten als Wandtafel angeheftet zu werden und somit den
mit der Hülfeleistung betrauten Personen stets in übersichtlichster
Weise den bewährtesten Rath an die Hand zu geben.

II.

Zur Literatur der Causes célèbres:

a) Der Tod des Speditors Caspar Trümpy. Stenographi-
sches Bülletin über die darüber gepflogenen Schwurgerichts-Verhandlungen nebst Urtheil der Angeklag-

ten Dr. Hermann Demme und Frau Trümpy. Von
K. Schärer, Fürsprecher. Bern, 1864. Verlag von
Rieder und Siegeln. (S. 672 und 85 S. Beilagen.)

b) The insanity of George Victor Townley. By *G. Black*,
M. D. London, 1865. F. Pitman. (S. 34.)

c) *E. Pelikan*, Der Process Couty de la Pommerais in
gerichtlich-medicinischer Beziehung. (Separat-Ab-
aus dem Russischen Journal „Medicinische Mittheilungen" 1864. Nr. 34—36.)

Das erste der unter dieser Rubrik aufgeführten Werke beschränkt sich darauf, einen möglichst vollständigen Bericht über
die Schwurgerichts-Verhandlungen jenes tragischen Falles zu
geben und demselben alle erläuternden Gutachten, Beweisauf-
nahmen und andere Actenstücke beizufügen, auf welche in diesen Verhandlungen Bezug genommen wurde. Ohne dass es dem
Verfasser oder vielmehr Sammler des Werkes beikäme, ein kri-
tisches oder resumirendes Urtheil über den Verlauf des Falles
abzugeben, hat dennoch das Werk ein sehr grosses Interesse für
den forensischen Mediciner, insofern einzelne der darin enthaltenen Arbitrien und sachverständigen Zeugenaussagen, welche bisher
nur in dürftigen Auszügen von der journalistischen Presse wie-
dergegeben wurden, hier in voller Extensität vorliegen und eine
Fülle von Belehrung zu spenden im Stande sind. Wir möchten
dies auch auf ein Gutachten bezogen wissen, welches in jenem
Processe eine so hervorragende Rolle spielte und das in fast
idealer Vollendung das Bild eines ärztlichen Gutachtens „wie es
nicht sein soll" darbietet und den Herren Emmert und Küpfer
zu einer wenig beneidenswerthen Berühmtheit verholfen hat.

Die zweite der vorerwähnten Schriften bezieht sich auf den
Fall eines Mörders, welcher seine Geliebte ermordet hatte und
schon zum Tode verurtheilt war, als Bedenken über seine Zurechnungsfähigkeit angeregt wurden und die Vollstreckung des
Todesurtheils suspendirt ward. Das englische Publicum war
sehr geneigt, daran zu glauben, dass es sich nur darum handle,
eine Ausflucht für die Lebensrettung eines „Gentleman" zu finden, während ein Arbeiter, der unter fast ganz analogen Umständen zu derselben Zeit zum Verbrecher geworden und zum
Tode verurtheilt worden war, ohne Weiteres gehängt wurde.
Zwei Commissionen, welche die Untersuchung des Gemüthszustandes des Townley vornahmen, sprachen sich für seine Unzurechnungsfähigkeit aus, während eine dritte ihn für geistig gesund erklärte. In diesem Dilemma wusste sich die Regierung
nicht anders zu helfen, als durch Umwandlung der Todesstrafe
in lebenslängliches Zuchthaus; diese Strafe hat bald durch den
Selbstmord Townley's ihr Ende erreicht. — Des Verfassers vorliegende Schrift ist von der Richtigkeit des Ausspruches der

beiden ersten Commissionen überzeugt und sucht den Beweis für
den Wahnsinn Townley's durch eine Argumentation, der es nicht
an Scharfsinn gebricht, zu führen.

Die dritte der angezeigten Schriften rührt von einem Schrift-
steller her, welcher in der forensischen Medicin, namentlich in
toxicologischen Fragen zu den Autoritäten zählt und giebt eine
treffende Kritik der Verhandlungen in dem La Pommerais'schen
Processe, indem sie die Unvollkommenheiten und Oberflächlich-
keiten, deren sich die Expertise in diesem Falle schuldig gemacht und welche auch von deutschen Gerichtsärzten sehr
lebhaft bemängelt worden, zur Darstellung bringt. — Die Pe-
tersburger Medicinische Zeitschrift macht durch einen sehr ausführlichen Auszug die verdienstvolle Pelikan'sche Arbeit dem
deutschen Publikum zugänglich.

Bibliographische Notiz.

Unter der Leitung des medicinischen Departements des Ministerii des Innern erscheint vom Jahre 1865 an in Petersburg viermal im Jahre ein

Archiv für gerichtliche Medicin und allgemeine Hygieine.

Jedes Quartalheft wird zu 15—20 Bogen ausgegeben und einmal einen officiellen Theil haben, in welchem alle auf die Staatsarzneikunde bezüglichen Allerhöchsten und Höchsten Erlasse, sowie alle Personalveränderungen unter den Aerzten, die im Bereiche des genannten Ministeriums fungiren, zur allgemeinen Kenntniss gelangen.

Eine zweite Rubrik, der gerichtlichen Medicin speciell gewidmet, wird hierauf bezügliche Originalabhandlungen russischer und auch fremder Aerzte bringen, die Organisation des allgemeinen Theils der legalen Medicin besprechen, wobei die Untersuchungen an Lebenden und Todten, die gerichtliche Psychiatrie und die Toxicologie, die gerichtliche Chemie und Microscopie eine besondere Berücksichtigung finden, was auch von der gerichtsärztlichen Praxis im weiten und engen Sinne gilt.

Eine dritte der allgemeinen Hygieine gewidmete Rubrik wird die medicinische und veterinäre Polizei, die medicinische Statistik, die Climatologie, die medicinische Topographie ins Auge fassen und Mittheilungen aus den Verhandlungen der Sanitätsvereine etc. liefern, insofern diese speciell auf allgemeine Hygieine sich beziehen.

Eine vierte Rubrik ist für Kritik und Bibliographie und wird in- und ausländische Schriften und Leistungen würdigen.

Die fünfte Rubrik ist für kürzere die Staatsarzneikunde betreffende Mittheilungen und Miscellen, zugleich eine Uebersicht aller neuen Entdeckungen gebend.

Die im Bereiche des Ministeriums des Innern des russischen Kaiserstaats fungirenden Aerzte erhalten diese Zeitschrift unentgeltlich. Andern wird sie gegen 4 S.-Rubel jährlich verabfolgt. Einschlägige Aufsätze werden vom medicinischen Departement des Innern, dessen Director Dr. *Eugen v. Pelikan* ist, entgegen genommen und nach erfolgtem Abdrucke entsprechend honorirt.

Es ist dies die erste Zeitschrift für Staatsarzneikunde in Russland, deren Erscheinen wir als zeitgemäss um so mehr begrüssen, als die Reformen in der Gerichtsorganisation, die mit diesem Jahre hier ins Leben treten und öffentliches und mündliches Verfahren in sich schliessen, auch eine Neugestaltung in dem Wesen und Wirken der hiesigen Gerichts- und Polizeiärzte nothwendig hervorrufen werden.

Gedruckt bei Julius Sittenfeld in Berlin.

Lightning Source UK Ltd.
Milton Keynes UK
UKHW020053090119
334943UK00004B/434/P

9 780364 637197